五运六气

入门与提高十二讲

◎邹勇 著

U0391479

人民卫生出版社

图书在版编目（CIP）数据

五运六气入门与提高十二讲 / 邹勇著.—北京：人民卫生出版社，2017

ISBN 978-7-117-24658-3

Ⅰ.①五…　Ⅱ.①邹…　Ⅲ.①运气（中医）- 基本知识　Ⅳ.①R226

中国版本图书馆 CIP 数据核字（2017）第 139656 号

| 人卫智网 | www.ipmph.com | 医学教育、学术、考试、健康，购书智慧智能综合服务平台 |
| 人卫官网 | www.pmph.com | 人卫官方资讯发布平台 |

五运六气入门与提高十二讲

著　　者：邹　勇
出版发行：人民卫生出版社（中继线 010-59780011）
地　　址：北京市朝阳区潘家园南里 19 号
邮　　编：100021
E - mail：pmph @ pmph.com
购书热线：010-59787592　010-59787584　010-65264830
印　　刷：河北新华第一印刷有限责任公司
经　　销：新华书店
开　　本：710×1000　1/16　印张：22
字　　数：348 千字
版　　次：2017 年 7 月第 1 版　2024 年 8 月第 1 版第 7 次印刷
标准书号：ISBN 978-7-117-24658-3/R · 24659
定　　价：45.00 元
打击盗版举报电话：010-59787491　　E-mail：WQ @ pmph.com
（凡属印装质量问题请与本社市场营销中心联系退换）

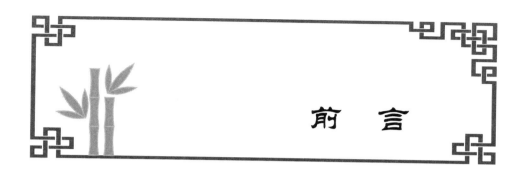

前　言

　　运气学说是以天体运行规律演绎自然规律和人体生命规律的一门学科。其内涵是以人所能观测到的天体视运动现象,与自然界气象、气候、物候等变化相联属,将人体生命与疾病变化规律进行深入探讨。

　　《五运六气入门与提高十二讲》是我学习五运六气理论的入门之作。本书作为五运六气学习入门与提高读物,第一讲首谈五运六气起源与沿革,力求言简意赅,介绍五运六气发展概况。第二讲五运六气入门,尽量简明扼要,通俗易懂,让读者在最短的时间内了解五运六气理论的基本框架知识,并能用于临床实践。第三讲解释运气理论中相关名词术语,以助初学者对运气理论的学习理解。第四讲针对五运六气理论形成的背景知识做相关解读。学习五运六气,必须知晓运气理论的相关背景和概念,可以说,运气理论的学习过程,就是相关概念背景的解读过程,理解了这些,理论学习就较容易掌握了。第五讲主要针对个人学习五运六气理论的认识做学术探讨,对有争议的理论问题,由于个人理论知识和认识水平所限,认识不深甚至有失偏颇之处,恳请同道教正。第六讲针对运气理论的临床应用做解读和发挥。第七讲选取古代医家在特定运气背景下的运气效方,供读者参考。古往今来,历代医家所创制的医方,只要在运气理论指导下临床应用,都可以称为运气方。第八讲选摘古代医家应用运气理论的临床验案,供读者借鉴。第九讲对古代为五运六气理论与临床有贡献发挥的医家学术作简要介绍,由于本人认识水平所限,不能尽展历代医家的学术风貌,只能选择一些代表性医家以了解其端倪,抛砖引玉,求贤者以正。第十讲针对《内经》运气九篇中的名词概念,以原文摘录,不做解释,以经文解经意，以便于读者体味。第十一讲、第十二讲选录《素问》《灵枢》运气九篇之外的其他有关五运六气理论的相关篇章论述并作简要导读，让读者知晓《内经》运气理论不独以运气九篇，几乎每一篇都包含了天地阴阳之理，而运气九篇是对五运六气的专篇论述。

　　关于交运时刻，是五运六气理论与实践的关键问题，但是自古存在三种主要学说，一说大寒，一说立春，一说冬至。源于立春说（含正月朔日说）符合经旨，源于冬至说为汪机所倡，源于大寒说基于仲景和王冰，大寒说成为主流。由于现行通用教材取大寒说，本书从众，待经过科学的研究和专家共识之后，再作修正。中医学很多问题的存在是因为缺乏客观的标准，希望在今后的研究中，大家共同努力，发掘客观证据，以正本归原。本书尚不能解运气理论之冰山一角，将在以后的学习与实践中不断充实与提高，希望专家与同道教正。

　　愿我学习五运六气入门之心得，给初学者以启发，内中错误恳请斧正。五运六气学说是中医理论的核心和渊源，是中医理论皇冠上的明珠，不学五运六气就不能深刻体会中医学理论的深刻内涵，就不能真正领悟中华文明的博大精深，愿我的入门之路能给后学者以借鉴。

邹　勇

2017年3月

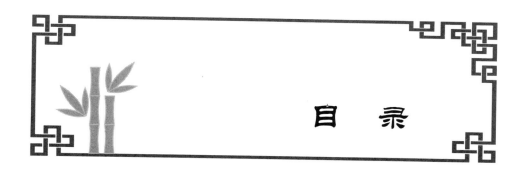

目 录

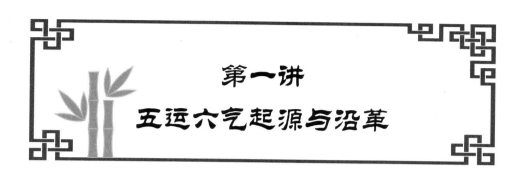

第一讲
五运六气起源与沿革

中华文明至今已有五千多年的历史。五运六气学说系统见于《素问》，集中国古代天文、历法、传统文化、医学之大成，是对天象、气象、气候、物候、人体、疾病、防病治病理论融会贯通的系统论述。

一、起　源

约公元前571年，单襄公在为其子顷公所留遗嘱中指出："天六地五，数之常也。经之以天，纬之以地，经纬不爽，文之象也。"

公元前541年，《左传·昭公元年》云："晋侯有疾，求医于秦，秦伯使医和视之……天有六气，降生五味，发为五色，征为五声，淫生六疾。六气曰：阴、阳、风、雨、晦、明也。分为四时，序为五节。过则为灾。阴淫寒疾，阳淫热疾，雨淫腹疾，晦淫惑疾，明淫心疾。"

公元前516年，郑子太叔论礼，述子产之言："生其六气，用其五行，气为五味，发为五色，章为五声。"

《周礼·春官宗伯第三·保章氏》云："以五云之物，辨吉凶、水旱降丰荒之祲象。"

《太始天元册》是《素问》中所引用的上古天文学作品，其书现已失佚。《素问·天元纪大论》中记载："臣积考《太始天元册》文曰：太虚寥廓，肇基化元，万物资始，五运终天，布气真灵，揔统坤元，九星悬朗，七曜周旋，曰阴曰阳，曰柔曰刚，幽显既位，寒暑弛张，生生化化，品物咸章。"《素问·五运行大论》还记载了关于五气经天的理论："《太始天元册》文，丹天之气经于牛女戊分，黅天之气经于心尾己分，苍天之气经于危室柳鬼，素天之气经于亢氐昴毕，玄天之气经于张翼娄胃。所谓戊己分者，奎壁角轸，则天地之门户也。夫候之所始，道之所生，不可不通也。"

唐代王冰从其师藏"秘本"发现了"七篇大论"，并予以详细的考证疏注，形成了我们今天见到的七篇大论。

《素问遗篇》又名《黄帝内经素问遗篇》《素问佚篇》《素问亡篇》，一卷，撰人佚名，北宋刘温舒最早编入《素问入式运气论奥》中。宋林亿校《素问》时见过流传本，但持否定态度。个人认为，《素问遗篇》为宋代作品，很可能为刘温舒所作。

二、学术沿革

张仲景对五运六气理论亦有研究，《伤寒杂病论》序中所言："夫天布五行，以运万类"；桂林古本《伤寒杂病论·卷三》做《六气主客》，明言："初气始于大寒"；《伤寒例》列四时八节二十四节气七十二候决病法；《杂病例》云："冬至之后，甲子夜半，少阳起，少阳之时，阳始生，天得温和。以未得甲子，天因温和，此未至而至也；以得甲子，而天犹未温和，为至而不至也；以得甲子，而天大寒不解，此为至而不去也；以得甲子，而天温如盛夏五六月时，此为至而太过也。"张仲景对五运六气理论已有充分地认识和灵活的临床应用。

隋代萧吉撰《五行大义》，从天地人的整体角度对干支、五行等的象、数、义作了全面、系统的阐发，对后世具有重要的参考价值。

唐代王冰通释《素问》，首次考校疏注"七篇大论"，使运气学说完整系统地成为中医学理论体系的重要组成部分。五运六气学说与《内经》其他理论体系一脉相承，互相补充，使《黄帝内经》成为集天、地、人、象、物候、人体生理病理、疾病、预防、治疗为一体的中医学经典巨著。

王冰又别撰《玄珠密语》以陈五运六气之道，同时还有专述运气的《天元玉册》《昭明隐旨》《元和纪用经》，专载了运气知识，并做了较大的拓展和发挥，提出了正化、对化概念，发展了观平气法、观象应天、占候气等具体方法，提出了迎随补泻治法，首开按运气变化进行针刺、用药之先河。《玄珠密语》虽以发运气理论之微为主，但引申国事、战事、物候等吉凶之占，则偏离了医学之本原。《天元玉册》论述了五运六气理论中种种求法,天地之道用八卦之理以合之,发经之微,阐经之用,有可取,亦有不可取。《元和纪用经》根据《素问·六元正纪大论》五运气行主岁之纪,做《六气用药增损上章六法》,其治则承《玄珠密语》,符合王冰所论,书中并列杂病方药,不全为运气所设。

王冰的研究,虽然有些理论方法有偏颇,但对中医学理论,尤其是运气理论的推广发展,作出了巨大的贡献。

五运六气在宋代成为显学,宋徽宗赵佶撰《圣济经》,畅论五运六气医理,并组织八位医官编撰《圣济总录》,在篇首论运气,详列六十甲子岁运气图,对运气七篇高度重视。运气学在当时被列为太医局必考科目,为五运六气理论和临床的发展起到了极大的推动作用。

林亿、高保衡等对《黄帝内经素问》予以"重新校正",促进了宋代运气学说的发展。赵从古撰《六甲天元运气钤》2卷。

北宋刘温舒著《素问入式运气论奥》,并补2个"遗篇",阐发五运六气理论,强调运气理论重要性,认为"气运最为补泻之要。"《素问入式运气论奥》以《内经》运气七篇为据,参考次注《黄帝内经素问》及《玄珠密语》,"括上古运气之秘文,撮斯书阴阳之精论",详细论述五运六气之奥义。是书首创,以图示标运气之理,以便于理解运气之奥,但也开引误后学之先。将二十四节气的物候变化与四时异图,是刘温舒对运气七篇的发扬。

南宋陈言在《三因极一病证方论》多篇论述了运气与发病,对君火论、五运论、六气论、本气论等运气理论作了较为深入的阐述,发挥《内经》理论,创制五运六气时行民病证治方十六首,其价值,堪与三因理论相媲美。

金成无己作《注解伤寒论》,将运气列为首卷,是运用运气理论解释伤寒演变的第一人。在《注解伤寒论》卷首,作《图解运气图》,详列南北政脉应,运气加临汗差棺墓、补泻病证诸图,并强调说:"五运六气主病,阴阳虚实无越此图。"此图当不是仲景所为,极有可能为后世医家所补入。

"金元四大家"的刘完素、张从正、李杲、朱震亨对运气学说进一步做了创新发展,不仅表现在对《内经》运气学说的探微索隐,而且还表现于对运气学说的临床运用。无论是病机学说,还是遣药制方的治疗学,悉能以运气学说为指导,即贯运气学说于理法方药之中,是以该期又为运气学说运用之盛期。

刘完素著《素问玄机原病式》《黄帝素问宣明方论》,以"气化"理论统领理论创新与阐释,以五运六气归纳病机,对"亢害承制"理论、"胜复郁发"等概念进行创造性的革新与发挥,并用于临床治疗,创"火热论"观点。承其学者有李杲、王好古等著名医家,李、王二氏秉承师学,著《脾胃论》《用药法象》《汤液本草》,以传衍发扬运气学术,李杲所制补中益气汤、普济消毒饮子等诸方,以广其遣药方论的应用,是以运气学说在治疗学上得到了广泛的使用。张从正、朱震亨等对推动运气学说的应用发展都做出了重要贡献。

张元素论五运主病、六气为病、五运病解、六气病解完全吸收了刘完素的论述,运气治则较刘完素有较大的发展,并提出五运六气治法纲要,对六气发病选取了许多方剂,为五运六气的临证选方做出了贡献。

明代汪机系统论述了运气理论,其在《运气易览》中对运气周期中的60年交司时刻、月建、五音建运、南北政等重要问题进行了深入阐述。

楼英著《医学纲目》,其书中《运气占候》旨在强调五运六气的预测,《内经运气类注》对五运六气理论有较为精辟的阐述。

李梴著《医学入门》作《运气总论》,极为重视运气升降理论,提出"升降出入,生气之常也"及"有在天之运气,有在人之运气"等认识。

王肯堂《医学穷源集》在运气图说中提出"三元运气论",将运气变化过程分为上元、中元、下元,每元60年,天道60年一小变,人之血气亦随之而小变。其对病证、组方亦颇重气运、时令。其弟子殷宅心整理其《医学穷源集》,收集评释其临床验案,是现存最完备、最系统的应用运气理论的临床验案。

张介宾宗《内经》之理以释运气,做《类经》《类经图翼》《类经附翼》以释其理,从天象、物候、律原、易义、图解等多方阐发。张介宾对运气七篇大论分类注释和阐述,并对运气学说有其独到的发挥,其解不乏精道,但无创新。

清代王丙著《伤寒论说辩附余》,发展了五运六气大司天理论,认为历代医家学术思想及治疗特色形成的原因与大司天相关。其曾外孙陆懋修秉承了王丙的观点并予以发挥。

清代吴谦等编《医宗金鉴》作《编辑运气要诀》,将《内经》运气要语,编成歌诀,并列图于前,阐发运气理论;薛雪、杨璿、刘奎、余霖等对五运六气与瘟疫、疫疹等都做出了发挥;吴瑭《温病条辨》阐明了运气为温病病原;雷丰《时病论》提出时病与运气有关;吴有性、吴谦、张三锡、景日昣、程杏轩、叶天士等许多医家都在著作中涉及运气理论和医案。

　　清末以后至民国年间,张志聪《内经素问集解》《伤寒论集注》,高世栻、黄元御等人对五运六气学说都有发挥。

　　当代对五运六气学说的研究主要以文献整理、临床应用为主,方药中、任应秋等教授非常重视五运六气学说。高等院校编写了《中医运气学》教材,尤其是2003年"非典"发生之后,国家中医药管理局对五运六气学说尤为重视,设立了专项研究课题,许多学者为宣扬发挥五运六气学说做出了积极贡献。

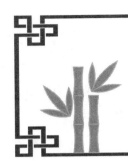

第二讲
五运六气入门

一、五运六气概念

运气学说是以宇宙天体运行规律,演绎自然规律和人体生命规律的一门学科。其内涵以人所能观测到的天体视运动现象,与自然界气象、气候、物候等变化相联属,将人体生命与疾病变化规律进行深入探讨并提出防病治病方法。

陈言曰:"夫五运六气,乃天地阴阳运行升降之常道也。"王冰推出《素问》七篇大论,是中医学五运六气最早的系统理论。

五运:以木、火、土、金、水五行之气的运行,以说明宇宙天体、自然气候、气象、物候与人体疾病的相关变化规律。

五运一词,最早见于公元前356—公元前302年战国时代,齐国邹衍提出"著终始五德之运。"《周礼·春官宗伯第三·保章氏》云:"以五云之物,辨吉凶、水旱降丰荒之祲象。"《白虎通义·五行》云:"五行者,谓金、木、水、火、土也。言行者,欲为天行气之义也。"《汉书·艺文志》云:"五行者,五常之行气也。"王冰曰:"五运,谓五行之气,应天之运而主化者也。"明代张三锡《医学六要·五运要略》云:"盖运者,动也,主行乎天地之间,管一年之化令也。"

五星即岁星、荧惑星、镇星、太白星、辰星,对应木、火、土、金、水五行。运气学说以五星运动为参照物,观察自然气象、气候、物候、人体与疾病的相互影响规律。《素问·气交变大论》云:"夫子之言岁候,其不及太过,而上应五星……承天而行之,故无妄动,无不应也。卒然而动者,气之交变也,其不应焉。"

六气：即风、热、火、湿、燥、寒，是六种不同的气令特征。六气一词，最早见于公元前541年，《左传·昭公元年》云："晋侯有疾，求医于秦，秦伯使医和视之。"医和在论及病因时指出："天有六气，降生五味，发为五色，征为五声，淫生六疾。六气曰：阴、阳、风、雨、晦、明也。"《素问·天元纪大论》云："天有五行，御五位，以生寒暑燥湿风。"

二、五运六气的说理方法

1. 阴阳与太过、不及 以太过表示阳，以不及表示阴。

2. 太、少 太即太过、有余，属阳为"太"。运气理论引以五音概念，五音中的太，本义为音调节奏强烈，旋律激昂向上。

少，即不及、不足，属阴为"少"。五音中的"少"，本义为音调节奏缓慢，旋律低沉。

3. 三阴三阳

一阴：厥阴，二阴：少阴，三阴：太阴。

一阳：少阳，二阳：阳明，三阳：太阳。

4. 四季（五季） 春、夏（长夏）、秋、冬。

5. 五音 角、徵、宫、商、羽。《素问·阴阳应象大论》云："神在天为风，在地为木……在音为角……在天为热，在地为火……在音为徵……在天为湿，在地为土……在音为宫……在天为燥，在地为金……在音为商……在天为寒，在地为水……在音为羽。"五音之义在此与天、地等以象相类。

6. 天干 甲、乙、丙、丁、戊、己、庚、辛、壬、癸。

7. 地支 子、丑、寅、卯、辰、巳、午、未、申、酉、戌、亥。

8. 二十四节气

立春、雨水、惊蛰、春分

清明、谷雨、立夏、小满

芒种、夏至、小暑、大暑

立秋、处暑、白露、秋分

寒露、霜降、立冬、小雪

大雪、冬至、小寒、大寒

三、五运六气学说中专属用词

1．属 指属性，以阴阳表示。

干支属性：天干为阳，地支为阴。

天干属性：阳道奇，阴道偶。《类经图翼》云："阳数奇而属天，阴数偶而属地。"

阳干：甲、丙、戊、庚、壬。

阴干：乙、丁、己、辛、癸。

地支属性：

阳支：子、寅、辰、午、申、戌。

阴支：丑、卯、巳、未、酉、亥。

2．配 指配属。

天干配五方：甲乙——东方

丙丁——南方

戊己——中央

庚辛——西方

壬癸——北方

天干配五行：甲乙——木

丙丁——火

戊己——土

庚辛——金

壬癸——水

地支配五方：寅卯——东方

巳午——南方

辰、未、戌、丑——中央

申酉——西方

亥子——北方

地支配五行：寅卯——木

巳午——火

辰、未、戌、丑——土

申酉——金

亥子——水

地支配四季: 寅卯——春

巳午——夏

辰、未、戌、丑——四季时

申酉——秋

亥子——冬

3. 化　指化生,正常的变化。《说文》:"化,教行也。"《周礼·春官宗伯·大宗伯》云:"合天地之化。"注云:"革物谓化。"《素问·天元纪大论》云:"物之生谓之化。"化为变革、化生之意。

天干化五运: 天干主五运之盛衰。《素问·五运行大论》云:"土主甲己,金主乙庚,水主丙辛,木主丁壬,火主戊癸。"

甲己化土

乙庚化金

丙辛化水

丁壬化木

戊癸化火

五气经天是五运(小运)所见天象,《太始天元册》载:"丹天之气经于牛女戊分,黅天之气经于心尾己分;苍天之气经于危室柳鬼;素天之气经于亢氐昴毕;玄天之气经于张翼娄胃。所谓戊己分者,奎壁角轸,则天地之门户也。"

地支化六气(以三阴三阳应之): 即甲子中地支之六气变化。六气与十二支相配,称为"十二支化气"。《素问·五运行大论》云:"子午之上,少阴主之;丑未之上,太阴主之;寅申之上,少阳主之;卯酉之上,阳明主之;辰戌之上,太阳主之;巳亥之上,厥阴主之。"

巳亥化厥阴风木

子午化少阴君火

丑未化太阴湿土

寅申化少阳相火

卯酉化阳明燥金

辰戌化太阳寒水

六气之化：风热火湿燥寒六气之化可用三阴三阳识别，乃天气所化。《素问·天元纪大论》云："厥阴之上，风气主之；少阴之上，热气主之；太阴之上，湿气主之；少阳之上，相火主之；阳明之上，燥气主之；太阳之上，寒气主之。"

风化厥阴

热化少阴

湿化太阴

火化少阳

燥化阳明

寒化太阳

4. 变　指变动，转化。自然界一切事物达到一定的极限而改变原来的状态。《说文》："变，更也。"《广韵》："变，化也，通也。"《增韵》："变，转也。"《易·系辞上》："一阖一辟谓之变"，"化而裁之谓之变"。《素问·天元纪大论》云："物极谓之变"，又云："动静相召，上下相临，阴阳相错，而变由生也"。

生长化收藏是自然界生物在五运六气作用下的正常变化过程。《素问·天元纪大论》云："太虚寥廓，肇基化元，万物资始，五运终天，布气真灵，揔统坤元，九星悬朗，七曜周旋，曰阴曰阳，曰柔曰刚，幽显既位，寒暑弛张，生生化化，品物咸章。"《素问·至真要大论》云："夫百病之生也，皆生于风寒暑湿燥火，以之化之变也。"

5. 纪　以天干和地支配合用以纪年。

甲、丙、戊、庚、壬五个阳干与子、寅、辰、午、申、戌六个阳支相配；乙、丁、己、辛、癸五个阴干与丑、卯、巳、未、酉、亥六个阴支相配。如此十天干与十二地支相配属，便构成了60年甲子的一个周期。

干支的一个循环（六十甲子）

甲子 乙丑 丙寅 丁卯 戊辰 己巳 庚午 辛未 壬申 癸酉 甲戌 乙亥

丙子 丁丑 戊寅 己卯 庚辰 辛巳 壬午 癸未 甲申 乙酉 丙戌 丁亥

戊子 己丑 庚寅 辛卯 壬辰 癸巳 甲午 乙未 丙申 丁酉 戊戌 己亥

庚子 辛丑 壬寅 癸卯 甲辰 乙巳 丙午 丁未 戊申 己酉 庚戌 辛亥

壬子 癸丑 甲寅 乙卯 丙辰 丁巳 戊午 己未 庚申 辛酉 壬戌 癸亥

6. 建　十二地支分建十二月，称为"月建"。古人根据北斗星斗柄指示的方向来确定时节，也称"斗纲月建"，简称"斗建"。张介宾曰："以斗纲所指之地，即节气所在之处也。"

《淮南子·天文训》云："帝张四维,运之以斗,月徙一辰,复返其所。正月指寅,十二月指丑,一岁而匝,终而复始。"这就是"十二月建"。所谓"建"就是指向的意思。"十二月建"意谓一年十二个月份中斗杓或斗衡指向十二个不同的地平方位。

正月建寅,二月建卯,三月建辰,四月建巳,

五月建午,六月建未,七月建申,八月建酉,

九月建戌,十月建亥,十一月建子,十二月建丑。

7. 交运 指岁运的交接时间,是上一年岁运结束,下一年岁运开始,上下两年岁运相交接的时间。交运时刻有多种不同的认识,现通行大寒为交运日,交运时间受岁运太过、不及的影响。

四、五运三纪

五运三纪指五运太过、不及和平气。

1. 太过 年干属阳为太过,表明该运气化特点偏盛。《素问·气交变大论》云："岁木太过,风气流行……岁火太过,炎暑流行……岁土太过,雨湿流行……岁金太过,燥气流行……岁水太过,寒气流行。"

岁运太过的气令变化规律是本运之气盛,本气流行而所胜之气被抑制。

岁运太过对人体疾病的影响:除病及本脏,还能影响所胜之脏病变,甚则出现复气,而见所不胜之脏病变。如金运太过之年,常见肺、肝之病,甚则可见心病。

2. 不及 年干属阴为不及,说明该运气衰,不能抵御克制之气,气化特点表现为相克之运的气化。《素问·气交变大论》云："岁木不及,燥乃大行……岁火不及,寒乃大行……岁土不及,风乃大行……岁金不及,炎火乃行……岁水不及,湿乃大行。"

五运不及的气令变化规律是本运之气衰,所不胜之气(胜气)大行。

岁运不及对人体疾病的影响:

(1)岁运不及胜气亢,见所不胜之脏病。

(2)己所胜乘而侮之,见所胜之脏病。

（3）己所不胜侮而乘之,致本脏病发。

如木运不及,除可见本脏肝病外,还常见脾胃和肺病。

3. 平气　五运既非太过,又非不及,气令均和,此为平气之年。《素问·六元正纪大论》云:"运非有余非不足,是谓正岁,其至当其时也。"

年干以其阴阳属性而定,不是太过,就是不及,何来平气? 张介宾在《类经图翼·五运太少齐兼化逆顺图解》曰:"平气,如运太过被抑,运不及而得助也"。

如何知道该年的岁运为平气呢? 需要结合该年的岁支属性进行推演。

（1）运不及而得助:阴干之岁,得岁支与之属性相同的司天之气之助可平。如癸巳年,癸为火运不及,得巳火之助,转为平气。

（2）运太过而被抑:阳干之岁受岁支与之属性相克的司天之气的制约可平。如戊辰年,戊为阳火,但辰年太阳寒水司天,水克火,转为平气。

（3）干德符:大寒节为初运之始,若交运时刻之年干、月干、日干、时干相合,也可转为平气,称"干德符"。

五、岁运推演

1. 岁运的概念　统主一年之运称为岁运,又称"中运""大运",用以说明全年的气令变化特点。

推演方法:以"天干纪运"。《素问·天元纪大论》云:"甲己之岁,土运统之;乙庚之岁,金运统之; 丙辛之岁,水运统之; 丁壬之岁,木运统之; 戊癸之岁,火运统之。"

甲己岁——土运

乙庚岁——金运

丙辛岁——水运

丁壬岁——木运

戊癸岁——火运

2. 岁运的交运时间　一般情况下,太过之年在大寒前13日交运,不及之年在大寒后13日交运(出王冰《玄珠密语》)。《素问·六元正纪大论》云:"运有余,其至先,运不及,其至后,此天之道,气之常也。"

3.岁运的特点

（1）从大寒前后,每运主统1年。

（2）以五行相生之序,太过、不及交替。

（3）按五行每5年循环1周,按天干10年循环1周。

六、主　　运

分主一年五季的正常变化,周而复始,历年不变,故称"主运"。

推求方法:以五步主运、五音建运、太少相生。

1. 五步主运　把1年分为五个季节:春、夏、长夏、秋、冬。每运时间:365.25日/5=73日5刻。

初运木: 大寒日始

二运火: 春分后13日始

三运土: 芒种后10日始

四运金: 处暑后7日始

终运水: 立冬后4日始

各运特点:与五行特性相一致,其气令、物候变化和人体脏腑生理变化也表现出相应的五行特征。

2. 五音建运　角、徵、宫、商、羽分别建于木、火、土、金、水五运之上,根据五音之太、少,推主时五运的太过不及(表1)。

表1　五音建运

运序	初运	二运	三运	四运	终运
主运	木	火	土	金	水
五音	角	徵	宫	商	羽
主时	春	夏	长夏	秋	冬

3. 太少相生　太少相生,即阴阳相生。年干岁运属阳为太,属阴为少。按照五行相生关系而发生相应变化,表现自然气化规律(表2)。

表2 五音建运太少相生表

年干	甲	乙	丙	丁	戊	己	庚	辛	壬	癸
阴阳	阳	阴	阳	阴	阳	阴	阳	阴	阳	阴
岁运	土	金	水	木	火	土	金	水	木	火
五音	宫	商	羽	角	徵	宫	商	羽	角	徵
太少	太	少	太	少	太	少	太	少	太	少

4. 推主运　主运每年始于木、角音,终于水、羽音,固定不变,周而复始。但各运中的太过与不及是年年变化,太少相生年年不同。

推运方法:

（1）明确岁运。

（2）以年干之阴阳确定岁运之太少。

（3）以岁运太少确定相应主运之太少。

（4）再按太少相生规律上推至角、下推至羽。

如2014年为甲午之岁,甲年岁运为阳土,属太宫,在三之运(表3)。

表3 太宫(甲)年五步推运表

运序	初	二	三	四	终
主运	木	火	土	金	水
五音	角	徵	宫	商	羽
太少	太	少	太	少	太

5. 主运特点

（1）岁运的太过不及与相对应之岁的主运一致。

（2）主运太过、不及的变化周期为十年。

6. 主运交运时刻　每年大寒日起运,春分后十三日交二运,芒种后十日交三运,处暑后七日交四运,立冬后四日交终运。

五运交运时间歌诀:

初运大寒至而交,二运春分后十三,三运芒种十日后,四运处暑后七日,终运立冬四日后。

七、客　　　运

客运分主一年五季特殊气化,年年有变,如客之往来,故曰"客运"。反映了一年五季特殊的气化。

1. 五步主运　方法同主运。

2. 五音建运　方法同主运。

3. 太少相生　规律同主运。

4. 推客运　以《素问·六元正纪大论》为依据:

(1)以当年之岁运为初运。

(2)以该年岁运的太过与不及来确定客运初运的太少,两者相同。

(3)按五音太少相生求其他四步及其太少。

推运要点:客运太少相生只限于客运初运所在的这一个五行周期之内的从角至羽。如甲年,岁运是土运太过,那么,客运的初运就是太宫,之后就以太宫为基准,以太少相生向后推求至羽,便可知:

太宫→少商→太羽

初运　二运　三运

四运、终运不能太羽生少角往下推求。

正确的方法:以太宫为基准找出五运周期,从太宫往前推求至角,生太宫的是少徵,生少徵的是太角,即:太角→少徵→太宫→少商→太羽。之后,再将太角、少徵按五行相生之序移至太羽之后,便是客运的四运和终运。这样,甲年客运五步的太少是:

初运　二运　三运　四运　终运

太宫→少商→太羽→太角→少徵

循主运五行太少相生规律,分作五步,行于主运之上。

客运对主运之气进行干扰,使其发生相应改变。如2014年为甲午年,岁运为阳,为太宫,其五运主客见表4。

5. 客运特点　客运年年不同,10年为一个周期。

6. 客运的交运时刻　客运的交运时刻与主运交运时刻相同。

表4　甲午年主运、客运表

运序	初	二	三	四	终
主运	木 太角	火 少徵	土 太宫	金 少商	水 太羽
客运	土 太宫	金 少商	水 太羽	木 太角初	火 少徵

八、岁运（大运、中运）、主运、客运之间的关系

1. 三者均以五行配天干来推测,说明自然界气化和人体脏腑、阴阳变化。

2. 岁运说明全年气令变化和对人体影响总的变化。主运说明一年中各个季节气令及其对人体影响的常规变化规律。客运说明一年中各个季节气令和对人体影响的特殊变化规律。

3. 三者以岁运为主,客运次之,主运为正常,综合分析。

4. 后世有人将岁运称为大运,主运、客运称为小运。

九、六气的推演方法

六气是风热火湿燥寒,乃天地之气,分主气和客气。

六气之本: 指风、热(君火)、火(相火)、湿、燥、寒。

六气之标: 指三阴三阳之气。

中气: 指标本之间的气,为中气,亦为三阴三阳之气,中气亦是天气。

六气标本相合: 指厥阴风木、少阴君火、少阳相火、太阴湿土、阳明燥金、太阳寒水。

1. 主气　是指主司一年正常的气化。因其年年如此,固定不变,故称之为"主"。分六步推演,用来说明一年之内二十四节气的常规气令变化。按照木、火、土、金、水五行相生之序排列。

步: 把一年中的二十四节气分为6个时段,每个时段为1步,1步含4个节气,所主时间是60.875天,反映各时段不同的气化特点。《素问·六微旨大论》云:"六十度而有奇。"

六步: 厥阴风木、少阴君火、少阳相火、太阴湿土、阳明燥金、太阳寒水。

推演方法：

（1）主气分为六步，每步主四个节气，按照五行相生的顺序：

初之气：厥阴风木——主大寒、立春、雨水、惊蛰。

二之气：少阴君火——主春分、清明、谷雨、立夏。

三之气：少阳相火——主小满、芒种、夏至、小暑。

四之气：太阴湿土——主大暑、立秋、处暑、白露。

五之气：阳明燥金——主秋分、寒露、霜降、立冬。

终之气：太阳寒水——主小雪、大雪、冬至、小寒。

六气六步歌诀：

初大春雨蛰，二分清谷夏，

三小芒至暑，四大秋处白，

五分寒霜冬，终小大冬寒。

（2）六气间的亢害承制：六气主时，必得下承之气的抑制，才能保证其变化不会太过，六气之间的亢害承制是对六时正常气化的自然调节，体现了五行相克规律。《素问·六微旨大论》云："相火之下，水气承之；水位之下，土气承之；土位之下，风气承之，风位之下，金气承之；金位之下，火气承之；君火之下，阴精承之……亢则害，承乃制，制则生化，外列盛衰，害则败乱，生化大病。"

（3）主气六步交司时间

初之气：大寒日。

二之气：春分日。

三之气：小满日。

四之气：大暑日。

五之气：秋分日。

终之气：小雪日。

简明记忆：大分小，大分小。

2. 客气　指一年中的特殊气化规律。随年支的不同而变化，如客之往来，岁岁有变，故称客气。反映三阴三阳之气变化，以说明一年二十四节气在不同年份、不同季节的特殊气化。

以三阴三阳变化规律，周而复始之周期性变化，按六步气化排序：一阴厥阴风木，二阴少阴君火，三阴太阴湿土，一阳少阳相火，二阳阳明燥金，三阳太阳寒水。

客气六步的名称: 司天、在泉、左右二间气。

（1）司天之气: 司天指轮值主司天气。六气运动于太虚之中, 施化万物, 六气运行于上, 当天之位, 为司天之气, 也称"天气"。因主管上半年的气化, 也称"岁气"。《素问·六元正纪大论》云:"岁半之前, 天气主之"。司天之气的位置: 在客气六步三之气的位置上。

司天之气以地支化气确定: 先看年支, 再据年支确定地支之所化。如甲午年, 年支为午, 子午之上, 少阴主之, 其司天之气为少阴君火。

司天歌诀:

> 子午少阴化君火, 丑未太阴湿土分,
>
> 寅申少阳化相火, 卯酉阳明化燥金,
>
> 辰戌太阳化寒水, 巳亥风木为厥阴。

十二地支化气: 前已论述。

（2）在泉之气: 即在下的地气, 是地气在不同岁支影响下所产生的不同气化, 也称"地气", 主管下半年的气化。《素问·六元正纪大论》云:"岁半之后, 地气主之。"在泉之气的位置: 在客气六步终之气的位置上。

在泉之气与司天之气阴阳相对, 按照三阴三阳的规律:

> 一阴对一阳: 厥阴—少阳
>
> 二阴对二阳: 少阴—阳明
>
> 三阴对三阳: 太阴—太阳

（3）间气: 司天、在泉左右之气, 为间气。客气有六, 除司天、在泉二气之外, 其余四气皆为间气。

司天之气的左右二间气确定方法: 面北而定左右。四之气为司天之气的左间气, 二之气为司天之气的右间气。

在泉之气的左右二间气确定方法: 面南而定左右。初之气为在泉之气的左间气, 五之气为在泉之气的右间气。

（4）客气六步的推演: 客气六步, 所主节气之时间与主气相同, 以三阴三阳变化规律, 按六步气化排序。三之气为司天之气, 终之气为在泉之气, 间气在其左右。客气每年不同, 周而复始, 循环往复。

以甲午年为例:

甲午年, 年支为午, 地支化气, 午之上为少阴。司天之气为少阴君火, 位三之气。在泉之气与司天相对,为阳明燥金,位终之气。司天左右二间气:面北而定。四之气为司天左间气,为太阴湿土。二之气为司天右间气,为厥阴风木。在泉左右二间气:面南而定。初之气为在泉左间,为太阳寒水。五之气为在泉右间,为少阳相火。

简明推演方法:

实质上,我们只要确定六气的司天之气,就可以推算出一年六气的运行规律,在泉之气,左右二间气。

(1)客气的运行规律是不变的:一厥阴,二少阴,三太阴,一少阳,二阳明,三太阳。

(2)确定了每一年支的司天之气后,放在三之气上,按三阴三阳运行规律排序即可。

如甲午年,司天之气是少阴君火,放在三之气位置上,其他则按序排列即可。

初之气	二之气	三之气	四之气	五之气	终之气
太阳寒水	厥阴风木	少阴君火	太阴湿土	少阳相火	阳明燥金

十、客主加临

将客气六步分别加在主气六步之上,称"客主加临",以推测当年各步的气化特点。《普济方·五运六气图》云:"以客加主,而推其变。"

客主加临方法:

方法一:将客气司天之气加临主气三气之上,在泉之气加临主气终之气之上,其余各间气相应加临一、二、四、五之气上。

方法二:将司天之气加临主气三之气之上,其余各气按主、客气运行规律依次加临。

客主加临后,分析主客各气之间的关系。

(1)相得:客主同气或相生,气令平和,不易发病。

不相得:客主相克,气令反常,容易发病。

《素问·五运行大论》云:"气相得则和,不相得则病。"

(2)顺逆

顺：客主相生或客胜主。顺则不易发病。

逆：主胜客。逆则容易发病。

《素问·至真要大论》云："主胜逆，客胜从"。

（3）君火相火相加

顺：君火加临相火（主气）之上，即少阴君火为司天，主气三之气为少阳相火。

逆：相火加临君火（主气）之上，即二之气客气为少阳相火加临主气少阴君火。

《素问·六微旨大论》云："君位臣，则顺，臣位君，则逆。逆则其病近，其害速；顺则其病远，其害微。所谓二火也。"君位臣，指少阴君火为客气，少阳相火为主气，少阴君火加临少阳相火之上；臣位君，指少阴君火为主气，少阳相火为客气，少阳相火加临少阴君火之上。

十一、运气相合

五运、六气相互结合，以分析每年的气令变化特点，才能全面推求一年气化的正常变化和可能出现的特殊变化。有运气同化和运气异化、平气三种情况。平气在岁运中已论述。

1. 运气异化　以岁运和司天之气相比较，分析其相互生克盛衰关系。

（1）运盛气衰：运生气或运克气，均为运盛气衰。此时以运为主，气次之。

小逆：运生气。为平气年，气令变化小有异常。如辛亥年，水运，厥阴风木司天，水生木。

不和：运克气。不和之年，气令变化较大，发病较轻。如甲辰年，土运，太阳寒水司天，土克水。

（2）气盛运衰：气生运或气克运，为气盛运衰。

天刑：岁运不及之年，气克运。不和之年，气令变化较剧烈。如己亥年，土运不及，厥阴风木司天，木克土。

顺化：岁运太过之年，气生运。平和之年，气令变化平和。如甲子年，土运太过，少阴君火司天，火生土。

2. 运气同化　五运六气同类化合，共有天符、岁会、同天符、同岁会、太乙天符五种情况。运气同化之间没有克制胜复关系,气令有可能因此而形成单一的气令偏胜,而致"亢则害"的严重后果。《素问·六微旨大论》云:"天符为执法,岁位为行令,太一天符为贵人……中执法者,其病速而危;中行令者,其病徐而持;中贵人者,其病暴而死。"

(1)天符:中运与司天五行属性同。《素问·天元纪大论》云:"应天为天符"。《素问·六微旨大论》云:"土运之岁,上见太阴;火运之岁,上见少阳、少阴;金运之岁,上见阳明;木运之岁,上见厥阴;水运之岁,上见太阳。"上指司天。

"天符"在一甲子中共有12年。即己丑、己未、戊寅、戊申、戊子、戊午、乙卯、乙酉、丁巳、丁亥、丙辰、丙戌。

(2)岁会:中运与岁支五行属性同。《素问·天元纪大论》云:"承岁为岁直。"《素问·六微旨大论》云:"木运临卯,火运临午,土运临四季,金运临酉,水运临子。"

"岁会"在一甲子中共有8年。即丁卯、戊午、甲辰、甲戌、己丑、己未、乙酉、丙子。

四直承岁:岁支子、午、卯、酉为四正位,故丙子、戊午、丁卯、乙酉4年称"四直承岁"。

类岁会:寅、巳、申、亥为东、南、西、北的不当位,此4支与岁运相会,称"类岁会"。即壬寅、癸巳、庚申、辛亥。

(3)同天符:太过之年中运与在泉五行属性同,称"同天符"。

《素问·六元正纪大论》云:"太过而同天化者三……甲辰甲戌太宫,下加太阴;壬寅壬申太角,下加厥阴;庚子庚午太商,下加阳明。如是者三……太过而加同天符。"

"同天符"在一甲子中共有6年。即甲辰、甲戌、壬寅、壬申、庚子、庚午。

(4)同岁会:不及之年中运与在泉五行属性同,称为"同岁会"。《素问·六元正纪大论》云:"不及而同地化者亦三……癸巳癸亥少徵,下加少阳;辛丑辛未少羽,下加太阳;癸卯癸酉少徵,下加少阴。如是者三……不及而加同岁会也。"

"同岁会"在一甲子中共有6年。癸巳、癸亥、辛丑、辛未、癸卯、癸酉。

(5)太乙天符:又称太一天符。既是天符又是岁会的年份。岁运之气、司天之气、岁支三者五行属性相同,又称"三合为治"。

"太乙天符"在一甲子中共有4年,即戊午、乙酉、己丑、己未。

十二、五运六气的运用

五运六气源于自然,是从天体运行,五行运动,自然界风、热、火、湿、燥、寒变化,三阴三阳之气的运动变化规律中总结出来的一套自然界气象、气候、物候变化,人体与疾病变化的一门唯物唯象科学。用于说明和预测自然气象、气候、物候、人体生命和疾病规律并指导防病治病。

1. 说明自然界气象、气候的变化　我们知道,岁运能反映年与年之间的气化差异,主运主司一年五季正常的气化,客运则反映一年五季中的特殊气化。天气是用三阴三阳的变化规律来说明风、热、火、湿、燥、寒六气中不同的气化,而主气主司一年正常的气化,反映各节气不同时段的气化特点,客气反映一年各节气中的特殊气化规律。

初学者在说明和预测自然气象、气候、物候和人体发病的时候,首先要把握岁运、司天、在泉三个要素,分析三者的关系,就可以大致看出一年气化的主要特征。再进一步把握气化特征,则要进一步分析六气主客、五运主客及其与岁运、司天、在泉之间的相互关系。

2. 用于预测传染病的发生和预防　传染性疾病在我国古代被称为瘟疫、疫气、戾气、时气等,其特点是发病迅猛,症状相似,无问大小,皆相染易。根据运气理论可以及早做出预测并制定预防方案。

如2009年我国发生甲型H1N1流感疫病。在此年之前,可以预测分析该年的运气和发病特点:该年运气是太阴湿土司天,太阳寒水在泉,当年疫病病机以湿、寒为主。顾植山教授提前预测并指出:人禽流感的发病与寒湿之气的关联度很高,应加注意。初起用药宜偏辛温而忌过用寒凉,轻症病人用香苏散加味等治疗;重症病人需根据实际情况,随机应变,可参考用附子等大热之品通行上下,逐湿祛寒,慎用寒、下,多用温药;预防用仙术汤、食疗法等。

3. 预测疾病并指导预防　五运六气对自然生物、人体的影响是有规律可循的,除了说明和预测自然界的气象、气候变化,还可以用来预测人体疾病并指导预防。

在2013年,我们对2014年进行了分析预测。

2014甲午年,岁运为土运太过,少阴君火司天,阳明燥金在泉。《素问·气交变大论》云:"岁土太过,雨湿流行,肾水受邪。民病腹痛,清厥意不乐,体重烦冤……甚则肌肉萎,足痿不收,行善瘈,脚下痛,饮发中满食减,四支不举。变生得位……病腹满溏泄肠鸣。"《素问·至真要大论》云:"少阴司天,热淫所胜,怫热至,火行其政。民病胸中烦热,嗌干,右胠满,皮肤痛,寒热咳喘,大雨且至,唾血血泄,鼽衄,嚏,呕,溺色变,甚则疮疡胕肿,肩背臂臑及缺盆中痛,心痛,肺膹,腹大满,膨膨而喘咳,病本于肺。"《素问·至真要大论》云:"岁阳明在泉,燥淫所胜……民病喜呕,呕有苦,善太息,心胁痛不能反侧,甚则嗌干面尘,身无膏泽,足外反热。"

由上可见,2014年气生运,以气为主,雨湿大行,夏天天气炎热,人体病变主要在心、肺、脾、胃。在2014年到来之前就可以及早做出预防措施。

4.运用运气学说治疗疾病 《素问·六节藏象论》云:"不知年之所加,气之盛衰,虚实之所起,不可以为工矣。"运用运气学说治疗疾病,首先要认识疾病与运气的关系,确定发病病机,制定治疗原则,选择对症方药。具体方法:

(1)先用天干确定岁运,其"太过""不及"会影响人体相应脏腑。

土运太过,雨湿流行,易伤肾;土运不及,风乃大行,易伤脾。金运太过,燥气流行,易伤肝;金运不及,炎火大行,易伤肺。水运太过,寒气流行,易伤心;水运不及,湿乃大行,易伤肾。木运太过,风气流行,易伤脾;木运不及,燥乃大行,易伤肝。火运太过,炎暑流行,易伤肺;火运不及,寒乃大行,易伤心。

(2)用地支确定司天之气、在泉之气。司天之气在上,以上半年为主;在泉之气在下,以下半年为主。

(3)找出干支之间的制约关系及其对人体疾病的影响:根据运气相临的情况,推测运、气所主,根据所主之气或运,确定病机和治疗方法。

运用五运六气学说应当掌握其辩证思想,灵活运用。运气的变化对人体发病有重要的影响,但疾病的发生不能唯运气而论,疾病与社会、心理、体质、饮食、生活环境、意外等各种因素相关,我们要科学运用,《内经》七篇大论给出了明确答案,历代医家已经作出垂范。《素问·疏五过论》云:"圣人之治病也,必知天地阴阳,四时经纪,五脏六腑,雌雄表里,刺灸砭石,毒药所主,从容人事,以明经道,贵贱贫富,各异品理,问年少长,勇怯之理,审于分部,知病本始,八正九候,诊必副矣。"不能用形而上学的方法研究五运六气,我们要从天地人病时论治,针对疾病、病证、病机、病性、病位、病势、病因等,结合体质、运气、发病时间等因素,辨气血阴阳之失调,虚实之所起,气机之逆乱,灵活准确选方用药。

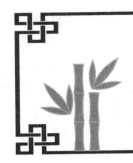

第三讲
五运六气理论术语

一、干支释义

甲子纪年是中国古代以干支记录时间的方法,凡六十年一甲子。《竹书纪年》载自黄帝始,《今本竹书纪年·黄帝轩辕氏》云:"元年,帝即位,居有熊……五十年秋七月庚申,风鸟至,帝祭于洛水。"《古本竹书纪年·五帝》亦有"帝尧元年丙子"的记载。《后汉书·律历上》注引《月令章句》云:"大桡始作甲乙以名日,谓之干,作子丑以名月,谓之枝。"《五行大义》云:"干支者,因五行而立之。昔轩辕之时,大桡之所制也。"

古代对干支的应用非常广泛,如《左传·隐公元年》云:"五月辛丑,大叔出奔共。"《史记·历书·历术甲子篇》载:"太初元年……日得甲子,夜半朔月冬至。"

公元前2070年的夏朝,夏后氏颁布了夏历,以正月为一岁之首,正月建寅。公元前1562—公元前1066年殷商时期,最迟在公元前十四世纪的武丁时代,已经有了十二支的划分,并开始用于记日记旬。殷墟卜辞显示,3000多年前古人已熟练地运用干支纪日,在殷墟甲骨文已有完整的干支表,在殷商甲骨卜辞中,几乎每片甲骨文上都刻有干支纪日的文字。中国历史从西周共和元年(公元前841年),才有比较准确的纪年。

1. 干支源于古人对天象的观察　天干和十二地支是中国上古时期对太阳和月亮运行周期的描绘,用以纪年、纪月、纪日、纪时。《皇极经世》云:"干支,天也"。《史记·历书》云:"盖黄帝考定星历,建立五行;起消息,正闰余"。十干之名得于古代传说天有十日,十干盖十日之名。《广雅·释天》:"甲乙为干。

干者,日之神也。"十二地支之名得于古代对月亮认识的传说。《广雅·释天》:"寅卯为支。支者,月之灵也。"《五行大义》引蔡邕《月令章句》云:"大桡采五行之情,占斗机所建也,始作甲乙以名日,谓之干;作子丑以名月,谓之支。有事于天,则用日;有事于地,则用辰。阴阳之别,故有干支名也。"可见,干支起源于古人对天象的观察。

2. 干支体现了生长化收藏阴阳消长规律　《汉书·律历志》指出:"此阴阳合德,气钟于子,化生万物者也。故孳萌于子,纽牙于丑,引达于寅,昌茆于卯,振美于辰,已盛于巳,咢布于午,昧薆于未,申坚于申,留孰于酉,毕入于戌,该阂于亥。出甲于甲,奋轧于乙,明炳于丙,大盛于丁,丰楙于戊,理纪于己,敛更于庚,悉新于辛,怀任于壬,陈揆于癸。故阴阳之施化,万物之终始。既类旅于律吕,又经历于日辰,而变化之情可见矣。"

《三命通会》云:"盖甲乙其位木,得春之令,甲乃阳内而阴尚包之,草木始甲而出也。乙者,阳过中,然未得正,方尚乙屈也。又云,乙,轧也,万物皆解孚甲自抽轧而出之。丙丁其位火,行夏之令,丙乃阳上而阴下,阴内而阳外,阳丁其强,适能与阴气相丁。又云,丙,炳也,万物皆炳然著见而强大。戊己其位土,行周四季。戊,阳土也,万物生而出之,万物伐而入之。己,阴土也,无所谓而得己者也。又云:戊茂也,己,起也。土行四季之末,万物含秀者抑屈而起也。庚辛其位金,行秋之令。庚乃阴干阳更而续者也,辛乃阳在下阴在上,阴干阳极于此。庚,更故也。而辛,新也。庚辛皆金,金味辛,物成而后有味。又云:万物肃然更改,秀实金成。壬癸其位水,行冬之令。壬之,言任也,壬乃阳生之位。壬而为胎,万物怀妊于壬,与子同意。癸者,揆也,天令至此,万物闭藏怀妊于其下,揆然萌芽,此天之道也。"

根据《史记·律书》和《汉书·律历志》的解释,干支内含生机、育有生物的生、长、化、收、藏之义。《史记·律书》云:"甲者,言万物剖符甲而出也;乙者,言万物生轧轧也……丙者,言阳道著明,故曰丙;丁者,言万物之丁壮也,故曰丁……庚者,言阴气庚万物,故曰庚;辛者,言万物之辛生,故曰辛……壬之为言妊也,言阳气任养万物于下也;癸之为言揆,言万物可揆度,故曰癸。"《汉书·律历志》也都作了解释:"出甲于甲,奋轧于乙,明炳于丙,大盛于丁,丰楙于戊,理纪于己,敛更于庚,悉新于辛,怀妊于壬,陈揆于癸"。这是干支在古代的生物引申含义。

"甲"象征草木破土而出,阳在内而被包裹之状。"乙"象征草木初生,枝叶柔软屈曲之状。"丙",即柄。肉赫赫太阳,炎炎火光,万物皆炳然著见而明,指阳气充盛,生长显著。"丁"象征草木成长壮实,如人之成丁。"戊",即茂。象征大地草木茂盛之状。"己"字,引申为万物起而有形可记。"庚",即更,喻秋收而待来春。"辛",味辛,物成而说辛者,新也。万物肃然更改,秀实新成。"壬"象征阳气潜伏地中,万物孕育之状。"癸",即揆。万物闭藏,怀妊地下,揆然萌芽。十天干充分体现了阴阳消长、万物生长化收藏的自然规律。

"子",《史记·律书》释为"言万物滋于下也";"子"即孳。喻阳气始萌,孳生于下。律应黄钟,言阳气施种黄泉。"丑",《汉书·律历志》说:"纽牙于丑";"丑",即纽。寒气自屈纽之意。律应大吕,助黄钟宣气扬物。"寅",《史记·律书》云:"言万物始生螾然也","寅",即演。演生万物之意。律应太族,言阳气盛,万物聚集而出。"卯",《汉书·律历志》说:"冒茆于卯";"卯",即冒。冒土而出之意。律属夹钟,为阴阳二气夹杂在一起之意。"辰"《史记·律书》解释为"万物之蜄也";"辰",即伸,物皆伸出之意。律应姑洗,言万物振作,如经冲洗。"巳"《史记·律书》解释为"言阳气之巳尽";"巳",即已,阳气已至极点。律属仲吕,言万物均向南移动了。"午",《史记·律书》释为"阴阳交,故曰午";"午",即忤,阳气自下而上,与阴气忤逆之意,律属蕤宾,言阳气细小,已不足主事。"未",《史记·律书》解释为"万物皆成,有滋味也";"未"即味,日中则昃,向幽昧意。律属林钟,为万物临终之意。"申",《史记·律书》解释为"言阴用事,申贼万物";"申",即身,是说万物皆各成其身,律属夷则,指阴气伤害万物。"酉",《史记·律书》解释为"万物之老也";"酉",为秀,喻义物皆有成。律属南吕,言阳气进入藏身之地了。"戌",《史记·律书》解释为"万物尽灭";"戌",即灭,万物衰败之意。律应无射,阴盛阳尽之意。"亥"《史记·律书》解释为"该也,言阳气藏于下"。"亥",即核,收藏万物,核取真伪之意。律属应钟,言阳气与此相应,无以为主了。十二地支与十二律相应,也反映了自然界阴阳消长、生长化收藏的规律。

《三命通会》云:"子者,北方至阴寒水之位,而一阳肇生之始,故阴极则阳生。壬而为胎,子之为子,此十一月之辰也。至丑,阴尚执而纽之。又丑,阴也,助也。谓十二月终始之际,以结纽为名焉。寅,正月也,阳已在上,阴已在下,人始见之时,故律管飞灰以候之,可以述事之始也。又寅,演也,津也,谓物之津涂。卯,日升之时也。又卯,茂也。言二月阳气盛而挛茂。辰者,阳已过半,三月之时,物尽震而长。又谓辰言震也。巳者,四月正阳而无阴也。自子至巳,阳之位,阳于是尽。又巳,起也,物毕尽而起。午者,阳尚未屈,阴始生而为主。又云:午,长也,大也。物至五月,皆丰满长大也。未,六月,木已种而成矣。又云:未,味也,物成而有味,与辛同意。申者,七月之辰,申阳所为而已,阴至于申则上下通,而人始见白露、叶落,乃其候也。可以述阴事以成之。又云:申,身也。言物体皆成。酉者,日入之时。乃阳正中,八月也。又云:酉,绌也,万物皆绌缩收敛。九月戌,阳未既也。然不能事,潜藏于戌。戌中乃乾位,戌为天门,故也。又云:戌,灭也,万物皆衰灭矣。十月亥,纯阴也。又亥,劾也。言阴气劾杀万物,此地之道也。"

3. 干支纪法　干支甲子是古人纪年、月、日、时的工具。干者,幹也;支者,枝也。《淮南子·主术》云:"枝不得大于干。"

中国传统的纪年方法中,60年为一个甲子。中医运气学说,主要以60年为一个甲子周期,来推求五运六气的变化规律。《素问·六微旨大论》云:"天气始于甲,地气治于子,子甲相合,命曰岁立,谨候其时,气可与期。"

甲子纪年用干支以纪年份,又称"六十甲子"。《素问·天元纪大论》云:"天以六为节,地以五为制。周天气者,六期为一备,终地纪者,五岁为一周……凡六十岁,而为一周,不及太过,斯皆见矣。"十天干与十二地支相配合,就叫甲子。天干往复轮周六次,地支往复轮周五次而构成六十年一个甲子周期。前三十年包括七百二十节气,是为一纪,后三十年亦有七百二十节气,凡一千四百四十节气,共计六十年。由此可见,干支甲子反映了天文、历法、气象、物候的运动变化规律,体现了天人相应的深刻内涵和人体生命的自然信息。

六十甲子的排列:

六 十 甲 子

甲子 乙丑 丙寅 丁卯 戊辰 己巳 庚午 辛未 壬申 癸酉 甲戌 乙亥
丙子 丁丑 戊寅 己卯 庚辰 辛巳 壬午 癸未 甲申 乙酉 丙戌 丁亥
戊子 己丑 庚寅 辛卯 壬辰 癸巳 甲午 乙未 丙申 丁酉 戊戌 己亥
庚子 辛丑 壬寅 癸卯 甲辰 乙巳 丙午 丁未 戊申 己酉 庚戌 辛亥
壬子 癸丑 甲寅 乙卯 丙辰 丁巳 戊午 己未 庚申 辛酉 壬戌 癸亥

张登本教授指出古代十天干纪月,最早认为十干用以标注季节而非"纪日"。《素问·脏气法时论》中的甲乙、丙丁等十干,就是十月历天干纪月方法的运用实例。《素问·阴阳类论》云:"五中所主,何脏最贵？……春,甲乙青中主肝,治七十二日,是脉之主时,臣以其脏最贵",这是十月历应用体现。唐代尹之章注《管子·四时》指出:"是故春……甲乙之日"为"甲乙统春之三时也"。清代孙鼎宜之"按所云十干,皆统一时言,非仅谓值其日也。"当代陈久金先生指出:"十干原为一回归年中十个时节,在《史记·律书》中记载得更为明确。"

　　"干支纪日法"也叫"甲子记日法"。据历史学家对甲骨文的研究,在春秋以后,至少在周幽王元年(公元前776年)十月辛卯日起到现在,从没有错乱或间断过,已有两千七百多年的历史了。

　　时干支的推算,纪时的地支固定不变,它是将每日太阳周日视运动长度分成十二等分求得。以每日太阳相对垂直标杆上投影最短时为午正之时,该时历2小时。午正与子正中分为卯正和酉正之时,如是即可分出每日十二辰。以此可根据该日的日天干起时。

　　4. 干支在五运六气理论中的应用

　　(1)干支配阴阳:天干地支各有其阴阳属性,顺其序,单数属阳,双数属阴,即奇数为阳,偶数为阴。天干中:甲、丙、戊、庚、壬为阳,乙、丁、己、辛、癸为阴。地支中:子、寅、辰、午、申、戌为阳;丑、卯、巳、未、酉、亥为阴。

　　(2)干支配五行:配属方位,即东方甲乙木,南方丙丁火,中央戊己土,西方庚辛金,北方壬癸水。

　　(3)天干化运:即甲己化为土,乙庚化为金,丙辛化为水,丁壬化为木,戊癸化为火。

　　(4)地支配属方位:寅卯东方木,巳午南方火,申酉西方金,亥子北方水,辰、未、戌、丑中央土。

　　(5)地支化六气:子午化少阴君火,寅申化少阳相火,丑未化太阴湿土,卯酉化阳明燥金,辰戌化太阳寒水,巳亥化厥阴风木。

二、干　支　推　算

　　时代的发展,我们目前采用的是公元纪年,因此在运用五运六气理论指导实践的过程中需要将公元年转换为甲子纪年。公元年转换甲子纪年的方法很多,可以用电脑上网,用手机快速查找,可以从日历中查知,可以查万年历。若已知上一年的干支,可以从上年干支推知今年的干支,以今年的干支推知明年的干支。干支也有许多推算方法,本书介绍几种简要的推算方法。

1. 干支纪年

（1）公元后推法

1）先求甲年天干:60年中天干有6次循环,每10年循环1次,甲年天干公元年末位数为4。如2014—2073年,60年中,天干为甲的年份是:2014、2024、2034、2044、2054、2064年。那么,从2014—2023年,10年天干依次可推。

2）再求甲年地支:60年中地支有5次循环,每12年循环1次。6甲年所配地支分别为子、戌、申、午、辰、寅。（可从六十甲子表中速查）。

3）推60年中6甲年干支:已知2014年干支为甲午,则2024为甲辰、2034为甲寅、2044为甲子、2054为甲戌、2064为甲申。

4）按照干支顺序,依次推出每10年干支:如2014—2023年,依次为:2014（甲午）、2015（乙未）、2016（丙申）、2017（丁酉）、2018（戊戌）、2019（己亥）、2020（庚子）、2021（辛丑）、2022（壬寅）、2023（癸卯）,顺接2024甲辰。

（2）公元前推法:已知公元4年为甲子年,则公元元年为庚申年,公元前6年是甲寅年。

1）先求公元前甲年天干:甲年天干公元年末位数为6,公元前60年中天干为甲的年份有6年,分别是公元前6年、16年、26年、36年、46年、56年。

2）再求甲年地支:6甲年所配地支分别为寅、辰、午、申、戌、子（与公元后逆序）。

3）推公元前60年中6甲年干支:已知公元前6年是甲寅年,则公元前16年为甲辰、26年为甲午、36年为甲申、46年为甲戌、56年为甲子。

4）按照干支顺序,依逆推次序推出每10年干支:如公元前6年至公元前15年,依次为公元前6年（甲寅）、7年（癸丑）、8年（壬子）、9年（辛亥）、10年（庚戌）、11年（己酉）、12年（戊申）、13年（丁未）、14年（丙午）、15年（乙巳）。

5）公元前6年至公元4年,按照上法逆推至公元元年甲子为庚申;从公元元年再顺推至公元4年。

（3）公元年干快速推求:只要记住公元前后各年尾数,即可求得当年天干。

1）公元后:凡尾数是4的年份均为甲年,以此类推尾数:乙年为5,丙年为

6,丁年为7,戊年为8,己年为9,庚年为0,辛年为1,壬年为2,癸年为3,凡十年为一个循环。

2)公元前:公元元年为庚年(尾数为0),前推10年尾数:己年为1,戊年为2,丁年为3,丙年为4,乙年为5,甲年为6,癸年为7,壬年为8,辛年为9,庚年为0,如此,公元前年份的天干依此尾数而得。

(4)公式计算法1:首先要知道干支、地支所代表的数(表5)。

表5 干支数表

代表数	1	2	3	4	5	6	7	8	9	10	11	12
天干	甲	乙	丙	丁	戊	己	庚	辛	壬	癸		
地支	子	丑	寅	卯	辰	巳	午	未	申	酉	戌	亥

计算公式:(公元年数-3)÷60 取余数

方法:分析余数,查表5。

年干:看个位数。到表5中直接查找。如个数是0,则代表10。

年支:余数小于12,直接到表5查找;如果余数大于12,则减12的倍数,查表5。0代表12。

举例:求2007年的年干支:

年干支:(2007-3)÷60余数是24

故年干代数是4,年干为丁

年支代数是24-24=0,年支代数是0,年支为亥

因此,2007年年干支为丁亥。

(5)公式计算法2:年干支的计算方法:仍以表5为干支序数。

1)年天干的计算方法

公式:年天干=所求年数的个位数-3,所得数就是该年天干的代表数(若所得数为非正数,则加上10)。

2)年地支的计算方法

公式:年地支=(所求年数÷12)的余数-3,所得数就是该年地支的代表数(若所得数为非正数,则加上12)。

举例:求2008年的年干支。

求天干:代入公式8-3=5,就是戊的代表数。

求地支：代入公式（2008÷12）的余数为4，4-3=1，就是子的代表数。故2008年的年干支是戊子。

2. 干支纪月

（1）正月推算法

1）求月干：记住《五子元建歌》（明代高武《针灸聚英》）

甲己之日丙作首，乙庚之日戊为头；

丙辛之日庚上起，丁壬壬寅顺行求；

戊癸甲寅定时候，六十首法助医流。

即：

甲年、己年正月是丙寅；

乙年、庚年正月是戊寅；

丙年、辛年正月是庚寅；

丁年、壬年正月是壬寅；

戊年、癸年正月是甲寅。

2）求月支：正月建寅，余月按照十二地支之序顺推。

3）月干支：月干与月支相合即可。

（2）计算查表法1（表5）

1）求月干：用年干代数乘以2，再加上当月月数，即得当月月干代数。

2）求月支：用月数加2，就得到当月月支代数。

3）公式：

年干代数×2+当月月数→看个位得月干代数

当月月数+2   →得月支代数

查表5，分别得干、支，相合即得月干支。

举例：求2007年农历六月的月干支：

2007年年干支：（2007-3）÷60余数是24

年干代数为4，当月月数为6，根据月干支推算公式可得

4×2+6=14→4   月干为丁

6+2=8→8   月支为未

由此可知，2007年农历六月月干支为丁未。

（3）计算查表法2：推算一年中每月的月干支，也是按农历推算，月的地支

不变,每一年正月的地支都是寅,2月的地支都是卯……依次顺接,12月的地支都是丑。也可以用公式推算。

1)月天干的推算方法

公式:月天干=(该年的个位数×2+所求月数+4)÷10的余数,所得数就是该月天干的代表数(若整除,则取余数为10)。

2)月地支的推算方法

公式:月地支=所求月数+2,所得数就是该月地支的代表数(若所得数大于12,则减去12)。

举例

求2008年8月(农历)的月干支。

求天干:代入公式,(8×2+8+4)÷10的余数为8,查表5,

就是辛的代表数。

求地支:代入公式,8+2=10,就是酉的代表数。

故2008年8月(农历)的月干支是辛酉。

3.干支纪日　日干支的推算不用农历而用阳历,因为农历存在着大小月和闰月不固定的情况,推算起来比较困难,而阳历除了每4年有1次闰2月(闰年2月比平年多1天,为29天),每年的大小月都是固定不变的,改用阳历推算日干支就比较容易,而要推算日干支,就首先要推算出该年元旦的干支。

(1)元旦干支的推算方法

1)元旦天干的推算方法

①若年是奇数,公式:元旦天干=(年数÷4)所得商的个位数+1,得数就是该年元旦天干的代表数。

②若年是偶数,公式:元旦天干=〔(年数-1)÷4〕所得商的个位数+6,所得数就是该年元旦天干的代表数(若所得数大于10,则减去10)。

2)元旦地支的推算方法:先求(年数÷16)的余数(若整除,则取余数为16),元旦地支=余数×5+〔(余数-1)÷4的整数商〕-4,所得数就是该年元旦地支的代表数(若所得数大于12,则减去12相应的倍数,使结果范围取(1~12)。

举例:求2008年元旦的日干支。

求天干:2008年是偶数,代入偶数年公式,〔(2008-1)÷4〕所得商的个位数是1,1+6=7,就是庚的代表数。

求地支:代入公式,(2008÷16)的余数为8,8×5+〔(8-1)÷4的整数商〕-4=37,因37大于12,则减去12相应的3倍,结果取1,就是子的代表数。

故2008年元旦的日干支是庚子。

(2)日干支的推算方法:在推算出元旦的干支之后,日干支的推算就比较容易了,需要先算出所求日期和该年元旦相差的天数。

1)日天干的推算方法

公式:所求日期的天干=该年元旦天干代表数+相差天数的个位数,所得数就是所求日期天干的代表数(若所得数大于10,则减去10)。

2)日地支的推算方法

公式:所求日期的地支=该年元旦地支代表数+(相差天数÷12)的余数,所得数就是所求日期地支的代表数(若所得数大于12,则减去12)。

举例:求2008年8月8日(阳历)的日干支。

先用常识加减算出8月8日和该年元旦相差的天数,为220天。又已知该元旦天干的代表数为7,地支的代表数为1(前面利用元旦干支公式已推算过)。

求天干:相差天数220的个位数为0,代入公式,7+0=7,就是庚的代表数。

求地支:代入公式,1+(220÷12)的余数=5,就是辰的代表数。

故2008年8月8日(阳历)的日干支是庚辰。

4.干支纪时　一日起于子时,时的地支是固定不变的,即23~1点为子时,1~3点为丑时……依次顺接,21~23点为亥时。因此,只需推算出每日时天干即可。

(1)时天干的推算方法1:时的天干根据日的天干而定,公式:所求时的天干=当日天干代表数×2+所求时的地支代表数-2,所得数就是所求时天干的代表数(若所得数大于10,则减去10相应的倍数,使结果范围取1~10)。

举例:求2008年8月8日(阳历)20时的时干支。

根据常识可知,20时的地支为戌时,11为戌的代表数。又已知2008年8月8日(阳历)天干的代表数为7(前面利用日干支公式已推过)。

求天干:代入公式,7×2+11-2=23,因23大于10,则减去10相应的2倍,结果取3,就是丙的代表数。

故2008年8月8日(阳历)20时的时干支是丙戌。

(2)时天干的推算方法2:在已知日干的基础上,利用"十干起子歌"(张景岳·类经图翼）推算当日第一个时辰的干支。

> 甲己还加甲，乙庚丙作初，
>
> 丙辛从戊起，丁壬庚子居，
>
> 戊癸何方始？壬子是真途。

即：

> 甲日、己日始于甲子时，
>
> 乙日、庚日始于丙子时，
>
> 丙日、辛日始于戊子时，
>
> 戊日、癸日始于壬子时。

其他时辰按照干支之序顺推。

5. 十干起运诀（宋代刘温舒《素问入式运气论奥》）　根据十天干建立某年值年大运的方法，即"十干建运"。十干起运诀就是十干建运的方法。诀，《说文解字》："一曰法也。"

具体方法：以左手为工具，用其食指、中指、无名指的指节及其横纹计数。以无名指第三节指纹为甲（土运阳年），中指第三节指纹为乙（金运阴年），食指第三节指纹为丙（水运阳年），食指第二节指纹作丁（木运阴年），食指第三节横纹记戊（火运阳年），食指末节记为己（土运阴年），再顺次将中指末节、无名指末节、无名指第三节横纹、第二节横纹依次记为庚（金运阳年）、辛（水运阴年）、壬（木运阳年）、癸（火运阴年）。以太少相生、五运相生的顺序顺次推转即可（图1）。

十干，阳干甲、丙、戊、庚、壬为太过；乙、丁、己、辛、癸为不及。

十干合化五运为：甲己化土，乙庚化金，丙辛化水，丁壬化木，戊癸化火。

6. 十二支司天诀（宋代刘温舒《素问入式运气论奥》）　利用左手手指的指纹与指节，推算司天的方法如下。

先定三阴三阳：将中指的中节记为厥阴，向下，再向食指、中指方向，依次将少阴、太阴、少阳、阳明、太阳记在中指第一节、食指第一、二、三节、中指第三节。其排列次序为一阴（厥阴）-二阴（少阴）-三阴（太阴）-一阳（少阳）-二阳（阳明）-三阳（太阳）-一阴（厥阴）……顺序轮转，如环无端（图2）。

再以十二支的掌位图以中指的第三节（少阴）为子，在图2向顺时针方向顺序定位为丑、寅、卯、辰、巳、午、未、申、酉、戌、亥。

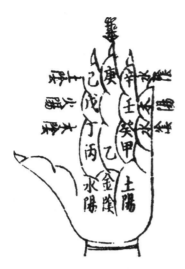

图1　十干起运诀手掌图

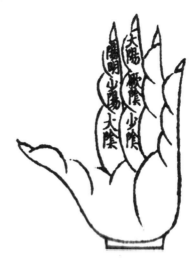

图2　十二支司天诀手掌图

自少阴"子"数起,则顺次丑为太阴,寅为少阳,卯为阳明,辰为太阳,巳为厥阴,至午则为少阴,未为太阴,申为少阳,酉为阳明,戌为太阳,亥为厥阴。以此顺次轮转,年支与司天的对应关系如下:子午之年,少阴君火司天;丑未之年,太阴湿土司天;寅申之年,少阳相火司天;卯酉之年,阳明燥金司天;辰戌之年,太阳寒水司天;巳亥之年,厥阴风木司天。

三、二十八宿释义

有史记载以来,中国古代就有天文观测的记录,并积累了大量文献资料。古人将黄道和赤道附近的天区划分为二十八个区域,月球每天经过一区(称为"宿"或"舍"),二十八天环天一周,因此有二十八宿、二十八舍或二十八星之称。二十八宿又分为四组,每组七宿,与东西南北四个方位和青龙、白虎、朱雀、玄武四种动物形象相配,称为四象。张衡《灵宪》云:"苍龙连蜷于左,白虎猛据于右,朱雀奋翼于前,灵龟圈首于后。"

二十八宿的体系,目前文献所知可以追溯到周朝初期,在春秋战国时期已经完备了。1987年在河南濮阳西水坡仰韶文化遗址中,发现45号墓主人东侧用蚌壳摆塑着龙形图案,西侧是虎形图案,这一发现将四象中青龙白虎观念的起源提早到六千多年以前。《史记·五帝本纪》云:"夜中,星虚,以正中秋……日短,星昴,以正中冬。"《诗经》中有火、箕、斗、定、昴、毕、参诸宿之名,如《诗·小雅·大东》:"维南有箕,不可以簸扬。"《左传·僖公五年》云:"丙子旦,日在尾,月在策"。《尚书·胤征》云:"乃季秋月朔,辰弗集天房。"《周礼·冬官考工记》云:"轸之方也,象地也。盖之圆也,象天也。轮辐三十,象日月也。盖弓有二十八,以象星也。"说明西周时期的劳动工具制作能参考日月、二十八宿之象。《汉书·天文志》云:"元光元年(前134)六月,客星见于房。"1978年,考古学家在湖北随县的战国初年曾侯乙墓的墓葬中,出土了绘有二十八宿图像的漆箱盖,这是迄今为止发现的最早的关于二十八宿的实物例证,说明在公元前五世纪古人对二十八宿的认识已经完备。《素问·五运行大论》云:"臣览《太始天元册》文,丹天之气经于牛女戊分,黅天之气经于心尾己分,苍天之气经于危室柳鬼,素天之气经于亢氐昴毕,玄天之气经于张翼娄胃。"《太始天元册》在《内经》认为是上古之文,已经明确了五天之气与二十八宿之间的联系。

《吕氏春秋·有始览》云:"中央曰钧天,其星角、亢、氐。东方曰苍天,其星房、心、尾。东北曰变天,其星箕、斗、牵牛。北方曰玄天,其星婺女、虚、危、营室。西北曰幽天,其星东壁、奎、娄。西方曰颢天,其星胃、昴、毕。西南曰朱天,其星觜巂、参、东井。南方曰炎天,其星舆鬼、柳、七星。东南曰阳天,其星张、翼、轸。"

公元前122年,《淮南子·天文训》有与此相同的论述:"何谓九野?中央曰钧天,其星角、亢、氐。东方曰苍天,其星房、心、尾。东北曰变天,其星箕、斗、牵牛。北方曰玄天,其星须女、虚、危、营室。西北方曰幽天,其星东壁、奎、娄。西方曰昊天,其星胃、昴、毕。西南方曰朱天,其星觜巂、参、东井。南方曰炎天,其星舆鬼、柳、七星。东南方曰阳天,其星张、翼、轸。"将二十八宿分成九野:中央钧天:角宿、亢宿、氐宿;东方苍天:房宿、心宿、尾宿;东北变天:箕宿、斗宿、牛宿;北方玄天:女宿、虚宿、危宿、营室;西北幽天:东壁宿、奎宿、娄宿;西方昊天:胃宿、昴宿、毕宿;西南朱天:觜巂宿、参宿、东井宿;南方炎天:鬼宿、柳宿、星宿;东南阳天:张宿、翼宿、轸宿。

二十八宿的名称排列为:东方苍龙七宿(角、亢、氐、房、心、尾、箕);北方玄武七宿(斗、牛、女、虚、危、室、壁);西方白虎七宿(奎、娄、胃、昴、毕、觜、参);南方朱雀七宿(井、鬼、柳、星、张、翼、轸)。

1. 东宫青龙　角,龙角。黄道在这两星间穿过,因此日月和行星常会在这两颗星附近经过,古籍称角二星为天关,其间天门。引申为象征草木都有了像角一样的枝芽。

亢,就是龙的咽喉。《尔雅·释鸟》上云:"亢,鸟咙",注称:"亢即咽,俗作吭。"引申为如亢奋,生长速度强劲。

氐,《尔雅·释天》:"天根,氐也。"注称:"角,亢下系于氐,若木之有根。"氐可理解为龙的前足。"氐"引申为出,如草木生长而出。

房,《尔雅·释天》:"天驷,房也。"注称:"龙为天马,故房四星谓之天驷。""房",指万物的门户,已经开启。

心是龙心。心星,即著名的心宿二(天蝎alpha),古代称之为火,大火,或商星。"心"引申为芽,如草木初生。

尾即龙尾,《左传》:"童谣云'丙之晨,龙尾伏辰'",注称:"龙尾者,尾星也。日月之会曰辰,日在尾,故尾星伏不见。"引申为细小,表示万物初生时,像尾一样细小而纤弱。

箕,其形像簸箕。《诗·小雅·大东》:"维南有箕,不可以簸扬"。引申为基,指万物之根基。

2. 西宫白虎　奎,《说文》:"两髀之间",《广雅》:"胯,奎也。"奎宿十六星,左右两半正如两髀的形状。引申为收藏万物。

娄,《集韵》:"曳也,通作娄",《公羊》:"牛马维娄",注称:"系马曰维,系牛曰娄。"《史记·天官书》:"娄为聚众。"古代的天文典籍中把娄宿视为主管牧养牺牲或兴兵聚众的地方。引申为屯集。

胃,《释名》:"胃,围也,围受食物也。"《史记·天官书》:"胃为天仓。"引申为阳气隐藏起来,如同进入了胃中。

昴,《说文》:"发也"。昴又称为留,留有簇聚、团属之意,引申为万物成而留住。

毕,《诗经》:"月离于毕,俾滂沱矣"。指月亮经过毕宿时雨季来临,引申为草木将走向终结。

参,《西步天歌》:"参宿七星明烛宵,两肩两足三为腰"。参宿在夜空中的夺目程度由此可见一斑。从冬季到次年的初夏,参宿都是夜空中最醒目的一个星座。《唐风》:"三星,参也"。参是象形的写法,象征了腰带三星,引申为万物皆可以参验。

觜,《说文》:"鸱奋头上角觜也"。觜宿三小星位于参宿两肩上方,形状可与角状的鸟嘴相联系,故名。象征万物失去养育之气。

3. 北宫玄武 斗,也称南斗。与北斗七星一样,南斗六星在天空中的形状也很像斗,故名。为日月交会点,是一年之终始的标志。

牛,古称牵牛。象征阳气牵引万物始生。地虽冻,牛却可藉阳气耕种万物。

女,古称婺女或须女。表示此时阴阳二气合而未分,还互相需要。

虚,《说文》:"丘谓之虚。"引申来表示阳气正在冬日的空虚之中酝酿。

危,是屋栋之上的意思。《晋书·天文志》:"危三星,主天府市架屋。"三星的形状就有如一个尖屋顶。引申为到顶,阳气到了此处就消失了。

室和壁是相连的两宿,古有营室、东壁之称。室引申为孕育并生成阳气,壁引申为开辟生气。

4. 南宫朱雀 井,《史记·天官书》:"东井为水事"。引申为泉,阴气如自泉而出。

鬼,又称舆鬼。意为阴,象征阴气渐生。

柳,原名为咮,咮是鸟嘴的意思。引申为草木开始衰微,阳气有所减弱。

星,《步天歌》云:"七星如钩柳下生"。引申为阳气生长。

张,《尔雅》:"鸟张嗉",《史记·律书》另有所指:"张,言万物皆张也。"张宿六星,其形状像张开的弓矢。引申为万物开张壮大。

翼,也取意于朱鸟,《史记·天官书》:"翼为羽翮"。翼宿二十二星,形状就如张开的鸟翼。引申为万物如同生出翅膀。

轸,《史记·天官书》:"轸为车",《说文》:"轸,车后横木也"。轸是指车轴上插着的小铁棍,可以使轮子不脱落。引申为草木更加繁盛。

四、五天之气

"五天之气"语出《素问·五运行大论》:"臣览《太始天元册》文,丹天之气经于牛女戊分,黅天之气经于心尾己分,苍天之气经于危室柳鬼,素天之气经于亢氐昴毕,玄天之气经于张翼娄胃。所谓戊己分者,奎壁角轸,则天地之门户也。夫候之所始,道之所生,不可不通也"。

传统认为,"丹天之气",为红色,是火行所属的天气;"黅天之气",为黄色,是土行所属的天气;"素天之气",是白色,是金行所属的天气;"玄天之气",是黑色,为水行所属的天气;"苍天之气",为木行所属的天气。

丹天之气,经由戊癸方的牛、女、奎、壁四宿。丹,即红色,在五行属火。其相对应的是戊癸所在的方位,所以"戊癸化火",主火运;黅天之气,经于心、尾、角、轸四宿。黅,黄色,在五行属土,对应甲己所在的方位,所以"甲己化土",主土运;素天之气,经于亢、氐、昴、毕四宿。素,白色,在五行属金,对应乙庚所在的方位,所以"乙庚化金",主金运;玄天之气,经于张、翼、娄、胃四宿。玄,黑色,五行属水,与丙辛所在的方位相应"丙辛化水",主水运;苍天之气,经由危、室、柳、鬼四宿之上。苍,青色。五行属木,对应丁壬所在的方位,因此"丁壬化木",主木运。

刘温舒曰:"盖天分五气,地列五行,五气分流,散与其上,经于列宿,下合方隅,则命之以为五运。丹天之气,经于牛、女、奎、壁四宿之上,下临戊癸之位,立为火运。黅天之气,经于心、尾、角、轸四宿之上,下临甲己之位,立为土运。素天之气,经于亢、氐、昴、毕四宿之上,下临乙庚之位,立为金运。玄天之气,经于张、翼、娄、胃四宿之上,下临丙辛之位,立为水运。苍天之气,经于危、室、柳、鬼四宿之上,下临丁壬之位,立为木运。此五气所经,二十八宿与十二分位相临,则灼然可见,因此以经五天,而立五运也。"(《素问运气论奥·论五天之气第十一》)

作者认为,五气经天是五运(小运)所见天象。

五、天门、地户

《素问·五运行大论》云:"所谓戊己分者,奎壁角轸,则天地之门户也。"戊为天门,乾之位也。己为地户,巽之位也。戊,为天门在西北的方位;己为地户,在东南的方位。

十干之中为什么独把戊己作为天门、地户呢?

戊己,五行属土,不主时,行周四季。戊,主三月,是阳土;己主九月,为阴土,是万物生、成的时候,也是阴阳之气消长的节点。自奎、壁戊位开始,天门打开,阳气日渐盛;自角、轸己位开始,地户打开,阴气渐长。因此,从一定意义上说,天门、地户为阴阳之气出入的枢纽,也是气候流转变化的端始。

戊位为天门,己位为地户。就方隅的卦爻来说,则天门在乾位,地户在巽位。乾在西北之间的戊位,巽在东南之间的己位,西北之间天气不足,东南之间,地气不足,犹如屋舍,在缺口处设有门户,故天气不足的缺处称为天门,地气不足的缺处称为地户。

明代张介宾对天门、地户的解释颇为精当，《类经图翼·运气》云："予尝考周天七政躔度，列春分二月中，日躔壁初，以次而南，三月入奎娄，四月入胃昴毕，五月入觜参，六月入井鬼，七月入柳星张；秋分八月中，日躔翼末，以交于轸，循次而北，九月入角亢，十月入氐房心，十一月入尾箕，十二月入斗牛，正月入女虚危，至二月复交于春分而入奎壁矣。是日之长也，时之暖也，万物之发生也，皆从奎壁始；日之短也，时之寒也，万物之收藏也，皆从角轸始。故曰：春分司启，秋分司闭。夫既司启闭，要分门户而何？然自奎壁而南，日就阳道，故曰天门；角轸而北，日就阴道，故曰地户。"

现代解释：天门、地户是根据太阳在黄道上运行的位置以时令气候变化命名的。当太阳的周年视运动位于奎、壁二宿戌分时，时值春分，正当由春入夏，是一年之中白昼变长的开始，也是温气流行，万物复苏生发的时节，故曰天门，言阳气开启。当太阳的周年视运动位于角、轸二宿巽位巳分，时值秋分，正当由秋入冬，是一年白昼变短的开始，又是清凉之气流行，万物收藏的时节，故曰地户，言阳气始敛。所谓春分开启，秋分司闭，有门户之意，故将奎、壁二宿称为天门，将角、轸二宿称为地户。说明运气理论中的五气经天理论是建立在天文知识基础上的，并以天文背景为客观依据。古人以二十八星宿为标识，运用干支划分时空区域，来观测天象，候察五气，从而揭示五运六气的运行规律。

六、太　一

《灵枢·九宫八风》篇指出："太一常以冬至之日，居叶蛰之宫四十六日，明日居天留四十六日，明日居仓门四十六日，明日居阴洛四十五日，明日居天宫四十六日，明日居玄委四十六日，明日居仓果四十六日，明日居新洛四十五日，明日复居叶蛰之宫，曰冬至矣。"

太一，即北斗七星和北极星。叶蛰、天留、仓门、阴洛、天宫、玄委、仓果、新洛等八宫为与八卦相对应的8个空间方位，北极星居北极之中央，北斗七星围绕北极星旋转。冬至日，斗杓恰指正北叶蛰之宫，历时冬至、小寒、大寒三节，共46日；之后斗杓转移指向天留宫，当立春、雨水、惊蛰三节，共46日；之后斗杓移指仓门之宫，主春分、清明、谷雨三节。往下依次阴洛之宫主立夏、小满、芒种；天宫主夏至、小暑、大暑；玄委之宫主立秋、处暑、白露；仓果之宫主秋分、寒露、霜降；新洛之宫主立冬、小雪、大雪。斗杓之星在每一宫停留46日，唯阴洛和新洛45日。《灵枢·九宫八风》篇的论述，说明了中医学理论是将二十四节气的更替与八宫之间方位变换联系起来进行说理。

七、九星七曜与九宫、九州

"九星悬朗，七曜周旋"出自《素问·天元纪大论》。九星：王冰指天蓬、天芮、天冲、天辅、天心、天柱、天任、天英；七曜指：日、月、木星、火星、土星、金星、水星。九星悬朗于上，下应九州；七曜周旋于左右，以应阴阳、五行。

古人以太乙游宫与地之九州相应，通过斗柄的变化，观察并推测与之相应九州的气令变化。以日月应阴阳，以五大行星应五行，说明人体与自然的运行变化规律。作者认为，九星为天空繁星，星很多之意。

九宫指：中央与八方分为九野，各有所司的星宫。九宫与地之九州相配，以文王后天八卦之序。

大九州学说为战国邹衍所创。《史记·孟子荀卿列传》云："以为儒者所谓中国者，于天下乃八十一分居其一分耳。中国外如赤县神州者九，乃所谓神州也。"神州指东南方地域，次州指正南方地域，戎洲指西南方地域，弇州指正西方区域，冀州指中央区域，台州指西北方区域，济州指北方区域，薄州指东北方区域，阳州指正东方区域。《淮南子·地形训》云："何谓九州？东南神州曰农土，正南次州曰沃土，西南戎洲曰滔土，正西弇州曰并土，正中冀州曰中土，西北台州曰肥土，正北济州曰成土，东北薄州曰隐土，正东阳州曰申土。"

《尚书·禹贡》称九州为冀州、兖州、青州、徐州、扬州、荆州、豫州、梁州、雍州，为禹区划的九州。《尚书·尧典》作十二州，《尚书·皋陶谟》称州十有二师。相传禹治水后，分中国为九州，舜又分冀州为幽州、并州，分青州为营州，共为十二州。《尔雅》称九州为冀州、豫州、雝州、荆州、扬州、兖州、徐州、幽州、营州。

传统认为，坎宫为冀州，艮宫为兖州，震宫为青州，巽宫为徐州，离宫为扬州，坤宫为蓟州，兑宫为梁州，乾宫为雍州，中宫为豫州。笔者认为，以邹衍大九州应后天八卦，结合《淮南子》的记载与《内经》所论更为相近，以大九州与天之九宫相应，通过观察九星九宫的运行变化，预测九州的气候变化，更符合《内经》理论。

所以学习中医学，学习五运六气学说，必须了解中国古代天文学知识，地理知识和中华传统文化。

八、漏壶计时

漏水计时史料,最早见于《周礼》:"掌挈壶以令军井……凡军事,悬壶以序聚柝……皆以水火守之,分以日夜。"《汉书·天文志》云:"定东西,立晷仪,下漏刻,以追二十八宿相距于四方。"《隋书·天文志》云:"昔黄帝创观漏水,制器取象,以分昼夜。"西汉有四件单漏壶保存到现在。

古人用"漏壶"以计时,以太阳升落为基准,把一昼夜分为一百刻,通过漏壶的浮箭来计量昼夜时刻。用壶边或壶底有孔的漏壶贮水,水可以通过漏孔自然滴漏,观察一昼夜壶水漏减多少以计算时间。

计时有两种方法:一种是沉箭漏,用一根木质箭杆,上刻一百刻,从漏壶盖上插入壶中,随着壶中水的减少,箭往下沉,从盖边以观察时刻;另一种是浮箭漏,把漏壶中漏出的水流到另一个容器里,这个容器叫箭壶,再用一根刻有时刻的箭杆固定在箭壶中,随着箭壶中水量的增加,记录水淹没箭杆上的时刻以观察。

汉代以后,把一昼夜平分为子、丑、寅、卯、辰、巳、午、未、申、酉、戌、亥十二个时辰。每个时辰相当于现在的两个小时。唐以后又规定把每个时辰再分为初和正两个相等部分,例如卯初、卯正,寅初、寅正等。由于与漏下百刻的计时法同时存在,而一百又不能被十二整除,十二时辰和一百刻在配合上发生了困难,因此历史上曾对百刻法有所改动。清初把一日百刻改为一日九十六刻,这样十二个时辰分为初、正,实际上成了二十四小时。

九、天不足西北,地不满东南

《素问·五常政大论》云:"天不足西北,左寒而右凉,地不满东南,右热而左温,其故何也? 岐伯曰:阴阳之气,高下之理,太少之异也。东南方,阳也,阳者其精降于下,故右热而左温。西北方,阴也,阴者其精奉于上,故左寒而右凉。"《素问·阴阳应象大论》云:"天不足西北,故西北方阴也……地不满东南,故东南方阳也。"

天不足西北,地不满东南之说让许多人混淆,误解为地势。此说是指天地阳气而言,指天地之气顺应太阳变化规律,即阳气规律。天地阴阳的气化规律是按照三阴三阳之序进行的。人面北而立,以天为客观,自左而右,分别是厥阴、少阴、太阴,少阳、阳明、太阳。故观天之西北位为太阴;天之东南位为太阳,其下(地)则为太阴。《素问·五运行大论》云:"厥阴在上则少阳在下,左阳明右太阴;少阴在上则阳明在下,左太阳右少阳;太阴在上则太阳在下,左厥阴右阳明;少阳在上则厥阴在下,左少阴右太阳;阳明在上则少阴在下,左太阴右厥阴;太阳在上则太阴在下,左少阳右少阴。"在天之西北位是太阴,阴气最旺,阳气最少,故天之阳气不足;在地之东南位亦为太阴,阳气最少,故地不满东南。

这句话是概念的转换,所以理解较困难。前面讲在天之阳气,因天之位在太阴,故阳气不足;后面则转换为地之位,因东南在天之位为太阳,其下为太阴,故地之阳气不满于东南。

十、非其位则邪,当其位则正

《素问·五运行大论》云:"五气更立,各有所先,非其位则邪,当其位则正"。五气更立是指天之五运循环往复,正、邪是指自然气令而言,五运产生的自然气令的正常变化为"正",自然气令的反常变化为"邪"。六气在一年中的运行,是"行有次,止有位",按时、有序的,应当至则至为正常,若未至而至则为异常。如冬天应该天寒地冻,万物闭藏,若温暖如春,则为异常,这种异常之气便是邪气;就人体而言,生命活动的和谐状态是正气,生命活动的失和状态是邪气。人和自然相统一,人与自然顺应,气得其和则为正常,人逆自然之态,气失其和则为邪气。《素问·五运行大论》云:"不当其位者病,迭移其位者病,失守其位者危。"

十一、当位、非位

《素问·六微旨大论》云:"非其位则邪,当其位则正,邪则变甚,正则微。帝曰:何谓当位?岐伯曰:木运临卯,火运临午,土运临四季,金运临酉,水运临子,所谓岁会,气之平也。帝曰:非位何如?岐伯曰:岁不与会也。帝曰:土运之岁,上见太阴;火运之岁,上见少阳、少阴;金运之岁,上见阳明;木运之岁,上见厥阴;水运之岁,上见太阳,奈何?岐伯曰:天之与会也。故《天元册》曰天符。"

当位:即岁会,是指平气之年,中运与岁支的五行属性相同,如木运临卯,火运临午,土运临四季,金运临酉,水运临子。六十甲子年中共有八年:丁卯、戊午、甲辰、甲戌、己丑、己未、乙酉、丙子。

　　非位：岁不与会，天与之会也，曰天符，指中运与司天之气五行属性相同。如土运之岁，上见太阴；火运之岁，上见少阳、少阴；金运之岁，上见阳明；木运之岁，上见厥阴；水运之岁，上见太阳。六十年中有十二年属天符年：戊子、戊午、戊寅、戊申、丙辰、丙戌，为中运太过与司天之气同化；丁巳、丁亥、乙卯、乙酉、己丑、己未，为中运不及与司天之气同化。故《素问·六元正纪大论》云："太过而同天化者三，不及而同天化者亦三。"

十二、先天、后天

　　《素问·六元正纪大论》云："凡此太阳司天之政，气化运行先天……凡此阳明司天之政，气化运行后天"。

　　先天指太过，后天指不及。《素问·六元正纪大论》云："故太过者化先天，不及者化后天。"《素问·气交变大论》亦云："太过者先天，不及者后天。"

　　"先天"，在此作"太过"或"早至"解，指气候"先天而至"，即"未至而至"，气候比季节来得早。

　　"后天"，指推后天时而至，亦即应至而不至，气候比季节来得晚。

十三、正化、对化

　　正化出自《素问·六元正纪大论》，对化则是王冰的发挥。

　　《素问·六元正纪大论》云："帝曰：愿夫子推而次之，从其类序，分其部主，别其宗司，昭其气数，明其正化，可得闻乎？"

　　正化是指六气本气的一方，与其相对的一方为对化。《玄珠密语》云："正化者，即天令正化，其令正，无邪化天，气实故也"；"对化者，即对位冲化也，对化即天令虚，易其正，数乃从成也。"

　　正化、对化关系：一与十二支所在位置有关，二与所主时令有关。

　　如巳亥厥阴风木：厥阴属木，木生于亥，正化于亥，对化于巳；子午少阴君火：少阴为君火，当正南离位，故正化于午，对化于子；丑未太阴湿土：太阴属土居中，旺于西南未宫，故正化于未，对化于丑；寅申少阳相火：少阳属相火，位卑于君,火生于寅,故正化于寅,对化于申;卯酉阳明燥金:阳明属金,酉为西方金位,故正化于酉,对化于卯;辰戌太阳寒水:太阳为水,辰戌属土,然水行土中而戌居西北,西北水源之地,故正化于戌,对化于辰。

十四、正化日、邪化日

《素问·六元正纪大论》云:"甲子、甲午岁,上少阴火,中太宫土运,下阳明金。热化二,雨化五,燥化四,所谓正化日也……乙丑、乙未岁,上太阴土,中少商金运,下太阳水。热化寒化胜复同,所谓邪气化日也"。

正化日:指气化为正,无胜复之化。

邪化日:中运不及则有胜复,感邪所化,故称邪化日,邪化则气化不正。

附:"正化日",历代注家有两种解释。一种解释是认为,所谓"正化",即各个有关年份气候上的正常变化。这一种解释以王冰为代表。王冰云:"正气化也。"高世栻在王注基础上进一步作了阐明。高注云:"此热化,雨化,燥化,乃上中下之气,所谓正化日也。"这就是说在甲子、甲午年中出现热化、雨化、燥化的气候、物候现象,是甲子、甲午年岁运、岁气变化之常。所以原文在介绍了热化、雨化、燥化以后,紧接着就提出"所谓正化日也"。另一种解释则认为这是指后世所谓的"正对化"而言。这一解释以《新校正》为代表。其注云:"详对化从标成数,正化从本生数,甲子之年,热化七,燥化九,甲午之年,热化二,燥化四。"这就是说十二地支,有正化对化之不同。以子午而言,午为正化,子为对化。因此甲午年为正化,甲子年为对化。但是张介宾不同意这样解释。张注云:"正化从本生数,谓如甲子年司天热化七,在泉燥化九,俱从对化也。甲午年司天热化二,在泉燥化四,俱从正化也。六十年司天在泉正对,皆同此意,似乎近理,今诸家多宗之,而实有未必然者,何也? 如少阴司天,子午年也,因可以子午分正对矣。然少阴司天则阳明在泉,阳明用事则气属卯酉也。又安得以子午之气,言在泉之正对耶?"

正化度:"正化",即气候的正常变化。"度",王冰注:"度谓日也。"因此"正化度",即前述之"正化日"。意即上述的一些气候变化,都是这些年度的正常变化。

邪气化度:"邪气化度","邪气",即反常之气。此处是指反常的气候变化。

"度"，即日。"邪气化度"，亦即前述之邪气化日，意即前述之"清化热化胜复"现象，虽然是一种自调现象，但毕竟是一种反常的气候变化。这种反常的气候变化中，凡提"邪气化日"或"邪气化度"者，均见于岁运不及之年。

十五、本、位、气交

《素问·六微旨大论》云："言天者求之本，言地者求之位，言人者求之气交"。

本：指风、寒、暑、湿、燥、火六元。

位：指地理之位，木、火、土、金、水以应之。

气交：指天、地之气的交互表现。以三阴三阳标示，反映天地之气的运化。

十六、胜、复

胜指胜气，指本运之气偏胜。

复指复气，是指偏胜之气的所不胜之气，即制约偏胜之气的气。

岁运的胜复规律是气令自稳调控的自然现象，有一分胜气便有一分复气，复气的多少依据胜气的多少而定，微则复微，甚则复甚。《素问·至真要大论》云："有胜则复，无胜则否"。《素问·五运行大论》云："气有余，则制己所胜而侮所不胜；其不及，则己所不胜侮而乘之，己所胜轻而侮之。"

1. 五运胜复

（1）太过之年，或同化或来复：太过之年，岁运之气为当胜之胜，若其不肆威刑，胜而不失常令，则所胜之气被同化。《素问·五常政大论》云："不恒其德，则所胜来复，政恒其理，则所胜同化。"

（2）不及之年，有胜必复：岁运不及，所不胜之气乘其不及，不召自来，恃强凌弱，当此之时，其自身的防御能力则减弱，则必然受到其不胜之气的报复。《素问·五常政大论》所谓："乘危而行，不速而至，暴虐无德，灾反及之。"

胜气、复气是相对而言的，正常情况下，胜气作，复气则来制约胜气，胜已而复，复已而胜，当胜气衰退，复气自然也就会终止。

2. 六气胜复 六气有主气、客气之分，主客又上下加临共同影响一年的气化。

（1）主气：胜复承制是自然界气化的正常规律。《素问·至真要大论》云：

"初气终三气,天气主之,胜之常也。四气尽终气,地气主之,复之常也。"《素问·六微旨大论》:"相火之下,水气承之;水位之下,土气承之;土位之下,风气承之;风位之下,金气承之;金位之下,火气承之;君火之下,阴精承之。"

主气,为一年中六个阶段正常的主时之气,但其淫胜亢害,也会能影响气令变化,导致人体疾病的发生。《素问·六微旨大论》云:"亢则害,承乃制,制则生化,外列盛衰,害则败乱,生化大病。"

(2)客气:客气运行于天,也分为六步,动而不息,每岁右迁,六年一个小轮回。

(3)客主之间的胜复:主气静而守位,主行地令;客气动而右迁,主行天令。客气与主气之间上下加临,必然会遇到相胜的时候,但这种相胜关系是短暂的,因为不论主气还是客气都有自己相应的时位,时位一过,这种相胜的状态就不复存在了。《素问·至真要大论》云:"客主之气,胜而无复。"

3. 胜复之变　胜复是自然气化的自衡机制,一般情况下不会发生气候的灾变及对人体产生不利的影响。但当这种自衡机制自我调节失常,其相对平衡的状态被打破时,则自然气令变化剧烈,甚至发生灾变,影响人体则有发生疾病的危险。在《素问·至真要大论》提到的胜复之变就有司天、在泉淫胜、邪气反胜、司天邪胜、六气相胜、六气之复、客主之胜复为病等多种情况。

4. 胜复之用

(1)推断病情发展:胜复规律推断疾病的预后和发展。《素问·脏气法时论》说:"夫邪气之客于身也,以胜相加,至其所生而愈,至其所不胜而甚,至于所生而持,自得其位而起。"

(2)指导疾病的治疗:以胜复规律指导治疗。《素问·至真要大论》云:"夫气之胜也,微者随之,甚者制之,气之复也,和者平之,暴者夺之。皆随胜气,安其屈伏,无问其数,以平为期。"

(3)预防疾病的发生:根据胜复规律做出预防。《素问·六元正纪大论》云:"先立其年,以明其气。"

十七、郁发之气

五运之气被胜气抑制后,郁而过极而发之气,称"郁发之气"。岁运太过,其所胜之气郁发,如岁金太过则制木,木气郁极而发,称为"木郁发之"。

　　五郁：指木郁、火郁、土郁、金郁、水郁。《素问·六元正纪大论》云："其发也何如？岐伯曰：土郁之发，岩谷震惊，雷殷气交，埃昏黄黑，化为白气，飘骤高深，击石飞空，洪水乃从，川流漫衍，田牧土驹。化气乃敷，善为时雨，始生始长，始化始成。故民病心腹胀，肠鸣而为数后，甚则心痛胁膜，呕吐霍乱，饮发注下，胕肿身重。云奔雨府，霞拥朝阳，山泽埃昏，其乃发也，以其四气。云横天山，浮游生灭，怫之先兆。金郁之发，天洁地明，风清气切，大凉乃举，草树浮烟，燥气以行，霜雾数起，杀气来至，草木苍干，金乃有声。故民病咳逆，心胁满引少腹，善暴痛，不可反侧，嗌干面尘色恶。山泽焦枯，土凝霜卤，怫乃发也，其气五。夜零白露，林莽声凄，怫之兆也。水郁之发，阳气乃辟，阴气暴举，大寒乃至，川泽严凝，寒雾结为霜雪，甚则黄黑昏翳，流行气交，乃为霜杀，水乃见祥。故民病寒客心痛，腰脽痛，大关节不利，屈伸不便，善厥逆，痞坚腹满。阳光不治，空积沉阴，白埃昏暝，而乃发也，其气二火前后。太虚深玄，气犹麻散，微见而隐，色黑微黄，怫之先兆也。木郁之发，太虚埃昏，云物以扰，大风乃至，屋发折木，木有变。故民病胃脘当心而痛，上支两胁，膈咽不通，食饮不下，甚则耳鸣眩转，目不识人，善暴僵仆。太虚苍埃，天山一色，或气浊色，黄黑郁若，横云不起雨，而乃发也，其气无常。长川草偃，柔叶呈阴，松吟高山，虎啸岩岫，怫之先兆也。火郁之发，太虚肿翳，大明不彰，炎火行，大暑至，山泽燔燎，材木流津，广厦腾烟，土浮霜卤，止水乃减，蔓草焦黄，风行惑言，湿化乃后。故民病少气，疮疡痈肿，胁腹胸背，面首四支，瞋愤胪胀，疡痱呕逆，瘛疭骨痛，节乃有动，注下温疟，腹中暴痛，血溢流注，精液乃少，目赤心热，甚则瞀闷懊憹善暴死。刻终大温，汗濡玄府，其乃发也，其气四。动复则静，阳极反阴，湿令乃化乃成。华发水凝，山川冰雪，焰阳午泽，怫之先兆也。有怫之应而后报也，皆观其极而乃发也。木发无时，水随火也。谨候其时，病可与期，失时反岁，五气不行，生化收藏，政无恒也。帝曰：水发而雹雪，土发而飘骤，木发而毁折，金发而清明，火发而曛昧，何气使然？岐伯曰：气有多少，发有微甚，微者当其气，甚者兼其下，征其下气而见可知也。"

　　郁发规律：

　　（1）郁极而发。

　　（2）发作时间：常与当年六气六步有关，如土郁之发常在四之气。

　　（3）郁发而微甚：运太过者暴，不及者徐，暴者为病重，徐者为病持。

　　治则：木郁达之，火郁发之，土郁夺之，金郁泄之，水郁折之。《素问·六元正纪大论》云："帝曰:善。郁之甚者,治之奈何?岐伯曰:木郁达之,火郁发之,土郁夺之,金郁泄之,水郁折之。然调其气,过者折之,以其畏也,所谓泻之。"

十八、迁正、不迁正;退位、不退位;升降不前

迁正:指上一年的司天左间在今年迁移为司天三之气,上一年的在泉左间在今年迁为在泉行令。

不迁正:指未按值轮转为司天或在泉的情况。如应值司天之气不及,不能按时主值。《素问遗篇·刺法论》云:"司天未得迁正,使司化之失其常政","太阳复布,即厥阴不迁正……厥阴复布,少阴不迁正……少阴复布,太阴不迁正……太阴复布,少阳不迁正……少阳复布,则阳明不迁正……阳明复布,太阳不迁正。"

退位:指司天和在泉之气的退移。正常情况下,上一年的司天退居今年司天之右间,上一年在泉退居今年在泉之右间。

不退位:为上一年的司天之气太过,应让位而仍居原位。这种情况下,左右间气也应升不升,应降不降,使整个客气运行的规律失常。

升降不前:升与降指客气六步的上升和下降。升降不前则是左右四间气当升不升,应降不降。其产生机制也是由于岁运的太过不及,"未至而至"和"至而不至"所致。

十九、亢害承制

《素问·六微旨大论》云:"亢则害,承乃制,制则生化,外列盛衰,害则败乱,生化大病。"亢害承制谓地理五行之位与自然界六气保持动态的自稳平衡,即《内经》所言地理之应六节气位。五运与六气之间的互相制约,是保证自稳状态的基础,如平衡失常,则亢而为害,在人体则生化疾病。

二十、升降出入

《素问·六微旨大论》云:"出入废则神机化灭,升降息则气立孤危。故非出入,则无以生长壮老已;非升降,则无以生长化收藏。是以升降出入,无器不

有。故器者生化之宇,器散则分之,生化息矣。故无不出入,无不升降,化有小大,期有近远,四者之有,而贵常守,反常则灾害至矣。"升降出入是气的运动状态,在自然界,表现为天气下降,地气上升的交互运动,在人体则顺应天地气机的升降运动,出入离合升降,以开阖枢的形式表现出来。

《素问·六微旨大论》云:"帝曰:其升降何如? 岐伯曰:气之升降,天地之更用也。帝曰:愿闻其用何如? 岐伯曰:升已而降,降者谓天;降已而升,升者谓地。天气下降,气流于地;地气上升,气腾于天。故高下相召,升降相因,而变作矣。"

二十一、初　　中

初:指每气之前三十天,地气主司。

中:指每气后三十天,天气主司。

《素问·六微旨大论》云:"何谓初中? 岐伯曰:初凡三十度而有奇。中气同法。帝曰:初中何也? 岐伯曰:所以分天地也。帝曰:愿卒闻之。岐伯曰:初者地气也,中者天气也。"

二十二、司岁备物

司岁备物在《内经》运气理论中专指顺应每年的运气特点采集力效功专的药物,非运气之年采集的相同药物,则药气散,品同质差。

司岁备物的概念也可以引申为:根据每年的运气不同,准备符合该年运气特征的方药,以治未病。

《素问·至真要大论》云:"司岁备物,则无遗主矣……非司岁物何谓也? 岐伯曰:散也。故质同而异等也,气味有薄厚,性用有躁静,治保有多少,力化有浅深,此之谓也。"

二十三、岁主藏害

"岁主藏害"见于《素问·至真要大论》,是言五运六气对人体产生影响,如果气令变化超过人体的适应限度,会导致疾病的发生。

二十四、五 十 营

五十营是指人体经气昼夜运行一周历经二十八脉,犹如天体运行一周历经二十八宿。人体经气一昼夜运行五十周,水下百刻,日行二十八脉,共一万三千五百息,而曰五十营。

五十营说明人体经气的运行一周二十八脉与天体周日视运动历行二十八宿相应,说明人与天地相应。

二十五、虫

虫,泛指自然界中的动物。古人认为,虫有五种,羽虫、毛虫、介虫、鳞虫、倮虫,统称"五虫"。长羽的动物叫羽虫,长毛的动物叫毛虫,长介壳的动物叫甲虫,长鳞甲的动物叫鳞虫,人类等身上无甲无鳞无壳、皮肤光滑的动物叫倮虫。《大戴礼》云:"有羽之虫,三百六十而凤凰为之长;有毛之虫,三百六十而麒麟为之长;有甲之虫,三百六十而神龟为之长;有鳞之虫,三百六十而蛟龙为之长;有倮之虫,三百六十而圣人为之长。"王冰《玄珠密语》云:"五虫者,即毛虫、羽虫、倮虫、甲虫、鳞虫是也。即以狮子为毛虫之长,应木也;凤凰为羽虫之长,应火也;人为倮虫之长,应土也;龟为甲虫之长,应金也;龙为鳞虫之长,应水也。此五者,悉于万类也。"

二十六、刚 柔

1. 刚、柔本义　刚指坚硬,引申为刚强,坚强。宋代以后增加了方才、刚才之意。柔指柔韧、柔软、柔嫩、柔和、柔顺、温和、安抚等义。

2. 刚柔合义

(1)指阴阳:《周易·系辞下》:"阴阳合德而刚柔有体。"

(2)指强弱:《孙子兵法·九地》:"刚柔皆得,地之理也。"

(3)指宽严:《周易·蒙》:"刚柔节也。"

3. 刚柔在《内经》中的意义　《素问·阴阳应象大论》云:"审其阴阳,以别柔刚。"《灵枢·本神》云:"故智者之养生也,必顺四时而适寒暑,和喜怒而安居处,节阴阳而调刚柔。"此二处指属性,即疾病的阴阳属性,包括高下、轻重、虚实、内外、强弱等。

《素问·生气通天论》云:"阳气者,精则养神,柔则养筋。"指阳气中属于柔性的物质。

《素问·生气通天论》云:"是故谨和五味,骨正筋柔,气血以流,腠理以密,如是则骨气以精,谨道如法,长有天命。"指筋的属性柔软。

《灵枢·经脉》云:"人始生,先成精,精成而脑髓生,骨为干,脉为营,筋为刚,肉为墙,皮肤坚而毛发长,谷入于胃,脉道以通,血气乃行。"指筋的功能属性。

《素问·平人气象论》云:"平脾脉来,和柔相离,如鸡践地,曰脾平。"指脉的性质,脉动柔和之意。

《素问·阴阳别论》云:"阴之所生,和本曰和。是故刚与刚,阳气破散,阴气乃消亡。淖则刚柔不和,经气乃绝。"前刚与刚指实邪与阳刚之气相争,阳气争败而破散,阴气随之消亡。引起气血不和,经气乃绝。后刚柔指代气血。刚指气,柔指血。以气血刚柔的性质指代气血。

《素问·气厥论》云:"肺移热于肾,传为柔痓。"柔痓为病名,柔指疾病的性质。王冰:"柔,谓津柔而无力。"

《素问·五常政大论》云:"坚成之纪,是谓收引……政暴变则名木不荣,柔脆焦首,长气斯救,大火流,炎烁且至,蔓将槁,邪伤肺也。"《素问·气交变大论》云:"岁木不及,燥乃大行,生气失应,草木晚荣,肃杀而甚,则刚木辟著,柔萎苍干,上应太白星……复则炎暑流火,湿性燥,柔脆草木焦槁,下体再生,华实齐化。"《素问·六元正纪大论》云:"长川草偃,柔叶呈阴,松吟高山,虎啸岩岫,怫之先兆也。"《素问·五常政大论》云:"审平之纪,收而不争,杀而无犯,五化宣明,其气洁,其性刚。"《素问·六元正纪大论》云:"凡此少阳司天之政……五之气,阳乃去,寒乃来,雨乃降,气门乃闭,刚木早雕,民避寒邪,君子周密。"刚、柔指坚硬、柔软的属性。

《素问·至真要大论》云:"太阴司天为湿化,在泉为甘化,司气为黅化,间气为柔化。"《素问·六元正纪大论》云:"太阳所至为刚固为坚芒为立。令行之常也。"刚柔指代气化的性质。

《灵枢·寿夭刚柔》云："黄帝问于少师曰：余闻人之生也，有刚有柔，有弱有强，有短有长，有阴有阳，愿闻其方。"刚柔指男女。

《灵枢·五变》云："夫一木之中，坚脆不同，坚者则刚……卒风暴起，则刚脆之木，枝折杌伤；秋霜疾风，则刚脆之木，根摇而叶落……木之所伤也，皆伤其枝，枝之刚脆而坚，未成伤也……黄帝曰：何以知五藏之柔弱也？少俞答曰：夫柔弱者，必有刚强，刚强多怒，柔者易伤也。黄帝曰：何以候柔弱之与刚强？少俞答曰：此人薄皮肤，而目坚固以深者，长冲直扬，其心刚，刚则多怒，怒则气上逆，胸中蓄积，血气逆留，膬皮充肌，血脉不行，转而为热，热则消肌肤，故为消瘅，此言其人暴刚而肌肉弱者也。"此处刚指坚硬、强壮，柔指柔弱、软弱。

《灵枢·根结》云："夫王公大人，血食之君，身体柔脆……必审五藏变化之病，五脉之应，经络之实虚，皮之柔粗，而后取之也。"前柔指柔软，后柔指细腻。

《灵枢·本脏》云："卫气和则分肉解利，皮肤调柔，腠理致密矣。"《灵枢·五味论》云："黄帝曰：甘走肉，多食之，令人悗心，何也？少俞曰：甘入于胃，其气弱小，不能上至于上焦，而与谷留于胃中者，令人柔润者也，胃柔则缓，缓则虫动，虫动则令人悗心。其气外通于肉，故甘走肉。"柔指柔软、和缓。

《灵枢·官能》云："缓节柔筋而心和调者，可使导引行气。"动词，使筋柔软。

《灵枢·刺节真邪》云："血脉凝结，坚搏不往来者，亦未可即柔……正风者，其中人也浅，合而自去，其气来柔弱，不能胜真气，故自去……久者数岁乃成，以手按之柔。"前柔指舒散，中柔指虚，后柔指软。

《灵枢·痈疽》云："发于膝，名曰疵痈，其状大痈，色不变，寒热，如坚石，勿石，石之者死，须其柔，乃石之者生。"指柔软。

《素问·天元纪大论》云："太虚寥廓，肇基化元，万物资始，五运终天，布气真灵，揔统坤元，九星悬朗，七曜周旋，曰阴曰阳，曰柔曰刚，幽显既位，寒暑弛张，生生化化，品物咸章。"王冰释曰："阴阳，天道也。柔刚，地道也。天以阳生阴长，地以柔化刚成也。易曰：立天之道，曰阴与阳。立地之道，曰柔与刚"。此处刚柔指地之阴阳属性变化。

4. 刚柔在《素问遗篇》中的意义　《素问遗篇·刺法论》云："刚柔二干，失守其位。"刚柔明确为干，刚为太过，柔为不及，阳干为刚，阴干为柔。张景岳说："十干五运，分属阴阳。阳干气刚，甲、丙、戊、庚、壬也。阴干气柔，乙、丁、己、辛、癸也。故曰刚柔二干。"王冰《玄珠密语·五运元通纪》云："故运者，丁壬木运，即壬主刚,丁主柔,刚为太过,柔为不及,太过即木气伤土,不及即自衰,自衰即反受金刑。戊癸火运,即戊主刚,癸主柔,刚为太过,柔为不及,太过即火气伤金,不及即反受水刑。甲己土运,即甲主刚,己主柔,刚为太过,柔为不及,太过即土气伤水,不及即反受木刑。乙庚金运,即庚主刚,乙主柔。刚为太过,柔为不及,太过即金气伤木,不及即反受火刑。丙辛水运,即丙主刚,辛主柔,刚为太过,柔为不及,太过即水气伤火,不及即反受土刑。此者是运气之刚柔盛衰之意者也。"刘完素在《伤寒直格方论》中指出:"甲己合为土运,甲刚木,克己柔土,为夫妇成土运。乙庚合为金运,乙柔木,嫁庚刚金。丁壬合为木运,丁阴火,配壬阳水。丙辛合为水运,丙阳火,娶辛柔金。戊癸合为火运,戊阳土,娶癸阴水。"将刚柔二干论述的非常明彻。

　　《素问遗篇·刺法论》云:"是故立地五年,以明失守,以穷法刺,于是疫之与疠,即是上下刚柔之名也,穷归一体也。"刚柔指疫疠。

　　王冰在《玄珠密语》中对刚柔的认识明确为天干,刚为太过,柔为不及。

　　刘温舒继承了王冰思想,并将刚柔发挥为疫疠,但疫的本质为上刚干失守,疠的本原为下柔干失和。《素问遗篇·刺法论》云:"假令戊申,刚柔失守,戊癸虽火运,阳年不太过也,上失其刚,柔地独主,其气不正……又或地下甲子,癸亥失守者,即柔失守位也,即上失其刚也。"此处的刚柔也是指上下二干,即刚是天甲子为戊,柔是地甲子为癸,天地甲子有一方不到位,是为刚柔失守。

　　《天元玉册·求天地二甲子五运配三元法》云:"天甲子,地己卯,生土运。甲与己合,子与卯配。上见太阴司天,下见太阳在泉,中见土运。"以王冰的解释,天甲子上见司天,地甲子下见在泉,刚柔是上下二干。

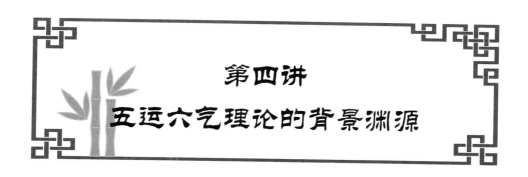

第四讲
五运六气理论的背景渊源

一、时代背景

　　《黄帝内经》非一人一时之作品,集汉以前中国古代医学成就之大成。《内经》系统理论的成书年代,王庆其等认为,可能在公元前1世纪的西汉中后期,应在《史记》(公元前104—公元前91年)之后,《七略》(公元前32年)之前。迟华基等认为,应该是公元前99—公元前26年之间。龙伯坚认为,最早的著作年代大概是公元前3世纪,最晚的著作时代大概是公元前1世纪。《素问》中还有个别后代作品掺入在内。柳少逸指出,《黄帝内经》一书,包括《素问》《灵枢》两部分。宋代邵雍、司马光、程颢,明代方孝孺、胡应麟,清代的魏荔彤、崔述等人认为,《素问》是战国时代的作品,现在看来他们讲的只能说是《素问》的前期作品。

　　仅从历法背景分析,《内经》系统理论的成书应该在公元前100—公元150年之间。理由是:公元前104年,汉武帝改古六历为太初历,公元85年,汉章帝改太初历为四分历,《内经》理论的历法背景主要是这两种历法。《内经》集汉以前中医理论之大成,形成了系统的中医理论巨著。自汉张仲景(公元150—219年)已"撰用《素问九卷》",故将《内经》成书的最迟年代定在公元150年,时仲景出生。

　　另外,《汉书》作者班固(公元32—公元92年),著《汉书》未完成而卒,汉和帝命其妹班昭就东观藏书阁所存资料,续写班固遗作,然尚未完毕,班昭便卒。同郡的马续是班昭的门生,博览古今,汉和帝召其补成七"表"及"天文志"。《汉书·艺文志》载:《黄帝内经》十八卷,《外经》三十七卷",是不是说明《内经》

已经在此时完成了呢,但《汉书》中没有五运、六气的记述,《重广补注黄帝内经素问》中的《七篇大论》补在第十九卷至第二十二卷,至少说明《汉书》完成之时,七篇大论尚未成书。因此《内经》的完全成书年代还在《汉书》之后。

而且,在仲景《伤寒杂病论》成书之前,尚有一部重要的理论著作《华氏中藏经》,其书中理论没有直接引用的《内经》原文,却与《内经》理论相羽翼,并有了完整成型的方剂。说明《内经》的成书与华佗可能为同时代的不同时期或稍早,《内经》中论述了系统的理法方药理论,但只有十二方,其方剂数量不及《华氏中藏经》。《华氏中藏经》中有主客运气。《华氏中藏经·病有灾怪论》:"四逆者,谓主客运气,俱不得时也。"学界有人认为《华氏中藏经》为后人所撰,孙光荣先生认为《华氏中藏经》中约有三分之一的内容与《内经》《脉经》《千金》相类似之言,若据此断言全由后人抄袭而成有失公允。华佗的生卒年代,据孙光荣先生考证,约生于公元110年,约卒于公元207年,与华佗同时代或稍早成书,《内经》系统理论完全成书定在公元150年(时年华佗40岁,张仲景出生)或稍早一些是较为合理的。

为什么将成书年代定这么长的年代之间,盖因《七篇大论》。运气七篇总结论述了六十年甲子的气候、物候、人体发病规律,非一人一时之力所能完成。

《七篇大论》是汉代之前的作品。理由如下:

1. 桂林古本《伤寒杂病论》卷三作"六气主客第三",运用了五运六气理论,继承了《七篇大论》学术思想。张仲景在《伤寒杂病论》自述中说:"撰用《素问九卷》……为《伤寒杂病论》合十六卷……夫天布五行,以运万类。"《金匮要略》中亦有关于运气理论的阐述,说明五运六气理论在仲景时代已经融会贯通。

2. 龙伯坚认为,《七篇大论》写成于东汉时代。其依据:①《素问》的这一部分受到了谶讳的影响,"谶讳起源虽早,但是到西汉哀帝、平帝时代(公元前6—公元前5年)才兴盛起来。"②采用干支纪年。干支纪年是东汉章帝元和二年(公元85年)颁布四分历以后,才正式起用的,其前用的是岁星纪年。③《七篇大论》的五脏和五行的配合,依旧采用今文说,表明其不会产生于经学的古文说兴盛起来的东汉以后。④龙氏不同意丹波元胤关于五运六气学说起源于"隋以后"的说法,指出:"《天元纪》以下七篇大论的主体,虽说不像战国的文体,却也不像隋以后的文体……王冰的时代距离隋代很近,不会将近人的著作编入《素问》里面去。"龙氏的说法是有道理的。

五运六气学说的起源,最早可追溯于公元前571年。公元前571年,单襄公在为其子顷公所留遗嘱中指出:"天六地五,数之常也。经之以天,纬之以地,经纬不爽,文之象也。"

《素问·天元纪大论》中记载:"臣积考《太始天元册》文云:太虚廖廓,肇基化元,万物资始,五运终天……生生化化,品物咸章。"《素问·五运行大论》还记载了关于五气经天的理论。

唐代王冰从其师藏"秘本"发现了"七篇大论",并予以详细的考证疏注,形成了我们今天见到的七篇大论。两个遗篇,可能为宋代刘温舒所补入,对此我们作了考证,另作专篇论述。

所以说,五运六气学说的理论体系,开始于公元前1世纪,形成于公元1~2世纪,《素问遗篇》为宋代补入。

在这个时代背景下,人们的生活、实践、医学知识的经验和积累,社会、政治、经济、文化、哲学、语言、文学、天文历法等各个领域的成就,必然会影响医学的发展并使其具有时代的特点。

二、时间背景

五运六气理论以六十年一个甲子为观察单位,探讨天体运动与自然气候和人体生命的规律,到后来形成了六气大司天理论,在如此广阔的时间空间研究自然生命规律,是中华民族对世界的伟大贡献。

1. 六十甲子　古人以十天干与十二地支相配甲子六十年,以五运五行为说理方法,探讨天地人相互关系,发现了天六、地五的运行规律,以木火土金水统运,以三阴三阳统气,运气相合,形成五运六气理论。如《素问·天元纪大论》云:"天以六为节,地以五为制。周天气者,六期为一备;终地纪者,五岁为一周……五六相合而七百二十气,为一纪,凡三十岁;千四百四十气,凡六十岁,而为一周,不及太过,斯皆见矣"。又云:"甲己之岁,土运统之,乙庚之岁,金运统之;丙辛之岁,水运统之;丁壬之岁,木运统之;戊癸之岁,火运统之。"充分说明了天、地之间的运行规律和每年的运气规律。

2. 岁立　每岁之运气是起始于甲子,天气始于甲,地气始于子,子甲相合为岁立，每年各有所主。《素问·六微旨大论》云："天气始于甲，地气治于子，子甲相合，命曰岁立，谨候其时，气可与期。"

运气理论认为，人要适应天地运行规律，必先掌握每年的运气变化规律，适应天地之气的常化和变化。《素问·五常政大论》云："必先岁气，无伐天和。"《素问·五运行大论》云："子午之上，少阴主之；丑未之上，太阴主之；寅申之上，少阳主之；卯酉之上，阳明主之；辰戌之上，太阳主之；巳亥之上，厥阴主之。"

一岁之中有四季，按照运气规律为五季，按照气候变化分为六气，六气有初中，五日谓之候，三候谓之气，一年有二十四节气，体现天地气令规律。《素问·六元正纪大论》云："岁半之前，天气主之；岁半之后，地气主之。"《素问·五运行大论》云："先应其年，以知其气，左右应见。"《素问·六节藏象论》云："五日谓之候，三候谓之气，六气谓之时，四时谓之岁。"

作为医生，必明岁运与气候对人体发病的影响。《素问·六节藏象论》云："不知年之所加，气之盛衰，虚实之所起，不可以为工矣。"

3. 四时五季六气 天地四时阴阳变化是万物生存的根本。《素问·四时调神大论》云："四时阴阳者，万物之根本也。"

人与天地阴阳相应，四时之气相通。《素问·藏气法时论》云："合人形以法四时五行而治。"《素问·至真要大论》云："本乎天者，天之气也，本乎地者，地之气也，天地合气，六节分而万物化生矣。"《灵枢·顺气一日分为四时》云："春生、夏长、秋收、冬藏，气之常也，人亦应之。"

四时五季六气的运动变化与人体有着密切的联系。《素问·阴阳应象大论》云："天有四时五行，以生长收藏，以生寒暑燥湿风；人有五脏化五气，以生喜怒悲忧恐。"《灵枢·顺气一日分为四时》云："人有五脏，五脏有五变，五变有五输，故五五二十五输，以应五时。"

人的生理病理也与四时气候变化有密切的联系，疾病与异常的气令相关，四季的变化对人体发病是有影响的。《素问·金匮真言论》云："东风生于春，病在肝；南风生于夏，病在心；西风生于秋，病在肺；北风生于冬，病在肾。"《素问·脏气法时论》云："肝主春，足厥阴少阳主治。其日甲乙。肝苦急，急食甘以缓之……病在肝，愈于夏，夏不愈，甚于秋，秋不死，持于冬，起于春"。《素问·四气调神大论》云："逆春气，则少阳不生，肝气内变。逆夏气，则太阳不长，心气内洞。逆秋气，则太阴不收，肺气焦满。逆冬气，则少阴不藏，肾气独沉……

从阴阳则生,逆之则死,从之则治,逆之则乱。反顺为逆,是谓内格。"《素问·脉要精微论》云:"春日浮,如鱼之游在波;夏日在肤,泛泛乎万物有余;秋日下肤,蛰虫将去;冬日在骨,蛰虫周密,君子居室。"

医者要知四时阴阳为万物的根本,治病之道在于顺应天时,否则灾害至,疾病起。《素问·四气调神大论》云:"夫四时阴阳者,万物之根本也……以从其根,故与万物沉浮于生长之门。逆其根,则伐其本,坏其真矣。故阴阳四时者,万物之终始也,死生之本也,逆之则灾害生,从之则苛疾不起,是谓得道。"

4. 昼夜　一天之中,人的气血阴阳亦随天地阴阳的影响,我们知道,昼夜是地球随太阳自转所造成的,地球对太阳的向背产生白天和夜晚,人体的阳气亦随天地阳气而变化。如《素问·生气通天论》云:"故阳气者,一日而主外,平旦人气生,日中阳气隆,日西而阳气已虚,气门乃闭"。《素问·金匮真言论》云:"平旦至日中,天之阳,阳中之阳也;日中至黄昏,天之阳,阳中之阴也;合夜至鸡鸣,天之阴,阴中之阴也;鸡鸣至平旦,天之阴,阴中之阳也,故人亦应之。"天人相应充分体现在时间空间之中。

5. 六气大司天　《内经》运气理论研究了六十年甲子周期规律,后人将其扩大,形成了六气大司天理论,它把运气理论中逐岁变化的司天之气扩大为六十年为一变的大司天。

对"元"的记载在司马迁《史记·天官书》,在论及金星运行状况时有"其纪上元"之说。西汉刘歆在三统历中以为"三统两千三百六十三万九千四十,而复于太极上元。"北宋哲学家邵雍作《皇极经世》以"元会经世"理论以研究整个人类历史。受邵氏影响,明代韩懋、汪机、王肯堂、张介宾等人将其观点引入运气理论,至清代费启泰、王丙、陆懋修逐步发展形成了六气大司天理论。所谓六气大司天,即将《内经》六十年甲子周期扩大至整个宇宙时空以研究五运六气,借助天干地支符号作为推演工具,以天干纪年确定某一时间段的司天之气和在泉之气,以探讨该时间段的运气规律。

三、空　间　背　景

五运六气理论以天地为空间背景,研究自然气候和生命之间的联系,认为万物与天地之气相感而化生。

1. 天地气交　天地气交变化化生万物。《素问·五运行大论》云："夫变化之用，天垂象，地成形。"《素问·天元纪大论》云："太虚寥廓，肇基化元，万物资始，五运终天，布气真灵，揔统坤元，九星悬朗，七曜周旋，曰阴曰阳，曰柔曰刚，幽显既位，寒暑弛张，生生化化，品物咸章。"

万物是由于天地之气交感所化生，人的生命与天地四时气化密切相关。《素问·天元纪大论》云："在天为气，在地为形，形气相感而化生万物矣。"《素问·宝命全形论》云："人以天地之气生，四时之法成。"

人以天地之气生，天气下降，地气上升，人在天地之间，感受其运动变化。《素问·六微旨大论》云："气之升降，天地之更用也。"又云："升已而降，降者谓天，降已而升，升者谓地。天气下降，气流于地；地气上升，气腾于天。故高下相召，升降相因，而变作矣。"《素问·六微旨大论》云："上下之位，气交之中，人之居也。故曰：天枢之上，天气主之；天枢之下，地气主之；气交之中，人气从之，万物由之。此之谓也。"

2. 地域方位　天地运行产生五方五位，以对应不同的气令，不同的地域特点因感受天地之气之不同而异。《素问·天元纪大论》云："天有五行，御五位，以生寒暑燥湿风。"《素问·异法方论》云："东方之域，天地之所始生也……西方者，金玉之域，沙石之处，天地之气收引也。"

不同的地域，气令特点有差异。《素问·五常政大论》云："天不足西北，左寒而右凉；地不满东南，右热而左温。其故何也？岐伯曰：阴阳之气，高下之理，太少之异也。东南方，阳也，阳者其精降于下，故右热而左温。西北方，阴也，阴者其精奉于上，故左寒而右凉。是以地有高下，气有温凉，高者气寒，下者气热。"

同一地域高下不同，阴阳之气也不同。《素问·五常政大论》云："崇高则阴气治之，污下则阳气治之，阳胜者先天，阴胜者后天，此地理之常，生化之道也……高者其气寿，下者其气夭。"

同一地域，地势不同也可以造成气令差异。《素问·五常政大论》云："地有高下，气有温凉，高者气寒，下者气热。"《素问·六元正纪大论》云："春气西行，夏气北行，秋气东行，冬气南行。故春气始于下，秋气始于上，夏气始于中，冬气始于标。春气始于左，秋气始于右，冬气始于后，夏气始于前。此四时正化之常。故至高之地，冬气常在，至下之地，春气常在，必谨察之。"地势高的地方偏于寒凉,地势低的地方相对偏于温热。

可见,空间背景是五运六气理论的重要内涵,空间展示了天地人气之交感,是天人相应理论的基础。

四、天文学背景

我国自有文字记载,就有对天象的观测记录。《尚书·尧卷典一》云:"乃命羲和,钦若昊天,历象日月星辰,敬授人时。"《史记·五帝本记》云:"黄帝者,少典之子,姓公孙,名曰轩辕……顺天地之纪,幽明之占,死生之说,存亡之难……旁罗日月星辰……帝颛顼高阳者,黄帝之孙而昌意之子也……载时以象天……帝尧者,放勋……乃命羲和,敬顺昊天,数法日月星辰,敬授民时……岁三百六十六日,以闰月正四时。"《淮南子·泰族训》云:"天设日月,列星辰,调阴阳,张四时……圣人象之。"可见,古人对天的崇拜和认识,渗透到生活的方方面面。五运六气学说就是运用了古代天文学成就,以应用于医学之中的典范。

中国古代天文学说主要有盖天说、浑天说和宣夜说。东汉末年蔡邕在《朔方上书》指出:"言天体者有三家,一曰周髀,二曰宣夜,三曰浑天。"

盖天说始于西周,最早见于《周髀算经》。《晋书·天文志》:"天圆如张盖,地方如棋局。"方属地,圆属天,天圆地方。是以人为中心,立于地面观测天象,靠人的感觉观测日、月、星辰的运动。盖天说认为:天是圆形的,像一把张开的大伞覆盖在地上;地是方形的,像一个棋盘;日月星辰则像爬虫一样过往天空,故又称天圆地方说。《淮南子·精神训》云:"头之圆也像天,足之方也像地。"《孝经纬·援神契》云:"人头圆像天,足方像地,五脏像五行,四肢法四时,九窍法九分,目法日月。"《灵枢·邪客》云:"天圆地方,人头圆足立以应之。"

浑天说产生于战国时代,认为天球是一个浑圆的球,天球有天壳存在,在壳之外是无限的宇宙。浑天说至张衡(公元78—139年)集大成,并创制"浑天仪"。《素问·六节脏象论》云:"天至广不可度,地至大不可量。"

宣夜论在《庄子·逍遥游》中初见萌芽,《晋书·天文志》有所记载:"宣夜之书亡,惟汉秘书郎郗萌记先师相传云:天了无质,仰而瞻之,高远无极,眼眚精绝,故苍苍然也。譬之旁望远道之黄山而皆青,俯察千仞之深谷而窈黑,夫青非真色,而黑非有体也。日月众星,自然浮生虚空之中,其行其止皆须气焉。是以七曜或逝或住,或顺或逆,伏见无常,进退不同,由乎无所根系,故各异也。故辰极常居其所,而北斗不与众星西没也。摄提、填星皆东行,日行一度,月行十三度,迟疾任情,其无所系著可知矣。若缀附天体,不得而也。”在浑天说的基础上认为天没有边际,宇宙是无限的,日月星辰靠气的推动运行于宇宙之中。《素问·五运行大论》云:“地之为下否乎? 岐伯曰: 地为人之下,太虚之中者也。帝曰: 凭乎? 岐伯曰: 大气举之也。”

中医运气学的天文学思想摘取了以上三说之长,以宣夜说为主,说明结构和演化。《素问·五运行大论》云:“天垂象,地成形,七曜纬虚,五行丽地。地者,所以载生成之形类也。虚者,所以列应天之精气也。形精之动,犹根本之与枝叶也,仰观其象,虽远可知也。”

《素问·天元纪大论》云:“太虚寥廓,肇基化元,万物资始,五运终天,布气真灵,揔统坤元,九星悬朗,七曜周旋,曰阴曰阳,曰柔曰刚,幽显既位,寒暑弛张,生生化化,品物咸章。”阐述了对于从混沌状况发展而来的太阳系之演化和生成的过程是一个无极而太极的过程。这种卓越的思想被太阳系起源的康德-拉普拉斯星云说所证实。公元17世纪,著名科学家康德从牛顿经典力学的立场上,首先提出太阳系是由充满宇宙空间的混沌状微颗粒物质在引力及斥力的相互作用下演化而成。后来,拉普拉斯提出了太阳系是由团气体星云形成的学说。后人便称之为康德-拉普拉斯星云说。这个星云假说合理地解释了太阳系的某些显著特征,行星都在一个平面上,其轨道接近于正圆形,并按着同一方向绕太阳旋转。

1. 北斗星　《鹖冠子·环流》云:“斗柄东指,天下皆春; 斗柄南指,天下皆夏; 斗柄西指,天下皆秋; 斗柄北指,天下皆冬。”

《灵枢·九宫八风》云:“太一常以冬至之日,居叶蛰之宫四十六日,明日居天留四十六日,明日居仓门四十六日,明日居阴洛四十五日,明日居天宫四十六日,明日居玄委四十六日,明日居仓果四十六日,明日居新洛四十五日,明日复居叶蛰之宫,曰冬至矣。”以北极星候九宫之中央,北斗七星围绕北极星旋转,二十四节气更替与九宫之间的空间方位相互联系起来。

张仲景桂林古本《伤寒杂病论·伤寒例》云:“夫欲候知四时正气为病,及时行疫气之法,皆当按斗历占之。"

　　　　　"立春正月节斗指艮,雨水正月中斗指寅。

　　　　　惊蛰二月节斗指甲,春分二月中斗指卯。

　　　　　清明三月节斗指乙,谷雨三月中斗指辰。

　　　　　立夏四月节斗指巽,小满四月中斗指巳。

　　　　　芒种五月节斗指丙,夏至五月中斗指午。

　　　　　小暑六月节斗指丁,大暑六月中斗指未。

　　　　　立秋七月节斗指坤,处暑七月中斗指申。

　　　　　白露八月节斗指庚,秋分八月中斗指酉。

　　　　　寒露九月节斗指辛,霜降九月中斗指戊。

　　　　　立冬十月节斗指乾,小雪十月中斗指亥。

　　　　　大雪十一月节斗指壬,冬至十一月中斗指子。

　　　　　小寒十二月节斗指癸,大寒十二月中斗指丑。

　　二十四节气,节有十二,中气有十二,五日为一候,气亦同,合有七十二候,决病生死,此须洞解之也。"可见仲景对北斗候气之法有深刻的认识。

　　2. 日、月、五星　《内经》理论认为,人体的阳气上承太阳的能量,如同阳光,温煦生机,抵御外邪。如《素问·生气通天论》所言:"阳气者,若天与日,失其所则折寿而不彰。故天运当以日光明,是故阳因而上,卫外者也。"

　　日月星辰与人体气血有密切的联属,针刺之法,必候日月星辰。天温日明,人体阳气盛,气血流畅;天寒日阴,人体阳气内敛,气沉血凝。卫气营血的运行随月生而行,月廓满则经血充盛,月廓空则经血不足;针刺治疗要视日月运动而辨证。《素问·八正神明论》云:"凡刺之法,必候日月星辰,四时八正之气,气定乃刺之。是故天温日明,则人血淖液而卫气浮,故血易泻,气易行;天寒日阴,则人血凝泣而卫气沉。月始生,则血气始精,卫气始行;月郭满,则血气实,肌肉坚;月郭空,则肌肉减,经络虚,卫气去,形独居。是以因天时而调血气也。是以天寒无刺,天温无凝。月生无泻,月满无补,月郭空无治,是谓得时而调之。因天之序,盛虚之时,移光定位,正立而待之。故曰月生而泻,是谓脏虚;月满而补,血气扬溢,络有留血,命曰重实;月郭空而治,是谓乱经。阴阳相错,真邪不别,沉以留止,外虚内乱,淫邪乃起。"

　　运气理论对五星的运动尤为重视,认为每年的气候、人体发病与五星运动相关联。

《淮南子·天文训》云："何谓五星？东方，木也，其帝太皞，其佐句芒，执规而治春，其神为岁星，其兽苍龙，其音角，其日甲乙。南方，火也，其帝炎帝，其佐朱明，执衡而治夏，其神为荧惑，其兽朱鸟，其音徵，其日丙丁。中央，土也，其帝黄帝，其佐后土，执绳而制四方，其神为镇星，其兽黄龙，其音宫，其日戊己。西方，金也，其帝少昊，其佐蓐收，执矩而治秋，其神为太白，其兽白虎，其音商，其日庚辛。北方，水也，其帝颛顼，其佐玄冥，执权而治冬，其神为辰星，其兽玄武，其音羽，其日壬癸。"

《素问·气交变大论》云："夫子之言岁候，其不及太过，而上应五星"，"岁木太过，风气流行，脾土受邪。民病飧泄食减，体重烦冤，肠鸣腹支满，上应岁星（木星）。甚则忽忽善怒，眩冒巅疾，化气不政，生气独治。云物飞动，草木不宁，甚至摇落，反胁痛而吐甚，冲阳绝者死不治，上应太白星（金星）。""岁火太过……上应荧惑星（火星）…上应辰星（水星）。"《素问·六元正纪大论》云："太阳司天之政……水土合德，上应辰星、镇星（土星）。""少阴司天之政……金火合德，上应荧惑、太白。"

五星运动的快慢及其与地球之间的运行距离，观其象，可以测知灾害的发生。《素问·气交变大论》云："其行之徐疾逆顺何如？岐伯曰：以道留久，逆守而小，是谓省下。以道而去，去而速来，曲而过之，是谓省遗过也。久留而环，或离或附，是谓议灾与其德也。应近则小，应远则大。芒而大倍常之一，其化甚；大常之二，其眚即发也。小常之一，其化减；小常之二，是谓临视，省下之过与其德也。德者福之，过者伐之。是以象之见也，高而远则小，下而近则大，故大则喜怒迩，小则祸福远。岁运太过，则运星北越，运气相得，则各行以道。故岁运太过，畏星失色而兼其母，不及则色兼其所不胜。肖者瞿瞿，莫知其妙，闵闵之当，孰者为良，妄行无征，示畏侯王。"

中国古代天文学认为，五星运动具有"徐、疾、逆、顺、留"等方面的变化，他们的升降失常会导致天地气的异常变化，破坏四季节序及物候的先后，影响地球上万物生长收藏，造成人们疾病的发生和流行，《素问遗篇·本病论》说："气交失易位，气交乃衰，变易非常，即四时失序，万化不安，变民病也。"

3. 二十八宿　二十八宿体系的形成年代久远。古天文学为了观测日、月、五星的运行以二十八宿为标志，根据二十八宿、北斗七星、日月的运动规律，准确定位四季时间。二十八宿分作四方,每方七宿,与四象相配:东方苍龙,配以角、亢、氐、房、心、尾、箕;北方玄武,配以斗、牛、女、虚、危、室、壁;西方白虎,配以奎、娄、胃、昴、毕、觜、参;南方朱雀,配以井、鬼、柳、星、张、翼、轸。《灵枢·卫气行》云:"岁有十二月,日有十二辰,子午为经,卯酉为纬。天周二十八宿,而一面七星,四七二十八星,房昴为纬,虚张为经,是故房至毕为阳,昴至心为阴,阳主昼,阴主夜。"

古人仰观天象,发现丹天、黅天、苍天、素天、玄天五色之气横贯周天二十八宿,而二十八宿又与天干地支方位对应,根据五色之气所在的宿位便可以确定五气经天的原则。《素问·五运行大论》云:"览《太始天元册》文曰: 丹天之气经于牛女戊分,黅天之气经于心尾已分,苍天之气经于危室柳鬼,素天之气经于亢氐昴毕,玄天之气经于张翼娄胃。所谓戊已分者,奎壁角轸,则天地之门户也。夫候之所始,道之所生,不可不通也。"

根据天干不同确立十干统运原则。十干统运,又称中运、岁运,统主一年的运气。十干统运的规律是:"甲己之岁,土运统之;乙庚之岁,金运统之;丙辛之岁,水运统之;丁壬之岁,木运统之;戊癸之岁,火运统之。"(《素问·天元纪大论》)。

对于二十八宿的研究,在先秦春秋时已经形成了分野说,以二十八宿分九宫,以后天八卦方位与地之九州相配,以说明天象变化与九州气象物候的内在联系。

《内经》是以牵牛为冬至。《素问·脉解》说:"太阴子也,十一月万物皆藏于中。"张介宾注:"阴极于子,万物皆藏,故曰太阴子也","一阳下动,冬至候也。"(《类经·疾病类十一》)根据"子午为经"和"虚张为纬"的说法,《内经》的冬至点是在牵牛。根据《内经》的天象,二十八宿、十二次、二十四节气具有反旋的对应关系。

二十四节气与二十八宿有渊源关系。《素问·八正神明论》云:"星辰者,所以制日月之行也。"这个"制日月之行"的星辰就是分布在赤黄道上的恒星群。此外,又根据木星12年一周天,每年行经一次,在赤黄道上自西向东把二十八宿重新划归为十二星次。十二次创立年代在春秋时期或殷末周初,《左传》《国语》都有记载。十二次的名称是星纪、玄枵、诹訾、降娄、大梁、实沈、鹑首、鹑火、鹑尾、寿星、大火、析木,十二次是以牛宿所在的星纪作为首次。十二次与二十八宿具有对应的关系,如星纪的标志是斗宿和牛宿;玄枵的标志是女宿、虚宿和危宿。此外,二十四节气与十二次的形成有着渊源的关系,二十四节气产生于十二次。

《内经》依据二十八宿确立人身经脉长度、营卫行度。《灵枢·五十营》说:"气行十六丈二尺,气行交通于中,一周于身,下水二刻,日行二十五分。"

4.天人相应　天人相应理论是中医学理论的核心。人生于天地之间,人体的气血阴阳运行受天地影响,人体发病与天相应,五运六气理论是天人相应理论的具体应用。《素问·宝命全形论》云:"天地合气,命之曰人","人以天地之气生,四时之法成"。《素问·六节脏象论》云:"天食人以五气,地食人以五味。"《素问·八正神明论》云:"天温日明,则人血淖液而卫气浮,故血易泻,气易行;天寒日阴,则人血凝泣而卫气沉。"《素问·生气通天论》云:"天地之间,六合之内,其气九州、九窍、五脏、十二节,皆通乎天气。其生五,其气三。"《素问·六节脏象论》云:"心者,生之本……为阳中之太阳,通于夏气;肺者,气之本……为阳中之太阴,通于秋气;肾者……为阴中之少阴,通于冬气;肝者,罢极之本……为阳中之少阳,通于春气。"《素问·气交变大论》云:"五运更治,上应天期。"又曰:夫子之言岁候,其不及太过,而上应五星。今夫德化政令,灾眚变易,非常而有也,卒然而动,其亦为之变乎? 岐伯曰:承天而行之,故无妄动,无不应也。"

五、历法背景

历法,简称"历",是研究日月星辰运行,以定岁时节气的方法。其内涵是根据日月星辰运行,推算各种计时单位长度,建立其间关系,制定时间序列法则。远古之时,人们"日出而作,日入而息",没有历法。从古人制定历法到清朝末期,中国历史上共产生过102部历法。

1.历法的形成

(1)古代历法是以天象为本而制定。《吕氏春秋·贵因》云:"夫审天者,察列星而知四时,因也;推历者,视月行而知晦朔,因也。"《汉书·艺文志》云:"历谱者,序四时之位,正分至之节,会日月五星之辰,以考寒暑杀生之实。"《史记·律书》云:"律历,天所以通五行、八正之气,天所以成孰万物也。"《后汉书·律历下》云："历数之生也,乃立仪、表,以校日景。"又"昔者圣人之作历也,观璇玑之运,三光之行,道之发敛,景之长短,斗纲所建,青龙所躔,参伍以变,错综其数,而制术焉。"《旧唐书·律历志一》中指出:"太古圣人,体二气之权舆,颐三才之物象,乃创纪以穷其数,画卦以通其变。而纪有大衍之法,卦有推策之文,由是历法生焉。"

（2）历法体现了天地阴阳万物的变化规律。《汉书·律历志上》云:"故阴阳之施化,万物之终始,既类旅于律吕,又经历于日辰,而变化之情可见矣。"《洪范·五行传》云:"历者,圣人之所以揆天行而纪万国者也。"《汉书·律历志上》中指出:"夫历春秋者,天时也,列人事而[因]以天时……治历明时,所以和人道也。"

（3）历法渊源:最早记载伏羲氏制定了甲历。黄帝命大桡氏在干支基础上作甲子,太昊氏设历正,颛顼氏作历象。《世本·世本作》云:"羲和占日。常仪占月。羲和作占月。后益作占岁。更区占星气。大桡作甲子。黄帝令大桡作甲子……容成造历。"《竹书纪年·帝颛顼高阳氏》云:"十三年,初作历象。"《竹书纪年·帝尧陶唐氏》云:"元年丙子,帝即位,居翼。命羲和历象。"《史记·历书》云:"太史公曰:神农以前尚也。盖黄帝考定星历,建立五行,起消息,正闰余……尧复遂重黎之后,不忘旧者,使复典之,而立羲和之官……年耆禅舜,申戒文祖,云'天之历数在尔躬'。舜亦以命禹。由是观之,王者所重也。夏正以正月,殷正以十二月,周正以十一月。"《史记·历书》云:"先王之正时也,履端于始,举正于中,归邪于终。"

《论语·尧曰第二十》云:"尧曰:'咨!尔舜!天之历数在尔躬。允执其中。四海困穷,天禄永终。'舜亦以命禹。"尧帝时设定一年为三百六十六日,以闰月定四时。

公元前2070年的夏朝,夏后氏颁布了夏历,以正月为一岁之首,正月建寅。此后历朝历代历法都有改动,商代以十二月为岁首,十二月建丑;周代以十一月为岁首,十一月建子;秦代以十月为岁首,十月建亥;汉武帝时改夏历为正;王莽时又改商历为正,其后魏明帝、唐武后、宋仁宗等都曾改历,但应用时间都不长,最后都以夏历为正。《后汉书·律历下》指出:"黄帝造历,元起辛卯,而颛顼用乙卯,虞用戊午,夏用丙寅,殷用甲寅,周用丁巳,鲁用庚子"。殷墟卜辞显示,3000多年前古人已熟练地运用干支纪日。中国历史从西周共和元年(公元前841年），才有比较准确的纪年。

2.《内经》中的历法

（1）太初历：古代各国采用不同的历法，计有黄帝、颛顼、夏、殷、周、鲁古六历，都是"四分历"，即以365又1/4日为一回归年的历法。各历差别主要是岁首不同，黄帝、周、鲁三历建子（以十一月为岁首），殷历建丑（十二月），夏历建寅（正月），颛顼历建亥（十月）。公元前104年，汉武帝改古六历为太初历。

《素问·脉解》云："太阳所谓肿腰椎痛者，正月太阳寅，寅太阳也。"《灵枢·阴阳系日月》"寅者，正月之生阳也，主左足之少阳。"两段皆言月建，谓正月建寅，即以正月为岁首。这正是汉武帝："改正朔，易服色"，制定并颁布太初历的产物。

（2）阴阳合历：公元85年，汉章帝下诏废止太初历，改行四分历，也称古四分合历，即阴阳合历，是兼顾太阳和月亮两种运动的历法。

《素问·六节藏象论》云："日行一度，月行十三度有奇焉，故大小月三百六十五日而成岁，积气余而盈闰矣。"与《尚书》以"闰月定四时成岁"相同。

（3）十月太阳历：十月太阳历不在102部历法之内。在我国秦末汉初出现，来源于夏代以前的西羌文明。《夏小正》为西汉礼学名家戴德所作，其内容为典型的十月太阳历，其一年是十个月，所用的是与月相（月亮圆缺）无关的太阳历，故称为十月太阳历，除二月外，每月都有定季节的天象，利用北斗星、参星、昴星、大火星、织女星、南门星等在天空中的位置定季节。如正月"初昏参中，斗柄悬在下"，意思是该月初昏时刻参星位于天的中央，相当现行农历正月天象；三月"参则伏"，意思是三月参星由一月位于天的中央下行至三月伏而不见，相当现行农历三月半至四月半的天象；五月"参则见"，意思是五月参星又上行可见，相当现行农历六月的天象；六月"初昏，斗柄正在上"，意为此月初昏时刻北斗星斗柄指向正上，相当现行农历八月初天象；十月"初昏，南门见"，意为该月初昏时刻南门星从东方地平线上行可见，相当现行农历十二月的天象。将全年分为十个月，每个月三十六天，以十天干命名，再将十个月与五行结合，分为五季，每季两个月七十二天，出现甲乙属木，丙丁属火，戊己属土，庚辛属金，壬癸属水的规律。《诗经》云："七月流火"，指七月大火星偏西下行，天气开始转凉，也正是这种天象历法的体现，这种历法至今在我国彝族聚集地仍有使用。

陈久金考证认为,我国先秦时代确实存在过十月太阳历。由于三十节气的起止分法与夏正同,也就证明与《夏小正》相合。

《管子·五行》云:"日至,睹甲子,木行御……七十二日而毕;睹丙子,火行御……七十二日而毕;睹戊子,土行御……七十二日而毕;睹庚子,金行御……七十二日而毕;睹壬子,水行御……七十二日而毕。"《春秋繁露·五行对》云:"水为冬,金为秋,土为季夏,火为夏,木为春。"《春秋繁露·治顺五行》云:"故阳气出于东北,入于西北,发于孟春,毕于孟冬。"又曰:"日冬至,七十二日木用事,其气燥浊而青。七十二日火用事,其气惨阳而赤。七十二日土用事,其气湿浊而黄。七十二日金用事,其气惨淡而白。七十二日水用事,其气清寒而黑。七十二日复得木。木用事,则行柔惠,挺群禁。至于立春,出轻系,去稽留,除桎梏,开门阖,通障塞,存幼孤,矜寡独,无伐木。"《淮南子·天文训》云:"日冬至子、午,夏至卯、酉。冬至加三日,则夏至之日也。岁迁六日,终而复始。壬午冬至,甲子受制,木用事,火烟青。七十二日,丙子受制,火用事,火烟赤。七十二日戊子受制,土用事,火烟黄。七十二日,庚子受制,金用事,火烟白。七十二日,壬子受制,水用事,火烟黑。七十二日而岁终,庚子受制。岁迁六日,以数推之,七十岁而复至甲子。"这些都是十月太阳历的历法产物。

《内经》中年分为五季,每季七十二日,正是十月太阳历的最基本结构。如《素问·六节藏象论》云:"春胜长夏,长夏胜冬,冬胜夏,夏胜秋,秋胜春,所谓得五行时之胜,各以气命其藏。"《素问·风论》云:"春甲乙伤于风者为肝风,以夏丙丁伤于风者为心风,以季夏戊己伤于邪者为脾风,以秋庚辛中于邪者为肺风,以冬壬癸中于邪者为肾风。"《素问·藏气法时论》:"脾主长夏,足太阴阳明主治,其日戊己。"

《素问·六节藏象论》云:"天以六六为节,地以九九制会,天有十日,日六竟而周甲,甲六复而终岁,三百六十日法也。"《素问·天元纪大论》云:"帝曰:上下周纪,其有数乎?鬼臾区曰:天以六为节,地以五为制。周天气者,六期为一备;终地纪者,五岁为一周。君火以明,相火以位。五六相合而七百二十气,为一纪,凡三十岁;千四百四十气,凡六十岁,而为一周。不及太过,斯皆见矣。"都是十月太阳历的具体体现。

《素问·六节藏象论》又云:"夫六六之节,九九制会者,所以正天之度、气之数也。天度者,所以制日月之行也;气数者,所以纪化生之用也。天为阳,地为阴;日为阳,月为阴;行有分纪,周有道理,日行一度,月行十三度而有奇焉,故大小月三百六十五日而成岁,积气余而盈闰矣。立端于始,表正于中,推余于终,而天度毕矣。"而这也是四分历的表达,可见,运气理论灵活运用了十月太阳历的内涵,并与太初历、四分历相统一。

3.《内经》体现历法的方式　历法源于古人对天文现象的观察,古人无论是计时和历年,都以天体运动为基础。古人根据地球自转出现昼夜交替现象,产生日夜的认识;根据地球绕太阳公转,产生四季、五季、五运和年的认识;根据月亮绕地球公转出现的朔、望,产生月的认识。古人虽然不知道自转、公转的道理,但是能够根据对自然现象的观察,观测天道规律,指导生活实践。

(1)圭表测影:大约在4000多年前,表成为迄今我们所知道的最古老的天文仪。表就是直立于地面的杆子,根据一年中正午中影长度的规律性变化,运用圭表来测定节气日期的方法,古书中竿、槷、臬、髀、碑、椑等都是表的名称。《后汉书·律历下》云:"历数之生也,乃立仪、表,以校日景。"汉末徐干在《中论·历数》:"昔者圣人之造历数也,观运机之动,原星辰之迭中,寤暑远之长短,于是营仪以准之,立表以测之,观文以考之,布算以追之,然后元首齐乎上,寒暑顺序,四时不忒。"

《素问·六节藏象论》云:"立端于始,表正于中,推余于终,而天度毕矣。"又"天度者,所以制日月之行也;气数者,所以纪化生之用也。"

《素问·六微旨大论》云:"因天之序,盛衰之时,移光定位,正立而待之。"

(2)漏刻计时:《后汉书·律历下》云:"黄道去极,日景之生,据仪、表也。漏刻之生,以去极远近差乘节气之差。"又"孔壶为漏,浮箭为刻,下漏刻数,以考中星,昏明生焉。"《素问·六微旨大论》云:"愿闻其岁,六气始终,早晏何如?岐伯曰:明乎哉问也!甲子之岁,初之气天数始于水下一刻,终于八十七刻半。"《素问·六微旨大论》云:"帝曰:愿闻其岁候何如?岐伯曰:悉乎哉问也!日行一周,天气始于一刻,日行再周,天气始于二十六刻,日行三周,天气始于五十一刻,日行四周,天气始于七十六刻,日行五周,天气复始于一刻,所谓一纪也。是故寅、午、戌岁气会同,卯、未、亥岁气会同,辰、申、子岁气会同,巳、酉、丑岁气会同,终而复始。"漏刻计时是运气理论的基础。

(3)正月建寅:古人根据北斗斗柄由东向西转动指示位置来确定月份和节气,斗柄所指方位,称之为"月建"。《内经》运用"斗柄",以斗建来计算时间。

《素问·脉解》云:“太阳所谓肿腰椎痛者,正月太阳寅。”

（4）季节:《内经》中有四季、五季的不同概念,四季是根据天地阴阳消长规律而定,五季则是根据天体运行与五星定位、五行、五运规律而联属,五季与十月太阳历有关。《鹖冠子·环流》云:“斗柄东指,天下皆春;斗柄南指,天下皆夏;斗柄西指,天下皆秋;斗柄北指,天下皆冬。”

（5）九宫八风:九宫八风是以北斗星过宫为依据,间接反映了太阳周年视运动的过程。

《淮南子·天文训》云:“踞日冬至四十五日,条风至;条风至四十五日,明庶风至;明庶风至四十五日,清明风至;清明风至四十五日,景风至;景风至四十五日,凉风至;凉风至四十五日,阊阖风至;阊阖风至四十五日,不周风至;不周风至四十五日,广莫风至。”

《灵枢·九宫八风》云:“太一常以冬至之日,居叶蛰之宫四十六日,明日居天留四十六日,明日居仓门四十六日,明日居阴洛四十五日,明日居天宫四十六日,明日居玄委四十六日,明日居仓果四十六日,明日居新洛四十五日,明日复居叶蛰之宫,日冬至矣。太一日游,以冬至之日,居叶蛰之宫,数所在,日从一处,至九日,复返于一,常如是无已,终而复始。”

《淮南子》中九宫八风为三百六十日,《灵枢》九宫八风则行三百六十六日,可见《内经》九宫理论的发展。

（6）五运六气、二十四节气:《素问·六节藏象论》云:“五日谓之候,三候谓之气,六气谓之时,四时谓之岁。”《素问·天元纪大论》云:“天有五行,御五位,以生寒暑燥湿风。”指出以地平五方之位为参照,考察天上五方星辰的周年运动以及自然界气象物候等相应变化。地之五方静而守位,故谓之“五位”,天之五星周转不息,故谓之“五行”。并由此而化生出五气(风、暑、湿、燥、寒)、五方(东、南、中、西、北)、五季(春、夏、长夏、秋、冬)、五味(酸、苦、甘、辛、咸)、五脏(肝、心、脾、肺、肾)、五体(筋、脉、肉、皮、骨)及五志(怒、喜、思、忧、恐),构成了五行学说体系。

把风、寒、暑、湿、燥、火六种气令配以三阴三阳,分为六气,以大寒日始为初之气,顺序为厥阴风木、少阴君火、少阳相火、太阴湿土、阳明燥金、太阳寒水,每气各主60.875天。《素问·天元纪大论》云:“所谓步者,六十度而有奇,故二十四步积盈百刻而成日也。”

每气各主四个节气,共二十四节气。初之气主大寒、立春、雨水、惊蛰;二之气主春分、清明、谷雨、立夏;三之气主小满、芒种、夏至、小暑;四之气主大暑、立秋、处暑、白露;五之气主秋分、寒露、霜降、立冬,终之气主小雪、大雪、冬至、小寒。

二十四节气是中历确定月名月序和设置闰月的凭藉,节气由太阳位置决定,反映太阳视运动。《淮南子·天文训》云:"两维之间九十一度(也)十六分度之五,而升日行一度,十五日为一节,以生二十四时之变。"北斗斗柄日行一度,十五天为一个节气,运行一周而产生二十四节气。

(7)甲子周期:甲子纪年用干支以纪年份,又称"六十甲子"。《素问·天元纪大论》云:"天以六为节,地以五为制。周天气者,六期为一备;终地纪者,五岁为一周……五六相合而七百二十气为一纪,凡三十岁;千四百四十气,凡六十岁,而为一周,不及太过,斯皆见矣。"《素问·六微旨大论》云:"天气始于甲,地气治于子,子甲相合,命曰岁立,谨候其时,气可与期。"五运六气是以太初历、古四分历、十月太阳历为基础的,说明《内经》的理论形成过程经历了漫长的岁月,代有积累,仅从历法来讲,《内经》系统理论的形成和全书的完成应该是汉武帝改太初历之后。

六、音律背景

音律在中国传统文化背景中源远流长,在没有文字记载之前就有乐器。1987年在河南省舞阳县贾湖村出土了25支贾湖骨笛,为距今约8000年历史的新石器时代早期裴李岗文化。骨笛按照时代早晚分别有5、6、7孔不等,制作规范,骨笛具备五声音节,也合于增加两个变音。因此,对音律的认识,在没有文字记载的远古时代,贾湖先民就已经能够演奏和欣赏优美动听的管吹音乐了。音律与五运六气理论有着密切的联系。

1. 音律渊源 《世本·世本作》云:"庖犠氏作琴。琴,洁也,使人精洁于心,纯一于行也。宓犠作瑟,八尺二寸,四十五弦。庖犠氏作五十弦,黄帝使素女鼓瑟,哀不自胜,乃破为二十五弦,具二均声。伏犠作瑟。伏犠作琴瑟……神农作琴。神农琴长三尺六寸六分,上有五弦,曰宫商角徵羽,文王增二弦曰少宫商。神农作瑟……伶伦造律吕。"可见在有历史记载之时便有了琴瑟,伶伦创造了律吕。

《竹书纪年·帝颛顼高阳氏》云:"二十一年,作承云之乐。"《竹书纪年·帝喾高辛氏》云:"使瞽人拊鞞鼓,击钟磬,风凰鼓翼而舞。"《帝王世纪》云:"太昊帝庖牺氏,风性也……作瑟三十六弦。"《世本·少皞》云:"少皞是黄帝之子……同度量,调律吕,封泰山,作九泉之乐,以鸟纪宫。"《史记·五帝本记》:"舜妻尧二女,与琴,象取之……以夔为典乐,教稚子。"《史记·夏本记》:"予欲闻六律五声八音,起始咏,以出入五音,女听。"可见,音律的产生历史久远。

2. 五音意义　五音,即宫、商、角、徵、羽,古乐五声音阶的五个阶名,古称五声或五音。

(1)五音象物形:角如物触地而出,徵如物盛大而繁荣,宫居中央而畅四方,商如物成而有章法,羽如物聚而藏。《汉书·律历志》云:"声者,宫、商、角、徵、羽。所以作乐者,谐八音,荡(涤)人之邪意,全其正性,移风易俗也。八音:土曰埙,匏曰笙,皮曰鼓,竹曰管,丝曰弦,石曰磬,金曰钟,木曰柷。五声和,八音谐,而乐成。商之为言章也,物成孰可章度也。角,触也,物触地而出,戴芒角也。宫,中也,居中央,畅四方,唱始施生,为四声纲也。徵,祉也。物盛大而繁祉也。羽,宇也,物聚藏宇覆之也。夫声者,中于宫,触于角,祉于徵,章于商,宇于羽,故四声为宫纪也。协之五行,则角为木,五常为仁,五事为貌。商为金为义为言,徵为火为礼为视,羽为水为智为听,宫为土为信为思。"

(2)五音象五季:《五行大义》引《乐纬》云:"春气和,则角声调;夏气和,则徵声调;季夏气和,则宫声调;秋气和,则商声调;冬气和,则羽声调。"以五音象五季之气和。

(3)五音建运:《内经》在运气理论中以五音建运,象五运之动。张介宾曰:"五音者,五行之声音也。土曰宫,金曰商,水曰羽,木曰角,火曰徵。晋书曰:角者,触也,象诸阳气触动而生也,其化丁壬。徵者,止也,言物盛则止也,其化戊癸。商者,强也,言金性坚强也,其化乙庚。羽者,舒也,言阳气将复,万物将舒也,其化丙辛。宫者中也,得中和之道,无往不畜。"(《类经图翼·五音建运图解》)。

五音性同五行,可以代表五运,用角代表初运木运,用徵代表二运火运,用宫代表三运土运,用商代表四运金运,用羽代表终运水运,是为五音建运。五音代表了天地阴阳的升降出入开阖。

（4）阴阳相生：五音分阴阳，变为十之太少：太宫、太商、太角、太徵、太羽、少角、少宫、少商、少徵、少羽。按照阴阳相生规律太少相生，《类经图翼·五音五运太少相生解》云："盖太者属阳，少者属阴，阴以生阳，阳以生阴，一动一静，乃成易道。故甲以阳土，生乙之少商；乙以阴金，生丙之太羽；丙以阳水，生丁之少角；丁以阴木，生戊之太徵；戊以阳火，生己之少宫；己以阴土，生庚之太商；庚以阳金，生辛之少羽；辛以阴水，生壬之太角；壬以阳木，生癸之少徵；癸以阴火，复生甲之太宫。"

3.音律的内涵与作用

（1）音律分为五音和六律：张介宾曰："音之数五，律之数六。"宫商角徵羽五音之中，宫音为五音之首，其声极长极下极浊；徵音为角音所生，其声次短次高次清；商音为宫音所生，其声次长次下次浊；羽音为商音所生，其声极短极高极清；角音为羽音所生，其声在长短高下清浊之间。王冰曰："角谓木音，调而直也；徵谓火音，和而美也；宫谓土音，大而和也；商谓金音，轻而柔也；羽谓水音，沈而沉也。"

（2）十二律：十二律是古代乐律学名词，从黄钟律标准音起，按照一定的生律法，在一个八度内连续产生十一律，使每相邻两律之间都成半音，称为十二律。十二律的名称由低到高，依次为：黄钟、大吕、太簇、夹钟、姑洗、仲吕、蕤宾、林钟、夷则、南吕、无射、应钟。其中单数各律称"律"，双数各律称"吕"，合称律吕。

（3）音律之象：律吕之音出于上古，与天地二十八宿相关，可以反映天地之气开阖，阴阳离合之道，以音律类比二十四节气，音律是气化运动所产生的节律象。《左传》云："天有六气，降生五味，发为五色，徵为五声。"说明五声产生于天之六气之象。《史记·律书》云："在旋玑玉衡以齐七政，即天地二十八宿。十母，十二子，钟律调自上古。建律运历造日度，可据可度也。"说明理论的建立与天地二十八宿相关。《汉书·律历志上》云："故阴阳之施行，万物之始终，既类旅于律吕，又经历于日辰，而变化之情则可见矣。"《史记·历书》云："今日顺夏至，黄钟为宫，林钟为徵，太簇为商，南吕为羽，姑洗为角。自是以后，气复正，羽声复清，名复正变，以至子日当冬至，则阴阳离合之道行焉。"律吕体现了阴阳离合变化之道。

（4）音律通天地：律历，与天之五行八正之气相通，与万物生长相类。《史记·律书》云:"王者制事立法,物度轨则,壹禀于六律,六律为万事根本……律历,天所以通五行八正之气,天所以成孰万物也……十月者,律中应钟,应钟者,阳气之应,不用事也。其于十二子为亥。亥者,该也。言阳气藏于下,故该也。"

五音六律与天地阴阳相应,可以纪斗气,效物类。《后汉书·律历志上》说:"夫五音生于阴阳,分为十二律,转生六十,皆所以纪斗气,效物类也。天效以景,地效以响,即律也。阴阳和则景至,律气应则灰除。是故天子常以日冬夏至御前殿,合八能之士,陈八音,德乐均,度暑景,候钟律,权土炭,效阴阳。冬至阳气应,则乐均清,景长极,黄钟通,土炭轻而衡仰。复三至阴气应,则乐均浊,景短板,蕤宾通,土炭重而衡低。进退于先后五日之中,八能各以候状闻,太史封上。效则和,否到占。"《淮南子·天文训》云:"斗指子,则冬至,音比黄钟。加十五日指癸,则小寒,音比应钟。加十五日指丑,则大寒,音比无射。加十五日指报德之维,则越阴在地,故曰距日冬至四十六日而立春,阳气冻解,音比南吕。加十五日指寅,则雨水,音比夷则。十五日指甲,则雷惊蛰,音比林钟。加十五日指卯,中绳,故曰春分,则雷行,音比蕤宾。加十五日指乙,则清明风至,音比仲吕。加十五日指辰,则谷雨,音比姑洗。加十五日指常羊之维,则春分尽,故曰有四十六日而立夏。大风济,音比夹钟。加十五日指巳,则小满,音比太蔟。加十五日指丙,则芒种,音比大吕。加十五日指午,则阳气极,故曰有四十六日而夏至,音比黄钟。加十五日指丁,则小暑,音比大吕。加十五日指未,则大暑,音比太蔟。加十五日指背阳之维,则夏分尽,故曰有四十六日而立秋,凉风至,音比夹钟。加十五日指申,则处暑,音比姑洗。加十五日指庚,则白露降,音比仲吕。加十五日指酉,中绳,故秋分。雷戒,蛰虫北乡,音比蕤宾。加十五日指辛,则寒露,音比林钟。加十五日指戌,则霜降,音比夷则。加十五日指蹄通之维,则秋分尽,故曰有四十六日而立冬,草木毕死,音比南吕。加十五日指亥则小雪,音比无射。加十五日指壬,则大雪,音比应钟。加十五日指子,故曰阳生于子,阴生于午。阳生于子,故十一月日冬至,鹊始加巢,人气钟首。阴生于午,故五月为小刑,荠、麦、亭历枯,冬生草木必死。"

(5)律吕含义:对于律吕的含义,隋代萧吉从阴阳消长加以阐述。《五行大义》云:"大吕,大者太也,吕者距也。言阳气欲出,阴距难也……《三礼义宗》云:'吕,助也,十二月阳方生长,阴气助之,生育之功,其道广大也。'故一云:'吕者侣也。与阳为侣，对生生物。'大蔟言万物始大，凑地而出也……《三礼义宗》云：'蔟者凑之义也。正月之时，万物始大，蔟地而出。'夹钟者，言万物孚甲，种类而出也……《三礼义宗》云：'夹者佐也，二月之中，物未尽出。阴佐阳气，应时而出。一云：夹者侠也，言万物为孚甲所侠，至此方解，钟应而出。'姑洗者，姑者古也，洗者鲜也，万物去故就新，莫不鲜明也……《三礼义宗》云：'姑者，枯也。洗濯之义。三月物生新洁，洗除其枯也。'中吕者，万物当中皆出也……《三礼义宗》云：'吕者，距难之义。言阴欲出，阳气在于中距执之。'一云：'吕者，四月之时，阳气盛长，阴助功微，故云尔。'蕤宾者，蕤，下也；宾，敬也。言阳气下降，故敬之也……《三礼义宗》云：'蕤者，垂下之义，宾者，敬也，五月阳气下降，阴气始起，共相宾敬。'林钟者，林，众也。万物成熟，种类众多也……《三礼义宗》云：'林，茂盛也。六月之中，物皆盛茂，聚积于野，故为林也。'夷则者，夷，伤也；则，法也。言万物始伤，被刑法也……《三礼义宗》云：'夷，平也。则，法也。七月万物将成，平均结实，皆有法则德吉也。'南吕者，南，任也，言阳气有任生滋长也……《三礼义宗》云：'南，任也。八月之中，物皆含秀，有怀任之象，助成功之义。'无射者，射，终也，言万物随阳而终，当复随阴而起，无终已也……《三礼义宗》云：'射，厌也，厌恶之义。九月物皆成实，无可厌恶。'应钟者，言万物应时而钟下藏也……《三礼义宗》云：'十月之时，岁功皆成，阴气之用，应阳之功，收而聚积，故云钟也。'亦云：'应者，应和之义，言此时将复应阳气而动于下也。'"

六律之中，以黄钟、太蔟、姑洗、蕤宾、夷则、无射为阳，称为六律；以林钟、南吕、应钟、大吕、夹钟、仲吕为阴，称为六吕；律吕合为十二律。一律生五音，十二律生六十音，六个六十音为三百六十音，与一年之三百六十日合。故古人言律历之数，天地之道，六律为万物的根本。《汉书·律历志》："五声之本，生于黄钟之律。九寸为宫，或损或益，以定商、角、徵、羽。九六相生，阴阳之应也。律十有二，阳六为律，阴六为吕。律以统气类物，一曰黄钟，二曰太族，三曰姑洗，四曰蕤宾，五曰夷则，六曰亡射。吕以旅阳宣气，一曰林钟，二曰南吕，三曰应钟，四曰大吕，五曰夹钟，六曰中吕。"

（6）律吕相生：萧吉进一步论述了律吕的月建及相生规律。《五行大义》云："黄钟之气在子，十一月建焉，其辰在星纪，下生林钟。林钟之数五十四，气在未，六月建焉，其辰鹑火，上生大蔟。大蔟之数七十二，气在寅，正月建焉，其辰诹訾，下生南吕。南吕之数四十八，气在酉，八月建焉，其辰寿星，上生姑洗。姑洗之数六十四，气在辰，三月建焉，其辰大梁，下生应钟。应钟之数四十二，气在亥，十月建焉，其辰析木，上生蕤宾。蕤宾之数五十六，气在午，五月建焉，其辰鹑首，上生大吕。大吕之数七十六，气在丑，十二月建焉，其辰玄枵，下生夷则。夷则之数五十一，气在申，七月建焉，其辰鹑尾，上生夹钟。夹钟之数六十八，气在卯，二月建焉，其辰降娄，下生无射。无射之数四十五，气在戌，九月建焉，其辰大火，上生中吕。中吕之数六十，气在巳，四月建焉，其辰实沈。辰之与建交错为表里，即其合然相生，以乾坤六体为之。黄钟初九，下生林钟初六，又上生大蔟。"

（7）律吕的不同作用：《五行大义》进一步区分了律吕的不同作用。《五行大义·论律吕》引《三礼义宗》云："律者法也，言阳气施生，各有其法；吕者助也，助阳成功。"《五行大义》云："律，帅也，帅导阳气，使之通达也；吕者，侣也，以对于阳，与之为侣，亦吕距也。诸阴阳之气，有时相距，明阳出则阴除，阴升则阳损，故有相距之意。"

（8）律吕与历法：汉代认为历法生于律吕，《汉书·律历志上》云："其法以律起历。曰：'律容一仑，积八十一寸，则一日之分也。与长相终。律长九寸，百七十一而终复。三复而得甲子。夫律阴阳九六，爻象所从出也。故黄钟纪元气之谓律。律，法也，莫不取法焉。'"

（9）音律与心理：古人认为，音出于心，五音还可以反映人的心理，明晓律吕五音，可以指导行为法则。《礼记·乐记》云："凡音之起，由人心生也。人心之动，物使之然也。感于物而动，故形于声，声相应，故生变。变成方，谓之音……知律吕声之道也，可以行天地人事。"《史记·乐书》云："凡音由于人心，天之与人有以相通，如景之象形，响之应声。"

4.《内经》中的音律　《内经》七篇大论没有过多地探讨音律与天地阴阳人体生命发病的关系，但在运气理论中以五音建运，并在许多篇章中多有论述。

《灵枢·邪客》云："天有雷电，人有音声。天有四时，人有四肢。天有五音，人有五脏。天有六律，人有六腑。"说明天人相应与五音六律相通。

《灵枢·九针论》云："九针者，天地之大数也，始于一而终于九。故曰：一以法天，二以法地，三以法人，四以法时，五以法音，六以法律，七以法星，八以法风,九以法野"。又云:"五者,音也。音者,冬夏之分,分于子午,阴与阳别,寒与热争,两气相抟,合为痈脓者也。故为之治针,必令其末如剑锋,可以取大脓。六者,律也。律者,调阴阳四时而合十二经脉,虚邪客于经络而为暴痹者也。"说明了五音六律与人体发病的关系。

《素问·针解》云:"夫一天、二地、三人、四时、五音、六律、七星、八风、九野,身形亦应之,针各有所宜,故曰九针。人皮应天,人肉应地,人脉应人,人筋应时,人声应音,人阴阳合气应律。"说明人阴阳合气应律。

《素问·阴阳应象大论》云:东方生风,风生木,在音为角;南方生热,热生火,在音为徵;中央生湿,湿生土,在音为宫;西方生燥,燥生金,在音为商;北方生寒,寒生水,在音为羽。阐述了五行相生与五音的内在联系。

音律起源于上古,有史记载便有音律的应用,音律与天地相通,象万物阴阳消长,《内经》对音律作用在多个篇章中加以论述,五运六气理论以研究天地阴阳运行变化规律为内涵,与音律内在相通。音律在五运六气理论中的应用,唐代王冰《玄珠密语》作了充分地发挥,而宋代刘温舒补《素问·遗篇》进一步嵌入了音律内容,并在《素问运气论奥》全面发挥,解读音律背景在五运六气理论研究中具有重要的意义。

七、文 化 背 景

中华文明源远流长,中华文化博大精深。易学思想是五运六气理论的重要背景,五运六气理论贯穿在《内经》的方方面面,而《内经》蕴含着中国古代传统文化。《内经》的文化,集汉以前中华文明之大成。

至少在200万年前,中华大地上便有了人类的活动。1964年,在陕西蓝田发现了古人类化石和石器,经测定,距今115万年。1965年,我国云南元谋县发现了年代为170万年的远古人类化石。同年,在河北省泥河湾发现了距今约180万年的泥河湾人。1986年11月29日,中国科学家在重庆巫山龙骨坡发现了距今200万年的猿人遗址,历经20多年的考古发掘,先后出土人类化石、巨猿化石和大批石器。20世纪20年代,于北京周口店发现了距今50万年的北京猿人化石,北京猿人能制作和使用带有棱角的石片,会使用火。在新石器时代,中华大地上已经出现四大文化区:①中原黄河文化区;②长江中下游文化区;

③珠江流域文化区；④北方燕辽文化区。

距今5000年之前，黄帝文化发祥于陕西黄土高坡，炎帝文化发祥于渭水上游。公元前2070—公元前771年是夏、商、西周时代。公元前711年"春秋"之始至秦汉，中华文化走向辉煌。"诸子蜂起，百家争鸣"，法、儒、道、墨、兵、阴阳、杂、农各领风骚，至秦始皇为了统一思想"焚书坑儒"，是中华文化史上的一次空前的浩劫。汉高祖刘邦，平秦灭楚，建立统一王朝，行黄老之学。所谓"黄老之学"，"黄"指黄帝，"老"指老子，是老庄道家的继承者逐渐吸收其他学派的思想发展道家学说的产物，始于战国后期。《史记·太史公自序》："其为术也，因阴阳之大顺，采儒墨之善，撮名法之要，与时迁移，应物变化，立俗施事，无所不宜，指约而易操，事少而功多"，黄老之学在汉初成为显学。公元前134年，汉武帝采用了董仲舒的建议，"推明孔氏，抑黜百家"，在思想文化界首开"罢黜百家，独尊儒术"的政策，确立了儒家思想的主导地位。从此，儒家思想统治中国思想界达2000年之久。两汉之末，印度佛教传入我国，并很快融入中国文化。

1. 易学思想　中国的古代文化，肇始于易。易有三，连山、归藏、周易。连山、归藏已失传，留给我们的《周易》揭示了古代文明的肇源。《周礼·春官宗伯第三·筮人》云："筮人掌三易，以辨九筮之名：一曰《连山》，二曰《归藏》，三曰《周易》"。《帝王世纪》云："庖牺作八卦，神农重之为六十四卦，黄帝、尧、舜引而申之，分为二易。至夏人因炎帝曰《连山》，殷人因黄帝曰《归藏》，文王广六十四卦，著九六之爻，谓之《周易》。"《周易》包括《经》和《传》两部分，《经》主要是六十四卦及三百八十四爻，各有卦辞和爻辞，可能写定于周初至春秋。《传》是解释《经》的，相传孔子所作，今人研究，大抵系战国及秦汉之际的作品。

《内经》反映了易学思想。《易·系辞》："一阴一阳之谓道"。《素问·阴阳应象大论》云："阴阳者，天地之道也"。《易·系辞》："穷则变，变则通"。《素问·阴阳应象大论》云："阴胜则阳病，阳胜则阴病。阳胜则热，阴胜则寒。重寒则热，重热则寒"。

《易·系辞》云："有天道焉，有人道焉，兼三才而两之，故六。六者非它也，三才之道也。"又云："仰则观象于天，俯则观法于地，观鸟兽之文，与地之宜，近取诸身，远取诸物，于是始作八卦，以道神明之德，以类万物之情。"《素问·气交变大论》云："夫道者，上知天文，下知地理，中知人事，可以长久。此之谓也。"

易之思想与七篇大论的写作思想相关联。但是《内经》七篇大论源于易经吗？非也。七篇大论论述的是天、地、人之三阴三阳之气的变与化,自然、物候、气象包罗其中,与易之理相承,而非易以说理,易与七篇大论同源于中华传统文化思想。易是文化思想升华之哲学,可以指导说明世界一切现象,而七篇大论则重点以人为本,研究天、地之于人的三者联系,旁及自然、物候、气象等学科。

但是,易学方法在七篇大论中有无体现呢？答案是肯定的。如九宫之说、数的概念都是借用了易之法,而用以说明九州地理、天气变化规律。

（1）关于九宫: 在《素问·六元正纪大论》和《素问·五常政大论》中涉及了九宫,如“灾一宫”“灾二宫”“灾三宫”……“灾九宫”,九宫的本义如《灵枢·九宫八风》篇所云:“太一常以冬至之日,居叶蛰之宫四十六日,明日居天留四十六日,明日居仓门四十六日,明日居阴洛四十五日,明日居天宫四十六日,明日居玄委四十六日,明日居仓果四十六日,明日居新洛四十五日,明日复居叶蛰之宫,曰冬至矣。”

七篇大论所言九宫则是以后天八卦之九个方位来定位天之九宫,与地之九州八卦方位相对应,用以说明地理的气化特征。古人深明其理,用之以法,故不以言明,只是现代人解读这些问题要回归古代的文化背景之中,则其意自明。

《素问·六元正纪大论》云:“丁卯丁酉岁……灾三宫……己巳己亥岁……灾五宫……辛未辛丑岁……灾一宫……癸酉癸卯岁……灾九宫……乙亥乙巳岁……灾七宫”。这里用的是洛书图。按五行理论称洛书为九宫图。五行以《洛书》为九宫,东宫为三,南宫为九,西宫为七,北宫为一,中宫为五,东北为八,东南为四,西南为二,西北为六。《五行大义》引《黄帝九宫经》云:“戴九,履一,左三,右七,二四为肩,六八为足,五居中宫,总禦得失。”《难易寻源》云:“洛出书,圣人则之。戴九履一,左三右七,二四为肩,六八为足,五居其中,阴居四维,阳居四正。虚其中十,众妙之门,是为九宫”（表6）。

表6　洛书九宫数字图

四	九	二
三	五	七
八	一	六

　　丁卯、丁酉,中运为少角木运,木属东方,在数为三,故称为灾三宫。己巳、己亥,中运为少宫土运,土属中央,在数为五,故称灾五宫。辛未、辛丑,中运为少羽水运,水属北方,在数为一,故称灾一宫。癸酉、癸卯,中运为少徵火运,火属南方,在数为九,故称灾九宫。乙亥、乙巳,中运为少商金运,金属西方,在数为七,故称灾七宫。

　　古人以自我为中心,观察天体运动。《灵枢·九宫八风》云:"太一日游,以冬至之日,居叶蛰之宫,数所在,日从一处,至九日,复反于一,常如是无已,终而复始。"

　　太一,又名太乙。北斗有七,第一星为魁星,第五星为衡星,第七星为杓星,而此三星称谓斗纲。斗杓旋指,北极统之,每年依次移行,根据所指不同的方向来确定节气。而一年日数,分属八宫,每宫得四十六日,只有乾宫、巽宫(天门、地户)两宫为四十五日,共计三百六十六日。

　　洛书坎宫,其数一,为叶蛰之宫,主小寒、大寒、冬至三节,计四十六日,在北方。洛书艮宫,其数八,为天留之宫,主立春、雨水、惊蛰三节,计四十六日,在东北方。洛书震宫,其数三,为仓门之宫,主春分、清明、谷雨三节,计四十六日,在东方。洛书巽宫,其数四,为阴洛之宫,主立夏、小满、芒种三节,计四十五日,在东南方(天门)。洛书离宫,其数九,为上天之宫,主夏至、小暑、大暑三节,计四十六日,在南方。洛书坤宫,其数二,为玄委之宫,主立秋、处暑、白露三节,计四十六日,在西南方。洛书兑宫,其数七,为仓果之宫,主秋分、寒露、霜降三节,计四十六日,在西方。洛书乾宫,其数六,为新洛之宫,主立冬、小雪、大雪三节,计四十五日,在西北方(地户)。

　　太一移居洛书各宫,共计三百六十六日,周岁全数,至九复一。正如张介宾所说:"天地之气,始于子中,子居正北,其名朔方。朔者,尽也,初也,谓阴气之极,阳气之始也。邵子曰:阳气自北方而生,至北方而尽,故尧典谓北方为朔易,朔易者,除旧更新之谓也,盖其子至亥,周而复始,以成东西南北,春夏秋冬之位。"

　　洛书九宫记载了气候寒热,节气推移,阴阳消长,体现空间(东西南北)和时间(春夏秋冬),并与疾病相联系。

　　洛书离宫,风从南方来,为大弱风。损伤人体,内舍于心,外在于脉,其病为热。洛书坤宫,风从西南方来,为谋风。损伤人体,内舍于脾,外在于肌肉,其病衰弱。洛书兑宫,风从西方来,为刚风。损伤人体,内舍于肺,外在于皮肤,其病为燥。洛书乾宫,风从西北来,为折风。损伤人体,内舍于小肠,外在于手太阳脉,其病暴死。

洛书坎宫,风从北方来,为大刚风。损伤人体,内舍于肾,外在于骨与肩背,其病为寒。洛书艮宫,风从东北方来,为凶风。损伤人体,内舍于大肠,外在于两胁及肢节。洛书震宫,风从东方来,为婴儿风,损伤人体,内舍于肝,外在于筋纽,其病主湿。洛书巽宫,风从东南方来,为弱风。损伤人体,内舍于胃,外在于肌肉,其病体重。

《灵枢·九宫八风》云:"是故太一入徙立于中宫,乃朝八风,以占吉凶也。风从南方来,名曰大弱风,其伤人也,内舍于心,外在于脉,气主热。风从西南方来,名曰谋风,其伤人也,内舍于脾,外在于肌,其气主为弱。风从西方来,名曰刚风,其伤人也,内舍于肺,外在于皮肤,其气主为燥。风从西北方来,名曰折风,其伤人也,内舍于小肠,外在于手太阳脉,脉绝则溢,脉闭则结不通,善暴死。风从北方来,名曰大刚风。其伤人也,内舍于肾,外在于骨与肩背之膂筋,其气主为寒也。风从东北方来,名曰凶风,其伤人也,内舍于大肠,外在于两胁腋骨下及肢节。风从东方来,名曰婴儿风,其伤人也,内舍于肝,外在于筋纽,其气主为身湿。风从东南方来,名曰弱风,其伤人也,内舍于胃,外在肌肉,其气主体重。此八风皆从其虚之乡来,乃能病人。"北极星居于中宫,根据斗纲所指洛书九宫,以定八风的方位,推测气象及疾病的吉凶。

(2)关于数:数的概念有二,一是记生化之用之数,二是易之数。

1)记生化之用之数:《素问·六节脏象论》云:"气数者,所以纪化生之用也。"《素问·五运行大论》云:"夫数之可数者,人中之阴阳也,然所合,数之可得者也。""夫阴阳者,数之可十,推之可百,数之可千,推之可万。天地阴阳者,不以数推以象之谓也。"《素问·天元纪大论》云:"阴阳之气各有多少,故曰三阴三阳上奉之"。此数为纪生化之数。

2)易之数:河图数字图(表7)。

表7　河图数字图

	二、七	
三、八	五、十	四、九
	一、六	

天一生水,地六成之。地二生火,天七成之。天三生木,地八成之。地四生金,天九成之,天五生土,地十成之。一六在北,二七居南,三八居东,四九居西,五十居中。

《素问·六元正纪大论》和《素问·五常政大论》中所论:"水化一","火化二","木化三","金化四","土化五"……"金化九"等数,是河图之数。如《素问·六元正纪大论》云:"上少阴火,中太宫土运,下阳明金,热化二,雨化五,燥化四,所谓正化日也"。其数二、五、四代表河图所指数理征象。

《素问·五常政大论》云:"敷和之纪,木德周行……其数八。升明之纪,正阳而治……其数七。备化之纪,气协天休……其数五。审平之纪,收而不争……其数九。静顺之纪,藏而勿害……其数六。"敷和之纪,木德周行,以数八指代东方;升明之纪,正阳而治,数七指代南方;备化之纪,气协天休,数五指代中央;审平之纪,收而不争,数九指代西方;静顺之纪,藏而勿害,数六指代北方。

《素问·金匮真言论》云:"东方青色……其数八……南方赤色……其数七……中央黄色……其数五……西方白色……其数九……北方黑色……其数六"。此数乃河图数理,依据五行理论,数八通于东方,数七通于南方,数五通于中央,数九通于西方,数六通于北方,指代其方位数理征象。

这些数的概念所用为先天八卦易理之数,即《河图》之数。

《素问·六元正纪大论》云:"太过者其数成,不及者其数生,土常以生也。"太过之年用成数,不及之年用生数,土独以生数。张介宾曰:"数谓五常化行之数也。生数,水数一,火数二,木数三,金数四,土数五;成数,水数六,火数七,木数八,金数九,土数十……故政令德化胜复之休作日及尺寸分毫,并以准之,此盖都明诸用者也。"故《素问·六元正纪大论》云:"凡此定期之纪,胜复正化,皆有常数,不可不察。故知其要者,一言而终,不知其要,流散无穷,此之谓也。"

河洛图书被称为华夏文化之源头,对中医理论有着方方面面的渗透和影响。邵康节说:"圆者星也,历纪之数,其肇于此乎?方者土也,画州井地之法,其倣于此乎。盖圆者河图之数,方者洛书之文,故羲、文因之而造《易》,禹、箕叙之而作《范》也。"九宫和数在运气理论中具有重要的作用,用于辨地理之方位,说明气象变化及对人体疾病发生的影响。初学者必须牢牢把握传统文化对《内经》的影响,了解易与医之间的关系,明辨医与易之内涵,明易之理,辨医之质,方能学好用好五运六气,否则混淆不清,乱为一团。

2.道家思想　道家思想可以用"道法自然"概括,道家以《老子》的思想为主体。老子,名李耳,字聃,又名老聃,是春秋末期伟大的思想家和哲学家。庄子、管子等继承了老子的思想。

《老子·二十五章》云:"人法地,地法天,天法道,道法自然。"《内经》的天人观、生命观、养生观、疾病观等,无不显示着浓厚的道家色彩。《素问·宝命全形论》云:"人以天地之气生,四时之法成。"《素问·阴阳应象大论》云:"不法天之论,不用地之理,则灾害至矣。"

《老子·四十二章》云:"道生一,一生二,二生三,三生万物。万物负阴而抱阳,冲气以为和。"《素问·玉版论要》云:"道之至数,无色脉变,揆度奇恒,道在于一。"

《庄子·天运》云:"天有六极五常,帝王顺之则治,逆之则凶。"《内经》以五运六气理论揭示天人相应之机,虽无帝王治国之论,却为王冰、刘温舒等人所发挥。

老子创立"精气"概念,有"精气为人"的文字记载,道家把精气看做是天地万物的本原,《管子·业内》云:"精也者,气之精也"。"精气"思想是《内经》理论的核心,《素问·金匮真言论》云:"夫精者,身之本也"。

道家"无为而无不为"的思想,亦为《内经》所用。《老子·八十章》云:"甘其食,美其服,安其居,乐其俗",《素问·上古天真论》云:"故美其食,任其服,乐其俗,高下不相慕,其民故曰朴。"又云:"上古圣人之教下也,皆谓之虚邪贼风,避之有时,恬淡虚无,真气从之,精神内守,病安从来。"《内经》理论充分体现了道家思想。

3.儒家思想　《汉书·艺文志》云:"儒家者流,盖出于司徒之官,助人君顺阴阳明教化者也。"儒家学派创始人为孔子(公元前551—公元前479年)。其中心思想是"仁"和"中和",孟子承其道,儒家思想又称孔孟之道。

《素问·生气通天论》云:"阴平阳秘,精神乃治;阴阳离决,精气乃绝。"《素问·至真要大论》云:"谨察阴阳之所在而调之,以平为期。"

《灵枢·师传》云:"黄帝曰:余闻先师有所心藏,弗着于方。余愿闻而藏之,则而行之,上以治民,下以治身,使百姓无病,上下和亲,德泽下流,子孙无忧,传于后世……顺之奈何? 岐伯曰:入国问俗,入家问讳,上堂问礼,临病人问所便。"

《内经》充分体现了中和与仁、礼之学为核心的儒家思想。

4. 阴阳家　阴阳家为战国时期提倡阴阳五行的一个学派,代表人物为战国末期齐人邹衍等。邹衍约公元前305—公元前240年间,为齐国稷下学者,其学说谈天论人,应天象,顺四时,是其所长,而拘于鬼神则为其所短。班固《汉书·艺文志》对阴阳家学说进行了评论:"阴阳家者流,盖出于羲和之官,敬顺昊天,历象日月星辰,敬授民时,此其所长也,及拘者为之,则牵手禁忌,泥于小数,舍人事而任鬼神。"《内经》摒弃其短,扬其所长,将天地之变科学地与自然界气候、物候、人体生理病理相联属,以阴阳五行为理论基础,形成了完善的祖国医学理论巨著。

《素问·阴阳应象大论》云:"水为阴,火为阳。阳为气,阴为味",《素问·脉要精微论》云:"万物之外,六合之内,天地之变,阴阳之应",《灵枢·阴阳系日月》云:"且夫阴阳者,有名而无形,故数之可十,离之可百,散之可千,推之可万"。阴阳五行贯穿于《内经》始终,以阴阳五行为基本的理论方法是中医学的基本特点之一,是汉代社会、政治、学术的时代特征表现。

《内经》中的文化内涵远不止于易,除了要了解"和"乃儒家,"养生"则道家,阴阳学说出于阴阳家,其他如法家、墨家、兵家等思想,对《内经》都有影响。这些中华文明传统文化理论思想在《内经》中都有体现,文化背景对中医理论学习至关重要。

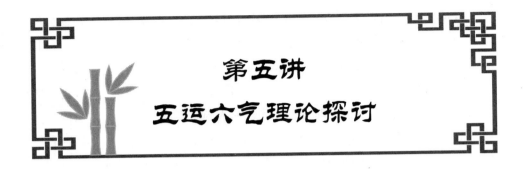

第五讲
五运六气理论探讨

一、五运六气是中医学术理论的渊源

五运六气是我国古代研究天文、气象变化及其对自然界生物影响的一门学说,以天人相应为理论基础,研究人体发病与防病治病规律。

《黄帝内经》运用五运六气学说研究天文、气象、气候、物候与人体生理、病理相关性,探讨五运六气节律变化来研究人体与自然气候的关系,大多篇章都论述了天人相应的道理。《素问·宝命全形论》云:"人以天地之气生,四时之法成。"《素问·阴阳应象大论》云:"不法天之纪,不用地之理,则灾害至矣。"

中医学的"天人相应"思想,自然观、整体观、恒动观、气化学说、病因病机学说、治则治法、制方选药等均渊源于《黄帝内经》的五运六气七篇大论(《天元纪大论》《五运行大论》《六微旨大论》《气交变大论》《五常政大论》《六元正纪大论》《至真要大论》)。这七篇大论从寥廓的宇宙悬朗周旋于天空上的日月星辰,到地面上的草木虫兽、谷肉果菜,从寒暑的往来更替到生命的生长壮老已,在如此广阔的背景上,揭示出了人体生命现象、病因病机、诊断治疗、遣方用药、养生防病等一系列规律。充分反映了中医理论体系的形成过程,是中医理论的基础和渊源。《内经》的精髓均来之于古人进行"五运六气"的实践活动,是"五运六气"把整个中医理论与人体生理病理、与大自然紧密地联系在一起,运转了起来。五运六气是中医"天人相应"医学模式的运转机制。

《尚书·尧典》云:"乃命羲和,钦若昊天,历象日月星辰,敬授人时。"以《内经》理论为纲,遵循"天人相应"这一思想脉络,五运六气是中医基础理论的核心。

阴阳学说的形成源自古人对白天和黑夜的认识,其背景为地球绕太阳的自转运动,《素问·阴阳应象大论》云:"阴阳者,天地之道也,万物之纲纪,变化之父母,生杀之本始,神明之府也。"《素问·天元纪大论》云:"夫五运阴阳者,天地之道也,万物之纲纪,变化之父母,生杀之本始,神明之府也。"以圭表测影的方法观察天度自然规律,《素问·六节脏象论》云:"立端于始,表正于中,推余于终,而天度毕矣。"又云:"天度者,所以制日月之行也;气数者,所以纪化生之用也。"《素问·六微旨大论》云:"因天之序,盛衰之时,移光定位,正立而待之。"根据节气的变化记述人体发病与气候、物候的关系。

五行理论的产生源于古人对天体运行自然现象的观察,《素问·五运行大论》云:"览《太始天元册》文曰:丹天之气,经于牛女戊分;黅天之气,经于心尾已分;苍天之气,经于危室柳鬼;素天之气经于亢氐昴毕;玄天之气,经于张翼娄胃。所谓戊已分者,奎、壁、角、轸,则天地之门户也。夫候之所始,道之所生,不可不通也。"指出运气理论五气经天是由二十八宿在天体上的方位来决定的。

《史记·历书》云:"盖黄帝考定星历,建立五行,起消息,正闰余。"五行成为中医理论的说理方法。《素问·生气通天论》云:"天地之间,六合之内,其气九州、九窍、五脏、十二节,皆通乎天气,其生五,其气三。"《素问·六节脏象论》云:"心者,生之本……为阳中之太阳,通于夏气;肺者,气之本……为阳中之太阴,通于秋气;肾者……为阴中之少阴,通于冬气;肝者,罢极之本……为阳中之少阳,通于春气。"《素问·风论》云:"以春甲乙伤于风者为肝风,以夏丙丁伤于风者为心风,以季夏戊已伤于邪者为脾风,以秋庚辛中于邪者为肺风,以冬壬癸中于邪者为肾风。"

《素问·天元纪大论》云:"天有五行御五位,以生寒暑燥湿风",指出以地平五方之位为参照,考察天上五方星辰的周年运动以及自然界气象物候等相应变化。地之五方静而守位,故谓之"五位",天之五星周转不息,故谓之"五行",并由此而化生出五气(风火湿燥寒)、五方(东、南、西、北、中)、五季(春、夏、长夏、秋、冬)、五味(酸苦、甘、辛、咸)、五脏(肝、心、脾、肺、肾)、五体(筋、脉、肉、皮、骨)及五志(怒、喜、思、忧、恐),构成了五行学说体系。

五运,就是木、火、土、金、水五行之气的运动,天地之间,万物阴阳的运动变化,均按五行有规律地进行,故称五运。六气,就是风、寒、暑、湿、燥、火六种气化表现。五运六气与天体行星密切相关,五大行星是围绕太阳运转的行星,古人能够观察到的五大行星运转和围绕地球转的月亮对地球的影响最大,他们正常的运转与大自然产生有规律的影响,应之以五运,因为有五运,才产生六气。五运六气的基础内容就是以五行、六气、三阴三阳为理论基础,依据《内经》五运六气理论及天文历法,以五运阴阳为纲的天地日月星辰学说,运用天干地支来说理天地气象物候变化,探讨人体生理病理和疾病发生之间的相关性,形成五运六气理论体系。

岁运的变化,五季的产生源于大自然的气候特征,上应五大行星,其本质是地球绕太阳的公转运动,人在地球以自我为中心,观察天体运动,以五大行星为参照物。《素问·五运行大论》云:"天垂象,地成形,七曜纬虚,五行丽地。地者,所以载生成之形类也。虚者,所以列应天之精气也。形精之动,犹根本之与枝叶也,仰观其象,虽远可知也。"《鹖冠子·环流》云:"斗柄东指,天下皆春;斗柄南指,天下皆夏;斗柄西指,天下皆秋;斗柄北指,天下皆冬。"《淮南子·天文训》中有五季的记载:"壬午冬至,甲子受制,七十二日;丙子受制,火用事,七十二日;戊子受制,土用事,七十二日。"

《素问遗篇·本病论》说:"气交失易位,气交乃衰,变易非常,即四时失序,万化不安,变民病也。"《素问·气交变大论》云:"五运更治,上应天期。"又云:"夫子之言岁候,其不及太过,而上应五星。今夫德化政令,灾眚变易,非常而有也,卒然而动,其亦为之变乎?岐伯曰:承天而行之,故无妄动,无不应也。"

五运六气具有实践性。以《黄帝内经》运气七篇大论有关天文气象变化与人体发病的方面为例,指出了我们赖以生存的太阳系的物质发生发展变化总规律。地球自然界所以能产生万物,其根本原因在于"九星悬朗,七曜周旋",相互运动所产生的阴阳五行之气(木、火、土、金、水)的运行,而万物的正常变化又赖于五气的正常和协调。

《素问·天元纪大论》云:"考《太始天元册》文曰:太虚寥廓,肇基化元,万物资始,五运终天,布气真灵,揔统坤元,九星悬朗,七曜周旋,曰阴曰阳,曰柔曰刚,幽显既位,寒暑弛张,生生化化,品物咸章。"指出了我们赖以生存的太阳系的物质发生发展变化总规律,充分表述了天文变化与地球气象及生物的关系。

《素问·气交变大论》云:"以道留久,逆守而小,是谓省下。以道而去,去而速来,曲而过之,是谓省遗过也。久留而环,或离或附,是谓议灾与其德也。应近则小,应远则大。芒而大倍常之一,其化甚;大常之二,其眚即发也。小常之一,其化减;小常之二是谓临视,省下之过与其德也。德者福之,过者伐之。是以象之见也,高而远则小,下而近则大。故大则喜怒迩,小则祸福远。岁运太过,则运星北越;运气相得,则各行以道。故岁运太过,畏星失色而兼其母;不及,则色兼其所不胜……亦各从其化也,故时至有盛衰,凌犯有逆顺,留守有多少,形见有善恶,宿属有胜负,征应有吉凶矣。”此段经文精辟地论述了五星运行轨迹变化与自然气化和物化现象的相应关系。“留”与“守”、“去”与“来”、“曲”与“环”、“离”与“附”、“大”与“小”、“近”与“远”均为五星运行轨迹的变化。“芒”是指行星的亮度,“大倍常之一”指亮度大于平常一倍。亮度大,行星离地球近。

《素问·气交变大论》又云:“岁木太过,风气流行,脾土受邪。民病飧泄食减,体重烦冤,肠鸣腹支满,上应岁星(木星)。甚则忽忽善怒,眩冒巅疾。化气不政,生气独治,云物飞动,草木不宁,甚而摇落,反胁痛而吐甚,冲阳绝者死不治,上应太白星(金星)”,“岁火太过,炎暑流行、肺金受邪……上应荧惑星(火星)……上应辰星(水星)”,“岁金不及,炎火乃行……上应荧惑星(火星)、民病肩背瞀重,鼽嚏血便注下,收气乃后,上应太白星(金星),其谷坚芒(指稻一类谷物)……头脑户痛……上应辰星,丹谷不成(指黍类、麦类谷物)、民病口疮,甚则心痛。”《素问·六元正纪大论》云:“太阳司天之政……水土合德,上应辰星、镇星”,“少阴司天之政……金火同德,上应荧惑、太白。”此两篇大论详细论述了运气规律、气象、物候、民病的变化与五大行星之间的对应关系。

五运六气具有操作性,古人把观察到的天文气象变化影响生命活动(动物、植物及人体)的周期(5年、30年、60年)规律与天干地支纪年统一起来,形成一套预测疾病、防治疾病的具体方法,用天干地支就可推演某年的气候特点、物候变化、人体发病的情况,这样就可将气候自然界变化与人体发病结合起来进行预防和诊治,从而达到“上工治未病”的境界。

田文教授用了近20年的时间研究脑血管病的发病与自然环境的关系,其课题“脑梗塞发病运气节律与气象天文相关性分析”对1978—1989年12年间1927例脑梗死的发病时间规律进行统计分析,发现脑梗死发病具有五运六气节律(简称运气节律),与《内经》运气七篇大论中40余处的描述相吻合,1978—

1987年10年间各年脑梗死发病总数即大运具有生物节律性,峰值位于1984年和1985年,各年五运六气的发病均具有生物节律性,各年五运节律的峰值位于客运和主运为宫土的运步上,各年六气节律峰值分别位于三、四、五气,其中太阴湿土客气加临时发病最多,其次为厥阴风木和阳明燥金时,表明脑梗死运气节律与气象变化及天文背景三者之间有对应关系。经烟台气象台气象资料分析显示,烟台市脑梗死发病与本地的气温、湿度、气压及大风暴雨等大气现象的变化均有相关性,与《内经》运气七篇大论所述的气象变化亦相吻合。对北京和紫金山天文台提供的天文资料进行分析,发现木火土金水五大行星视半径的变化与气象变化和脑梗死发病均具有对应关系,提示为形成运气节律的主要天文背景。如木星近则出现风暴,火星近则炎热、土星近则雨湿流行等,表明《内经》运气学说"上应五星"的观点是有天文背景的。

　　五运六气是中医理论的源泉,充分的事实证明了五运六气是古人长期对自然环境与人体发病相关性进行系统观察而总结出来的反映真实客观规律的医学体系,揭示了天地运行规律,与气象、物候、民病的变化对应关系,形成集预防、诊断、治疗、选方用药于一体的整体医学体系,是中医学术理论的核心内容,是中医理论皇冠上的明珠。

二、《黄帝内经》天地之气运动规律探析

　　五运六气理论认为,天地之气是运动的,其运动是有规律的。天地的运行规律是五运六气理论形成的根本和渊源,运气理论的内涵即是对天地之气运行规律的阐释。

　　1. 天地之气的运动规律　　五运六气运动是有规律的。五运分大运和小运,大运是岁运,以木火土金水之序,5年一个循环,以太过、不及10年为一个周期;小运指一年中的五运,有主、客之分。大运、小运理论由金元医家刘完素提出。元代医家薛时平在《注释素问玄机原病式》一书中指出:"五运有大小,六气有主客,大运统治一年,小运各治七十三日,主气有定位之常,客气有加临之变。为民病者小运主气,断然可凭,不中亦不远,其人受客气,经虽有言,难于准用,守真所以独取小运主气,而不及大运客气者,诚有见严此也。"

　　六气在一年之中分六步,循环往复。天气左行,地气右行,环周而不息。《素

问·天元纪大论》云："所以欲知天地之阴阳者,应天之气,动而不息,故五岁而右迁;应地之气,静而守位,故六期而环会,动静相召,上下相临,阴阳相错,而变由生也……周天气者,六期为一备;终地纪者,五岁为一周。"

《素问·五运行大论》云："上者右行,下者左行,左右周天,余而复会也。帝曰:余闻鬼臾区曰,应地者静。今夫子乃言下者左行,不知其所谓也,愿闻何以生之乎?岐伯曰:天地动静,五行迁复,虽鬼臾区其上候而已,犹不能遍明。夫变化之用,天垂象,地成形,七曜纬虚,五行丽地。地者,所以载生成之形类也;虚者,所以列应天之精气也。形精之动,犹根本之与枝叶也,仰观其象,虽远可知也。"

《素问·六微旨大论》云："帝曰:六气应五行之变何如?岐伯曰:位有终始,气有初中,上下不同,求之亦异也。帝曰:求之奈何?岐伯曰:天气始于甲,地气治于子,子甲相合,命曰岁立,谨候其时,气可与期。"

2. 天地之气的水平运动规律

（1）天气的运动规律:天气是指六气运动所产生的自然界风、热、火、湿、燥、寒六种气化,也称六元,为本气,以三阴三阳标识;六元有表里之气,称为中气。本气、中气随六气运行在不同的时期表现出不同的气化特征。

本气的运行规律在一年之中分为六步:初之气为厥阴风木,二之气为少阴君火,三之气为太阴湿土,四之气为少阳相火,五之气为阳明燥金,终之气为太阳寒水,各主60.875天,以成一岁。本气的运行规律遵循了三阴三阳的次序,先阴后阳,从少至多。六步本气称为客气,随年运的不同而岁岁不同。《素问·六微旨大论》云："帝曰:愿闻天道六六之节盛衰何也?岐伯曰:上下有位,左右有纪。故少阳之右,阳明治之;阳明之右,太阳治之;太阳之右,厥阴治之;厥阴之右,少阴治之;少阴之右,太阴治之;太阴之右,少阳治之。此所谓气之标,盖南面而待也。故曰,因天之序,盛衰之时,移光定位,正立而待也。此之谓也。"又云："少阳之上,火气治之,中见厥阴;阳明之上,燥气治之,中见太阴;太阳之上,寒气治之,中见少阴;厥阴之上,风气治之,中见少阳;少阴之上,热气治之,中见太阳;太阴之上,湿气治之,中见阳明。所谓本也,本之下,中之见也,见之下,气之标也,本标不同,气应异象。"

（2）地气运动规律:地气的运行随六气而应,一年之中也分为六步:初之气为厥阴风木,二之气为少阴君火,三之气为少阳相火,四之气为太阴湿土,五之气为阳明燥金,终之气为太阳寒水,各主60.875天,以成一岁。遵循五行相生规律,按木火土金水相生之序运行,称为主气。地气静而守位,岁岁不变,周而往复,体现了正常的气令特征。

天地(客、主)之气互相作用,形成六气,体现自然界气象多变的特点。如《素问·六微旨大论》云:"愿闻地理之应六节气位何如? 岐伯曰: 显明之右,君火之位也;君火之右,退行一步,相火治之; 复行一步,土气治之; 复行一步,金气治之; 复行一步,水气治之; 复行一步,木气治之; 复行一步,君火治之。相火之下,水气承之;水位之下,土气承之; 土位之下,风气承之; 风位之下,金气承之; 金位之下,火气承之; 君火之下,阴精承之。帝曰: 何也? 岐伯曰: 亢则害,承乃制,制则生化,外列盛衰,害则败乱,生化大病。"

(3)岁运的运动规律:岁的运动为岁运,也称中运、大运,体现了地球绕太阳公转,地球绕太阳运行一圈,为一岁。以木、火、土、金、水五运表示,用角、徵、宫、商、羽五音说明,根据岁阴阳属性不同,分为太过不及,按五行每5年运行一周,按太过、不及天干十年一个周期,六十年甲子为一个循环。

(4)主运规律: 一岁之中,地球绕太阳公转,在不同的季节的运行轨迹,表现出不同的气令特征,以木火土金水表示,称为主运。以角、徵、宫、商、羽五音为标识,因此,五季的不同气令特征以五行指代,五季的各种变化,与五行相属,五季对人体脏腑的影响以五行相联,就形成了中医学的特殊理论体系——五运理论体系。

主运五步是固定不移的,体现五季的气令特征。按天干阴阳而定太少,太少有相生规律。《类经图翼》云:"盖太者属阳,少者属阴,阴以生阳,阳以生阴,一动一静,乃成易道。故甲以阳土,生乙之少商;乙以阴金生丙之太羽; 丙以阳水,生丁之少角;丁以阴木,生戊之太徵;戊以阳火,生己之少宫;己以阴土,生庚之少商;庚以阳金,生辛之少羽;辛以阴水,生壬之太角;壬以阳木,生癸之少徵;癸以阴火,复生甲之太宫。"

(5)客运规律: 由于岁运的运动,其运动轨迹年年不同,五季中的气令特点各异。古人发现,五季的气令特点也有规律,其规律与年干相关。每年年干的五行属性与初运的五行属性相同,据此,以每年年干五行属性定为初运,推求出全年的五运,定义为客运。体现了地球公转的不同季节中特殊气令规律。

可以说,五运更多地表现气候特征,六气更多地表现气象特征,气候与气象构成气令。古人将岁运为大运,一年之中主运、客运为小运,那么大运是不同年份的气候特征,小运是每年之中不同季节的气候特征。而一年之中的十二个月,两个月构成一气,一气之中,分为初、中;六气体现了每个月的气象特征。

（6）司天、在泉:古人发现,在天体运行过程中,上半年主要表现出三之气的气象特征,故以三之气名曰司天,下半年主要表现终之气的气象特点,以终之气为在泉。

五运体现了天地之气的共同运动,大运体现了全年总的气候特征,小运体现了五季的气候特征,司天体现了上半年的气象特征,在泉体现了下半年的气象特征,六气是天气、地气的各自运动而表现出的不同节气的气象特征。

3. 天地之气升降运动规律

（1）气交运动:天气下降,地气上升,交互运动,形成气交,形成自然界气令变化。《素问·天元纪大论》云:"在天为气,在地成形,形气相感而化生万物矣。"《素问·至真要大论》云:"主岁者纪岁,间气者纪步也。"《素问·五常政大论》:"微者复微,甚则复甚,气之常也。"《素问·六微旨大论》云:"气之升降,天地之更用也……升已而降,降者谓天;降已而升,升者谓地,天气下降,气流于地;地气上升,气腾于天……故高下相召,升降相因,而变作矣。"

（2）岁运升降:岁之升降,按照五行相生之序,正常有序的运动分平气、太过与不及,表现至而至、至而不至的气候特点,岁运不能正常有序的运动,来年之气候特点不能表现出来,仍然表现往年的气候特点,来年气候特征不显则称为升之不前,往年气候特征仍在则为降之不下。《素问·刺法论》云:"五运之至,有前后与升降往来"。又云:"升降不前,气交有变,即成暴郁……升之不前,即有甚凶也。"

（3）司天在泉升降:司天之气被中运所克制,而不能迁正,为升之不前。在泉之气被中运所克制,不能降之于地,为降之不下。

《素问·本病论》云:"气交有变,是为天地机,但欲降而不得降者,地窒刑之。又有五运太过,而先天而至者,即交不前,但欲升而不得其升,中运抑之,但欲降而不得其降,中运抑之。于是有升之不前,降之不下者,有降之不下,升而至天者,有升降俱不前,作如此之分别,即气交之变,变之有异,常各各不同,灾有微甚者也。"

（4）间气升降

升：指客气的在泉之气的右间至下一年升为司天的左间，间气随之上升。

降：指客气的司天之气的右间至下一年降为在泉之气的左间，间气随之而降。如果上一年的司天或在泉不退位，仍表现上一年六气的气象特征，则下一年的司天或在泉不能迁正，影响左右间气的升降，即不迁正不退位，称为不能升降。

（5）迁正、退位：司天主管上半年的气象特征，新一年如果表现不出司天的气象特点，仍然沿袭上年司天的气象特征，为司天不迁正，主要以上一年司天的气象特征为表现。《素问·刺法论》云："司天未得迁正，使司化之失其常政"。《素问·本病论》云："正司中位，是谓迁正位，司天不得其迁正者，即前司天以过交司之日。即遇司天太过有余日也，即仍旧治天数，新司天未得迁正也。"

新一年应表现当年司天的气象特征，但迁正不前，仍表现为前一气的气象特征，称为不退位，原因是前一气的气过有余。

《素问·刺法论》云："气过有余，复作布正，是名不退位也。使地气不得后化，新司天未可迁正，故复布化令如故也。"《素问·本病论》云："谓其上下升降，迁正退位，各有经论，上下各有不前，故名失守也。是故气交失易位，气交乃变，变易非常，即四时失序，万化不安，变民病也。"

（6）刚柔：刚柔在《内经》中有多种含义，在五运六气理论天地升降运动中，刚柔为天地二干的升降活动。《素问遗篇·刺法论》云："刚柔二干，失守其位。"刚柔明确为干，刚为太过，柔为不及，阳干为刚，阴干为柔。张景岳说："十干五运，分属阴阳。阳干气刚，甲、丙、戊、庚、壬也。阴干气柔，乙、丁、己、辛、癸也。故曰刚柔二干。"王冰《玄珠密语·五运元通纪》云："故运者，丁壬木运，即壬主刚，丁主柔，刚为太过，柔为不及，太过即木气伤土，不及即自衰，自衰即反受金刑。戊癸火运，即戊主刚，癸主柔，刚为太过，柔为不及，太过即火气伤金，不及即反受水刑。甲己土运，即甲主刚，乙主柔，刚为太过，柔为不及，太过即土气伤水，不及即反受木刑。乙庚金运，即庚主刚，乙主柔。刚为太过，柔为不及，太过即金气伤木，不及即反受火刑。丙辛水运，即丙主刚，辛主柔，刚为太过，柔为不及，太过即水气伤火，不及即反受土刑。刚柔失守的本质为天地之气的不和谐，容易化生异常的自然气候，化生大病。

（7）当位、不当位：当位：木运临卯，火运临午，土运临四季，金运临酉，水运临子；不当位：岁不与会，为不当位。当位则气候平和，有邪亦微；不当位则气候乖戾，有邪则甚。《素问·六微旨大论》云："非其位则邪，当其位则正，邪则变甚，正则微。帝曰：何谓当位？岐伯曰：木运临卯，火运临午，土运临四季，金运临酉，水运临子。所谓岁会，气之平也。帝曰：非位何如？岐伯曰：岁不与会也。"

五运六气理论揭示了天地之气运动所产生的自然气候、气象规律及其对人体生命和发病规律的影响，正是天地之气运动而产生了自然界的气令现象，观察天地之气运动所产生的自然现象与人体生命及发病的相互联系，从而形成了中医学天人相应理论，五运六气就是对天人相应理论的具体表现。天地之气的水平运动和升降运动表现出六十年甲子规律、岁运规律、五运规律、六气规律、司天、在泉规律、间气升降规律等。五运六气揭示的天地之气规律运动有常有变，常是天地之气运动所产生的自然界固有规律，变是不同年份、不同节气天地之气运动所产生的自然界特殊不同规律，天地之气运行对自然气候、气象和人体生命及发病产生的影响，正是《内经》运气理论的深刻内涵。揭示天地之气的运动规律，可以使我们更加深刻的认识五运六气理论，更好地指导临床实践。

三、论天人相应

天人相应理论是中医学理论的核心内容，五运六气理论是天人相应理论的具体应用和方法，人法天地而生，人是天地整体的一个有机成分。

1. 天体运行影响自然界万物，人是自然的一部分　我国自有文字记载，就有对天象的观测记录。《尚书·尧典》云："乃命羲和，钦若昊天，历象日月星辰，敬授人时。"《吕氏春秋·情欲》云："人与天地也同，万物之形虽异，其情一体也……故古之治身与天下者，必法天地。"

《素问·天元纪大论》云："太虚廖廓，肇基化元，万物资始，五运终天，布气真灵，揔统坤元，九星悬朗，七曜周旋，曰阴曰阳，曰柔曰刚，幽显既位，寒暑弛张，生生化化，品物咸章。"

《素问·宝命全形论》云："天地合气，命之曰人"，"人以天地之气生，四时之法成"。

《素问·六节脏象论》云:"天食人以五气,地食人以五味。"说明万物资始,天地化人,人的生存依赖天地以供养。

自然之道在于天、地、人的和谐,人和万物的生长壮老已在于天地之气的运动变化。《素问·气交变大论》云:"夫道者,上知天文,下知地理,中知人事,可以长久。此之谓也。帝曰:何谓也?岐伯曰:本气位也。位天者,天文也;位地者,地理也;通于人气之变化者,人事也。故太过者先天,不及者后天,所谓治化而人应之也。"

《吕氏春秋·圜道》云:"日夜一周,圜道也。日躔二十八宿,轸与角属,圜道也。精行四时,一上一下各有遇,圜道也。物动而萌,萌而生,生而长,长而大,大而成,成乃衰,衰乃杀,杀乃藏,圜道也。云气西行,云云然,冬夏不辍;水泉东流,日夜不休,上不竭,下不满,小为大,重为轻,圜道也。"

2. 自然因素影响人体健康与发病

(1)人体的生理、病理与天地相应:日月、星辰(五大行星、北斗)、潮汐、不同的年份、四季、五季、二十四节气、日夜等对人体的生理和病理都有内在的联系和影响。

《素问·生气通天论》云:"天地之间,六合之内,其气九州、九窍、五脏、十二节,皆通乎天气。其生五,其气三。"

《灵枢·经别》云:"余闻人之合于天道也,内有五脏,以应五音、五色、五时、五味、五位也;外有六腑,以应六律,六律建阴阳诸经而合之十二月、十二辰、十二节、十二经水、十二时、十二经脉者,此五脏六腑之所以应天道。"

(2)日月:日月的运动变化对人体的生理病理有明显的影响,人体之气与天地相通,顺应四时变化,人身之阳气靠阳光滋养以温煦,人体气血随月亮的运动而表现盈虚变化。

《素问·生气通天论》云:"天地之间,六合之内,其气九州、九窍、五藏、十二节,皆通乎天气。"又:"阳气者若天与日,失其所,则折寿而不彰,故天运当以日光明。是故阳因而上,卫外者也。"

《素问·上古天真论》云:"法则天地,象似日月,辨列星辰,逆从阴阳,分别四时。"

《素问·六节藏象论》云:"天度者,所以制日月之行也;气数者,所以纪化生之用也。天为阳,地为阴;日为阳,月为阴。行有分纪,周有道理,日行一度,月行十三度而有奇焉,故大小月三百六十五日而成岁,积气余而盈闰矣。立端于始,表正于中,推余于终,而天度毕矣。"

《灵枢·岁露》云:"人与天地相参也,与日月相应也。故月满则海水西盛,人血气积,肌肉充,皮肤致,毛发坚,腠理郄,烟垢著。当是之时,虽遇贼风,其入浅不深。至其月郭空,则海水东盛,人气血虚,其卫气去,形独居,肌肉减,皮肤纵,腠理开,毛发残,膲理薄,烟垢落。当是之时,遇贼风则其入深,其病人也卒暴。"

因此,如果日月的运动变化出现异常,则邪气侵害人体,治疗上要充分考虑日月运动对人体的影响。

《素问·四气调神大论》云:"天明则日月不明,邪害空窍。"

《素问·八正神明论》云:"凡刺之法,必候日月星辰,四时八正之气,气定乃刺之。是故天温日明,则人血淖液而卫气浮,故血易泻,气易行;天寒日阴,则人血凝泣,而卫气沉。月始生,则血气始精,卫气始行;月郭满,则血气实,肌肉坚;月郭空,则肌肉减,经络虚,卫气去,形独居。是以因天时而调血气也。是以天寒无刺,天温无凝。月生无泻,月满无补,月郭空无治,是谓得时而调之。因天之序,盛虚之时,移光定位,正立而待之。故曰月生而泻,是谓脏虚;月满而补,血气扬溢,络有留血,命曰重实;月郭空而治,是谓乱经。"

(3)星辰八正:五大行星、二十八宿的运行,对人体经脉、气血阴阳也产生影响。人身气血运行上应二十八宿,五行之气贯通天地五脏。

《素问·八正神明论》云:"星辰者,所以制日月之行也。八正者,所以候八风之虚邪以时至者也……以日之寒温,月之虚盛,四时气之浮沉,参伍相合而调之,工常先见之,然而不形于外,故曰观于冥冥焉。"

《圣济经》云:"五行之气,上应五星,内彻五脏。"

《灵枢·五十营》云:"天周二十八宿,宿三十六分。人气行一周,千八分。日行二十八宿,人经脉上下、左右、前后二十八脉,周身十六丈二尺,以应二十八宿。"

自然界的气候变化与五星运动亦有密切的联系,岁候太过与不及影响人体生理病理,如岁木太过,上应岁星的变化,风气流行,根据五行生克规律,木克土,影响脾的生理功能,脾土容易感受邪气,产生疾病,临证应顺天而治。

《素问·气交变大论》云："夫子之言岁候,其不及太过,而上应五星……承天而行之,故无妄动,无不应也。卒然而动者,气之交变也,其不应焉。"又云:"岁木太过,风气流行,脾土受邪……上应岁星……化气不正……上应太白星……岁火太过,炎暑流行,肺金受邪……上应荧惑星。岁土太过,雨湿流行,肾水受邪……上应岁星。岁金太过,燥气流行,肝木受邪……上应太白星。岁水太过,寒气流行,邪害心火……上应荧惑、辰星……岁木不及,燥乃大行……上应太白星……岁火不及,寒乃大行……上应辰星。岁土不及,风乃大行……上应岁星。岁金不及,炎火乃行……上应荧惑星……岁水不及,湿乃大行……上应镇星。"

《素问·六元正纪大论》云:"太阳司天之政……水土合德,上应辰星、镇星……阳明司天之正……金火合德,上应太白、荧惑……少阳司天之政……木火同德,上应荧惑、岁星……太阴司天之政……湿寒合德……上应镇星、辰星……少阴司天之政……金火合德,上应荧惑、太白……厥阴司天之政……风火同德,上应岁星、荧惑。"

(4)岁运:岁运的变化对人体疾病也有明显的影响。不同的年份,有太过不及之殊;同一年之中,主运、客运会相互作用,对气候和人体产生影响;主气、客气会化生不同的气象变化,影响人体健康与发病。所以治病必须要了解每一年的岁运、客运和客气,以及司天、在泉,以及他们之间的相互作用对人体所产生的影响。

《素问·六节脏象论》云:"五日谓之候,三候谓之气,六气谓之时,四时谓之岁,而各从其主治焉。五运相袭,而皆治之,终期之日,周而复始,时立气布,如环无端,候亦同法。故曰:不知年之所加,气之盛衰,虚实之所起,不可以为工矣。"

《灵枢·五变》云:"先立其年,以知其时。时高则起,时下则殆,虽不陷下,当年有冲通,其病必起,是谓因形而生病,五变之纪也。"

(5)四季:生命要顺应天地阴阳,法则天地,四季变化,阴阳交替,春生、夏长、秋收、冬藏,人体的气血与之相顺应,四时气候变化,对应人体相应脏腑,人体的脉象也随四时而变化。

《灵枢·逆顺》云:"气之逆顺者,所以应天地、阴阳、四时、五行也。"

《灵枢·顺气一日分为四时》云:"春生、夏长、秋收、冬藏,气之常也,人亦应之"。《素问·六节脏象论》云："心者,生之本……为阳中之太阳,通于夏气;肺者,气之本……为阳中之太阴,通于秋气;肾者……为阴中之少阴,通于冬气;肝者,罢极之本……为阳中之少阳,通于春气。"

《素问·脉要精微论》云："春日浮,如鱼之游在波;夏日在肤,泛泛乎万物有余;秋日下肤,蛰虫将去;冬日在骨,蛰虫周密,君子居室。"又曰："四变之动,脉与之上下,以春应中规,夏应中矩,秋应中衡,冬应中权……合人形以法四时五行而治。"

《素问·四气调神大论》明确指出："夫四时阴阳者,万物之根本也。"

疾病的发生与自然界四时的异常气候有关联,如春天生东风,如果太过异常,影响人体肝脏;夏天生南风,异常则影响人体心脏;秋天生西风,异常则影响人体肺脏;冬天生北风,异常则影响人体肾脏。

《素问·金匮真言论》云："东风生于春,病在肝,俞在颈项;南风生于夏,病在心,俞在胸胁;西风生于秋,病在肺,俞在肩背;北风生于冬,病在肾,俞在腰股;中央为土,病在脾,俞在脊。故春气者病在头,夏气者病在藏,秋气者病在肩背,冬气者病在四肢。"

《素问·阴阳应象大论》云："冬伤于寒,春必温病;春伤于风,夏生飧泄;夏伤于暑,秋必痎疟;秋伤于湿,冬生咳嗽。"《素问·阴阳别论》云："十二从应十二月,十二月应十二脉。"

《素问·阴阳应象大论》云："天有四时五行,以生长收藏,以生寒暑燥湿风;人有五脏化五气,以生喜怒悲忧恐"。

所以,人要顺应四时养生,和于阴阳,以防病治病。春天到来,万物以荣,要早睡早起,散步旅游,顺应春气之生发;夏天万物生长,要保持情绪稳定,享受阳光,适当运动,顺应阳气的发散;秋天凉燥,要早睡早起,保持平和的心态,收敛神气,勿使外泄,多食水果,清肺气,以应秋气;冬天要养精气,早睡晚起,减少运动,以应冬气闭藏。

《素问·四气调神大论》云："春三月,此谓发陈,天地俱生,万物以荣,夜卧早起,广步于庭,被发缓形,以使志生,生而勿杀,予而勿夺,赏而勿罚,此春气之应,养生之道也。逆之则伤肝,夏为寒变,奉长者少。夏三月,此谓蕃秀,天地气交,万物华实,夜卧早起,无厌于日,使志无怒,使华英成秀,使气得泄,若所爱在外,此夏气之应,养长之道也。逆之则伤心,秋为痎疟,奉收者少,冬至重病。秋三月,此谓容平,天气以急,地气以明,早卧早起,与鸡俱兴,使志安宁,以缓秋刑,收敛神气,使秋气平,无外其志,使肺气清,此秋气之应,养收之道也。逆之则伤肺,冬为飧泄,奉藏者少。冬三月,此谓闭藏,水冰地坼,无扰乎阳,早卧晚起,必待日光,使志若伏若匿,若有私意,若已有得,去寒就温,无泄皮肤,使气亟夺,此冬气之应,养藏之道也。逆之则伤肾,春为痿厥,奉生者少……天地四时不相保,与道相失,则未央绝灭。惟圣人从之,故身无奇病,万物不失,生气不竭。逆春气,则少阳不生,肝气内变。逆夏气,则太阳不长,心气内洞。逆秋气,则太阴不收,肺气焦满。逆冬气,则少阴不藏,肾气独沉。夫四时阴阳者,万物之根本也。所以圣人春夏养阳,秋冬养阴,以从其根,故与万物沉浮于生长之门。逆其根,则伐其本,坏其真矣。故阴阳四时者,万物之终始也,死生之本也,逆之则灾害生,从之则苛疾不起,是谓得道。”又云:“从阴阳则生,逆之则死,从之则治,逆之则乱。反顺为逆,是谓内格。”

（6）十二月:十二月之中,人气顺应每月的气候变化而自我调节,适应自然规律。如正月二月,人气在肝;三月四月,人气在脾;五月六月,人气在头;七月八月,人气在肺;九月十月,人气在心;十一月十二月,人气在肾。这是人气与天地相应,每月的运行规律。所以我们在临床实践中,要认识每月的发病特点,以指导治疗。

《素问·诊要经终论》云:“正月二月,天气始方,地气始发,人气在肝。三月四月,天气正方,地气定发,人气在脾。五月六月,天气盛,地气高,人气在头。七月八月,阴气始杀,人气在肺。九月十月,阴气始冰,地气始闭,人气在心。十一月十二月,冰复,地气合,人气在肾。”

《灵枢·五乱》云:“经脉十二者,以应十二月。十二月者,分为四时。四时者,春秋冬夏,其气各异。”

《灵枢·阴阳系日月》云:“寅者,正月之生阳也,主左足之少阳;未者,六月,主右足之少阳。卯者,二月,主左足之太阳;午者,五月,主右足之太阳;辰者,三月,主左足之阳明;巳者,四月,主右足之阳明。此两阳合于前,故曰阳明。申者,七月之生阴也,主右足之少阴;丑者,十二月,主左足之少阴;酉者,八月,主右足之太阴;子者,十一月,主左足之太阴;戌者,九月,主右足之厥阴;亥者,十月,主左足之厥阴。”

《素问·脉解》云:“正月阳气出在上,而阴气盛,阳未得自次也,故肿腰椎痛也。病偏虚为跛者,正月阳气冻解地气而出也,所谓偏虚者,冬寒颇有不足者,故偏虚为跛也……九月阳气尽而阴气盛,故心胁痛也……五月盛阳之阴也,阳盛而阴气加之,故洒洒振寒也。所谓胫肿而股不收者,是五月盛阳之阴也,阳者衰于五月,而一阴气上,与阳始争,故胫肿而股不收也……十一月万物气皆藏于中,故曰病胀;所谓上走心为噫者,阴盛而上走于阳明,阳明络属心,故曰上走心为噫也;所谓食则呕者,物盛满而上溢,故呕也;所谓得后与气则快然如衰者,十二月阴气下衰,而阳气且出,故曰得后与气则快然如衰也……十月万物阳气皆伤,故腰痛也……三月阳中之阴,邪在中,故曰颓疝少腹肿也。"

（7）昼夜: 我们知道,日夜的变化在于地球随太阳运动的自转,形成了昼夜,以分为阴阳。面向太阳则为白天,阳气生发;背向太阳,则为夜晚,阳气潜藏。人体的阳气呈现阳光规律,因此我们在养生、防病、治病过程中,要顺应阳气的特点,适阴阳而安居处。

《素问·生气通天论》云:"故阳气者,一日而主外,平旦人气生,日中而阳气隆,日西而阳气已虚,气门乃闭。是故暮而收拒,无扰筋骨,无见雾露,反此三时,形乃困薄。"

《素问·金匮真言论》云:"平旦至日中,天之阳,阳中之阳也;日中至黄昏,天之阳,阳中之阴也。合夜至鸡鸣,天之阴,阴中之阴也;鸡鸣至平旦,天之阴,阴中之阳也。故人亦应之。"

《灵枢·营卫生会》云:"日中而阳陇为重阳,夜半而阴陇为重阴。故太阴主内,太阳主外,各行二十五度,分为昼夜。夜半为阴陇,夜半后而为阴衰,平旦阴尽而阳受气矣。日中为阳陇,日西而阳衰,日入阳尽而阴受气矣。夜半而大会,万民皆卧,命曰合阴。平旦阴尽而阳受气。如是无已,与天地同纪。"

《灵枢·卫气行》云:"是故一日一夜,水下百刻,二十五刻者,半日之度也,常如是毋已,日入而止,随日之长短,各以为纪而刺之……水下一刻,人气在太阳;水下二刻,人气在少阳;水下三刻,人气在阳明;水下四刻,人气在阴分。水下五刻,人气在太阳;水下六刻,人气在少阳;水下七刻,人气在阳明;水下八刻,人气在阴分。水下九刻,人气在太阳;水下十刻,人气在少阳;水下十一刻,人气在阳明;水下十二刻,人气在阴分。水下十三刻,人气在太阳;水下十四刻,人气在少阳;水下十五刻,人气在阳明;水下十六刻,人气在阴分。水下十七刻,人气在太阳;水下十八刻,人气在少阳;水下十九刻,人气在阳明;水下二十刻,人气在阴分。水下二十一刻,人气在太阳;水下二十二刻,人气在少阳;水下二十三刻,人气在阳明;水下二十四刻,人气在阴分。水下二十五刻,人气在太阳,此半日之度也。从房至毕一十四舍,水下五十刻,日行半度,回行一舍,水下三刻与七分刻之四。《大要》曰:常以日之加于宿上也,人气在太阳,是故日行一舍,人气行三阳行与阴分,常如是无已,天与地同纪,纷纷盼盼,终而复始,一日一夜,水下百刻而尽矣。"又曰:"故卫气之行,一日一夜五十周于身,昼日行于阳二十五周,夜行于阴二十五周,周于五脏。"

人体发生的疾病,有旦慧、昼安、夕加、夜甚的特点,提示我们要预判疾病的发生发展变化规律,提前采取措施,以治未病。

《灵枢·顺气一日分为四时》云:"夫百病者,多以旦慧、昼安、夕加、夜甚……春生、夏长、秋收、冬藏,是气之常也,人亦应之。以一日分为四时,朝则为春,日中为夏,日入为秋,夜半为冬。朝则人气始生,病气衰,故旦慧;日中人气长,长则胜邪,故安;夕则人气始衰,邪气始生,故加;夜半人气入脏,邪气独居于身,故甚也。"

四、论三阴三阳

三阴三阳即厥阴、少阴、太阴、少阳、阳明、太阳。中医古籍里有多种序次不同的三阴三阳,大抵可以归纳为经脉生理特性及其层次类、经脉长短浅深和血气盛衰类、病理反应类、脉诊部位类、时间周期类等。

最早的对三阴三阳记载的文献可能是马王堆汉墓出土的《阴阳脉死候》:"凡三阳,天气也……凡三阴,地气也。"《足臂十一脉灸经》和《阴阳十一脉灸经》中有以太阳、阳明、少阳、太阴、少阴、厥阴命名的经脉名称,是目前中医医籍中所能见到的最早的三阴三阳术语。

三阴三阳在《内经》中的运用已经成熟,《内经》三阴三阳是对成书以前文献的系统整理、灵活运用和阐发。

1. 三阴三阳说明五脏六腑的属性 《灵枢·阴阳系日月》云:"其于五脏也,心为阳中之太阳,肺为阳中之少阴,肝为阴中之少阳,脾为阴中之至阴,肾为阴中之太阴。"《灵枢·九针十二原》云:"阳中之少阴,肺也……阴中之少阳,肝也……阴中之至阴,脾也……阴中之太阴,肾也。"用以说明五脏在阴阳之中的性质和程度。

2. 说明阴阳的程度　《素问·逆调论》云:"所以不能冻栗者,肝一阳也,心二阳也,肾孤脏也,一水不能胜二火,故不能冻栗。"《素问·方盛衰论》云:"三阳绝,三阴微,是为少气。"

3. 说明阴阳量化的多少　《素问·天元纪大论》云:"阴阳之气各有多少,故曰三阴三阳。"《素问·至真要大论》云:"愿闻三阴三阳之三也何谓? 岐伯:气有多少,异用也。"

4. 合月建　古人根据北斗斗柄由东向西转动指示位置来确定月份和节气,斗柄所指方位,称之为"月建"。古代各国采用不同的历法,计有黄帝、颛顼、夏、殷、周、鲁古六历,各历差别主要是岁首不同,黄帝、周、鲁三历建子;(以十一月为岁首),殷历建丑(十二月),夏历建寅(正月),颛顼历建亥(十月)。公元前104年,汉武帝改古六历为太初历,以正月为岁首,即正月建寅。

《素问·脉解》云:"太阳所谓肿腰椎痛者,正月太阳寅,寅太阳也……少阳所谓心胁痛者,言少阳盛也……阳明者午也,五月盛阳之阴也…太阴子也,十一月万物气皆于藏于中……少阴者肾也,十月万物阳气皆伤,故腰痛也……厥阴者辰也,三月阳中之阴,邪在中。"

《素问·阴阳类论》云:"三阳为表,二阴为里,一阴至绝,作朔晦。"《灵枢·阴阳系日月》云:"寅者,正月之生阳也,主左足之少阳;未者六月,主右足之少阳。卯者二月,主左足之太阳;午者五月,主右足之太阳。辰者三月,主左足之阳明;巳者四月,主右足之阳明。"

5. 合四季　以三阴三阳阐明四季阴阳的程度。《素问·四气调神大论》云:"逆春气,则少阳不生,肝气内变。逆夏气,则太阳不长,心气内洞。逆秋气,则太阴不收,肺气焦满。逆冬气,则少阴不藏,肾气独沉。夫四时阴阳者,万物之根本也。"

6. 化十二支　以三阴三阳配属十二地支,用以说明不同年份的属性。《素问·天元纪大论》云:"子午之岁,上见少阴;丑未之岁,上见太阴;寅申之岁,上见少阳;卯酉之岁,上见阳明;辰戌之岁,上见太阳;巳亥之岁,上见厥阴。"

7. 说明六气的变化规律　用三阴三阳阐述六气的变化。《素问·天元纪大论》云:"寒暑燥湿风火,天之阴阳也,三阴三阳上奉之。"

《素问·五运行大论》云："子午之上，少阴主之……不合阴阳……此天地之阴阳也。夫数之可数者，人中之阴阳也，然所合，数之可得者也……天地阴阳者，不以数推以象之谓也。"

六气客气：初之气，厥阴风木；二之气，少阴君火；三之气，太阴湿土；四之气，少阳相火；五之气，阳明燥金；终之气，太阳寒水。《素问·天元纪大论》云："厥阴之上，风气主之；少阴之上，热气主之；太阴之上，湿气主之；少阳之上，相火主之；阳明之上，燥气主之；太阳之上，寒水主之。所谓本也，是谓六元。"

《素问·六微旨大论》云："上下有位，左右有纪，故少阳之右，阳明治之；阳明之右，太阳治之；太阳之右，厥阴治之；厥阴之右，少阴治之；少阴之右，太阴治之；太阴之右，少阳治之。"

8. 三阴三阳指代六经　《内经》以三阴三阳分类六经。《素问·阴阳类论》云："所谓三阳者，太阳为经，三阳脉至手太阴，弦浮而不沉……所谓二阳者，阳明也，至手太阴，弦而沉急不鼓……一阳者，少阳也。"三阳指代太阳，二阳指代阳明，一阳指代少阳。

又云："三阳为经，二阳为维，一阳为游部，此知五脏终始。三阳为表，二阴为里，一阴至绝，作朔晦。"又"三阳为父，二阳为卫，一阳为纪；三阴为母，二阴为雌，一阴为独使。"一阴指代厥阴，二阴指代少阴，三阴指代太阴。

9. 三阴三阳指十二经脉　十二经脉也以三阴三阳以区分。《灵枢·经脉》云："肺手太阴之脉……大肠手阳明之脉……胃足阳明之脉……脾足太阴之脉……心手少阴之脉……小肠手太阳之脉……膀胱足太阳之脉……肾足少阴之脉……手厥阴心包之脉……三焦手少阳之脉……胆足少阳之脉……肝足厥阴之脉。"清楚地表达了十二经脉的名称，与手足之十二经相配属。

10. 三阴三阳指十二经筋　《内经》同样以三阴三阳配属十二经筋。《灵枢·经筋》云："足太阳之筋……足少阳之筋……足阳明之筋……足太阴之筋……足少阴之筋……足厥阴之筋……手太阳之筋……手少阳之筋……手阳明之筋……手心主(心包)之筋……手少阴之筋。"

11. 三阴三阳指十二络　十二络脉也以三阴三阳来表述。《素问·缪刺论》云："邪客于足少阴之络……手少阳之络……足厥阴之络……足太阳之络……手阳明之络……足少阳之络……足少阴之络……足太阴之络。"

12. 三阴三阳指脉象　以三阴三阳说明脉象。《素问·经脉别论》云："少阳脏独至,是厥气也……少阳独至者,一阳之过也……五脉气少,胃气不平,三阴也……一阴至,厥阴之治也……帝曰:少阳脏何象? 岐伯曰:象一阳也……阳明脏何象? ……象大浮也……二阴搏至,肾沉不浮也。"

《素问·阴阳类论》云:"三阳者,太阳为经,三阳脉至手太阴,弦浮而不沉……二阳者,阳明也,至手太阴,弦而沉急不鼓……一阳者,少阳也,至手太阴,上连人迎,弦急悬不绝……三阴者,六经之所主也,交于太阴,伏鼓不浮,上空志心。二阴至肺……一阴独至…此六脉者。"

13. 三阴三阳指气血的多少　人体气血的多少,以三阴三阳来表述。《素问·血气形志》云:"夫人之常数,太阳常多血少气,少阳常少血多气,阳明常多气多血,少阴常少血多气,厥阴常多血少气,太阴常多气少血,此天之常数。"

14. 三阴三阳是生命的物质基础　人体生命的物质基础阴气、阳气,按照阴阳气的程度和量的多少,进一步分三阴三阳:太阳、阳明、少阳、太阴、少阴、厥阴。《素问·热论》:"伤寒一日,巨阳受之……二日阳明受之……三日少阳受之……四日太阴受之……五日少阴受之……七日巨阳病衰……十二日,厥阴病衰。"此处的是三阴三阳既指三阴三阳经脉,又指藏于经脉之中的三阴三阳之气。

15. 三阴三阳之开阖枢　开阖枢是三阴三阳六气运动的表现形式。《素问·阴阳离合论》云:"帝曰:愿闻三阴三阳之离合也,岐伯曰:圣人南面而立,前曰广明,后曰太冲,太冲之地,名曰少阴,少阴之上,名曰太阳……广明之下,名曰太阴,太阴之前,名曰阳明……厥阴之表,名曰少阳……是故三阳之离合也,太阳为开,阳明为阖,少阳为枢……帝曰:愿闻三阴。岐伯曰:外者为阳,内者为阴,然则中为阴,其冲在下,名曰太阴……太阴之后,名曰少阴……少阴之前,名曰厥阴……是故三阴之离合也,太阴为开,厥阴为阖,少阴为枢……阴阳冲冲,积传为一周,气里形表而为相成也。"

三阴三阳在《内经》中的成熟灵活运用,使中医学具有更丰富、深刻的内涵,不能理顺《内经》中三阴三阳关系,后学者如入云雾之中。在《内经》中,《素问》三阴三阳讲的是人体的三阴三阳之气,除了作为说理工具,具体指人体五脏六腑、经脉、脉象等。

《素问》七篇大论所论为天地之阴阳,以天地三阴三阳之气与人体三阴三阳气相合,探讨天、地、人与气候、疾病的关系。《灵枢》三阴三阳除了合月建的论述之外,只有经脉、经筋、络脉等实质内涵了。

五、论 气 化

五运六气是中医理论的基础和渊源,气化学说则是中医五运六气理论的核心和灵魂。气化就是气的运动变化,包括正常的变化与异常的变化,具有天化、地化、人化三个内涵,以及三者之间的交互作用。在五运六气理论中,正常的变化称之为化,异常的变化称之为变。

《素问·天元纪大论》云:"物生谓之化,物极谓之变。"《素问·六微旨大论》:"夫物之生从于化,物之极由乎变,变化之相薄,成败之所由也。"

在人体,化是人体正常的生命活动基础,变则产生疾病。《素问·天元纪大论》云:"夫五运阴阳者,天地之道也,万物之纲纪,变化之父母,生杀之本始……夫变化之为用也,在天为玄,在人为道,在地为化,化生五味,道生智,玄生神。"

天地人万物的生化源于阴阳气的活动,阴阳之气以多少表现为三阴三阳。《素问·天元纪大论》云:"阴阳之气各有多少,故曰三阴三阳也。"《素问·至真要大论》云:"夫阴阳之气,清净则生化治,动则苛疾起,此之谓也。"

1. 天化　《素问·天元纪大论》云:"太虚寥廓,肇基化元,万物资始,五运终天……生生化化,品物咸章。"说明天地万物始于生化。

寒暑燥湿风火,是天之阴阳,以三阴三阳来标示,来说明天地之气的变化。《素问·天元纪大论》云:"上下相召奈何? ……寒暑燥湿风火,天之阴阳也,三阴三阳上奉之。"《素问·六微旨大论》云:"亢则害,承乃制,制则生化,外列盛衰,害则败乱,生化大病。"

(1)五运之化:以木、火、土、金、水五行说明五运之化,合于三阴三阳。

《素问·天元纪大论》云:"夫五运阴阳者,天地之道也,万物之纲纪,变化之父母,生杀之本始,神明之府也。"

《素问·气交变大论》云:"五运更治,上应天期,阴阳往复,寒暑迎随。"

《素问·五运行大论》云:"子午之上,少阴主之; 丑未之上,太阴主之; 寅申之上,少阳主之; 卯酉之上,阳明主之; 辰戌之上,太阳主之; 巳亥之上,厥阴主之。"

《素问·气交变大论》云:"岁木太过,风气流行……岁火太过,炎暑流行……岁土太过,雨湿流行……岁金太过,燥气流行……岁水太过,寒气流行"，"岁木不及，燥乃大行……岁火不及，寒乃大行……岁土不及，风乃大行……岁金不及，炎火乃行……岁水不及，湿乃大行。"

岁运的气化特点各有不同，以岁土不及为例，岁土不及之年，因为五行生克关系，木克土，故见风气流行，气化为风，引发人体气化，以肝脾之气化为发病表现。木气克脾土太过，则必有金气来复，以制亢木，引发肺气的气化。如《素问·气交变大论》云："岁土不及，风乃大行……民病飧泄霍乱，体重腹痛……复则收政严峻，名木苍雕，胸胁暴痛，下引少腹，善太息。"

天地与人气化过程交互，密切联系，与岁运太过不及有密切关系，岁运太过之年，气化先至；岁运不及之年，气化后至。

《素问·六元正纪大论》云："运有余，其至先；运不及，其至后，此天之道，气之常也。"《素问·六微旨大论》云："至而不至，来气不及也；未至而至，来气有余也。"《素问·六元正纪大论》云："运太过则其至先，运不及则其至后。"

（2）六气之化：六气乃风寒暑湿燥火，上下有位，左右有纪，六气之主按照厥阴、少阴、少阳、太阴、阳明、太阳之序，六气之客按厥阴、少阴、太阴、少阳、阳明、太阳之序，气始于厥阴，终于太阳为一周。

厥阴司天，其化为风；少阴司天，其化为热；太阴司天，其化为湿；少阳司天，其化为火；阳明司天，其化为燥；太阳司天，其化为寒。《素问·至真要大论》云："厥阴司天，其化以风；少阴司天，其化以热；太阴司天，其化以湿；少阳司天，其化以火；阳阴司天，其化以燥；太阳司天，其化以寒。以所临脏位，命其病者也。"

六气还有标本中气之化，三阴三阳为标，风寒暑湿燥火为本，与本互为表里的是中气，标本中气相互作用，完成天地气化。《素问·六微旨大论》云："少阳之上，火气治之，中见厥阴；阳明之上，燥气治之，中见太阴；太阳之上，寒气治之，中见少阴；厥阴之上，风气治之，中见少阳；少阴之上，热气治之，中见太阳；太阴之上，湿气治之，中见阳明。"

《素问·至真要大论》云："是故百病之起，有生于本者，有生于标者，有生于中气者，有取本而得者，有取标而得者，有取中气而得者。"

六气按三阴三阳之序运化于天，人与万物三阴三阳与之相应。当位则是正常的气化，不当位则是异常之变，是邪气产生之源。如《素问·六微旨大论》所说："非其位则邪，当其位则正。"六气之运行开始于甲，与开始于子的地气相合,成为每岁之始,命为岁立,产生四时气象的变化,不当位则化生疾病。《素问·五运行大论》云:"不当其位者病,迭移其位者病,失守其位者危。"

《素问·六元正纪大论》云:"厥阴所至为生化,少阴所至为荣化,太阴所至为濡化,少阳所至为茂化,阳明所至为坚化,太阳所至为藏化,布政之常也。"说明了六气所至能促进万物出现不同的生化现象。

《素问·六元正纪大论》云:"厥阴所至为毛化,少阴所至为羽化,太阴所至为倮化,少阳所至为羽化,阳明所至为介化,太阳所至为鳞化,德化之常也。"说明了六气所至在正常情况下对动物生长繁殖产生的不同影响。

《素问·至真要大论》云:"夫百病之生也,皆生于风寒暑湿燥火,以之化之变也。"说明疾病的产生源于六气之变。

《素问·六元正纪大论》云:"太阴雨化,施于太阳;太阳寒化,施于少阴;少阴热化,施于阳明;阳明燥化,施于厥阴;厥阴风化,施于太阴。"说明六淫致病,其病证性质可循六淫所胜方向转化。

六气有胜复之化。《素问·至真要大论》云:"有胜则复,无胜则否。"胜气是指本运之气偏胜,复气是指所不胜之气。《素问·五运行大论》云:"气有余,则制己所胜而侮所不胜;其不及,则己所不胜侮而乘之,己所胜轻而侮之。侮反受邪,侮而受邪,寡于畏也。"

不迁正之化,主要指六气之司天之气应到位而未到位,产生异常的气化过程。《素问遗篇·刺法论》云:"司天未得迁正,使司化之失其常政","太阳复布,即厥阴不迁正……厥阴复布,少阴不迁正……少阴复布,太阴不迁正……太阴复布,少阳不迁正……少阳复布,则阳明不迁正……阳明复布,太阳不迁正"。又曰:"气过有余,复作布政,是各不退位也。使地气不得后化,新司天未可迁正,故复布化令如故也。"

不退位之化,指正常的司天应退位而不退位,仍停留在下一年的司天位置上,影响正常气化的过程。《素问遗篇·刺法论》云:"子午之岁,天数有余,故少阴不退位也,热行于上,火余化布天……丑未之岁,天数有余,故太阴不退位也,湿行于上,雨化布天……寅申之岁,天数有余,故少阳不退位也,热行于上,火化布天……卯酉之岁,天数有余,故阳明不退位也,金行于上,燥化布天……辰戌之岁,天数有余,故太阳不退位也,寒行于上凛水化布天……故天地气逆,化成民病。"

升降不前之化,指六气升降运动的异常,当升不升,当降不降,而引起的异常气化,发病会迅猛剧烈。《素问遗篇·刺法论》云:"升降不前,气交有变,即成暴郁。"

(3)运气之化:五运、六气相互作用,形成运气之化,具有不同的表现形式。

1)同化:运与气的五行属性相同,为同化。如风化木,火化暑,土化湿,金化燥,水化寒。《素问·六元正纪大论》云:"风温春化同,热曛昏火夏化同,胜与复同,燥清烟露秋化同,云雨昏暝埃长夏化同,寒气霜雪冰冬化同,此天地五运六气之化,更用盛衰之常也。"

①天符:天符是岁运的五行属性,与司天相同,气化所产生的疾病较危急。《素问·天元纪大论》云:"应天为天符。"《素问·六微旨大论》云:"土运之岁,上见太阴;火运之岁,上见少阳、少阴;金运之岁,上见阳明;木运之岁,上见厥阴;水运之岁,上见太阳……天之与会也,故《天元册》曰天符。"

②岁会:木运临卯,火运临午,土运临四季,金运临酉,水运临子,为岁会。岁会是指岁运的五行属性与年支的五行方位属性相同。《素问·六微旨大论》云:"木运临卯,火运临午,土运临四季,金运临酉,水运临子,所谓岁会,气之平也。"

③同天符:同天符是阳干之年,太过岁运的五行属性与在泉之气相同,所产生的气化过程。《素问·六元正纪大论》云:"太过而同天化者三……甲辰甲戌太宫下加太阴,壬寅壬申太角下加厥阴,庚子庚午太商下加阳明,如是者三……加者何谓?岐伯曰:太过而加同天符。"

④同岁会:同岁会是不及的岁运五行属性与在泉之气相同。《素问·六元正纪大论》云:"不及而同地化者亦三……癸巳癸亥少徵下加少阳,辛丑辛未少羽下加太阳,癸卯癸酉少徵下加少阴,如是者三……不及而加,同岁会也。"

⑤太乙天符:太乙天符即时值天符年,又是岁会年的年份,其气化所产生的疾病往往危重。《素问·六微旨大论》云:"天符岁会何如?岐伯曰:太一天符之会也。"《素问·天元纪大论》说:"三合为治。"《素问·六微旨大论》指出:"太一天符为贵人……中贵人者,其病暴而死。"

2)运气异化:运生气为小逆;运克气,为不和。岁运不及之年,气克运,为天刑。岁运太过之年,气生运,为顺化。

3)平气之化:如运太过而被抑,运不及而得助,为平气之化,全年气候比较平和,异常的气化较少,民亦少病。《类经图翼》云:"平气,如运太过而被抑,运不及而得助也。"

2. 地化　《素问·天元纪大论》云:"木火土金水,地之阴阳也,生长化收藏下应之。"

地气之化应于天气之化。《素问·至真要大论》云:"帝曰:地化奈何? 岐伯曰:司天同候,间气皆然。"《素问·五运行大论》云:"厥阴在上则少阳在下,左阳明右太阴;少阴在上则阳明在下,左太阳右少阳;太阴在上则太阳在下,左厥阴右阳明;少阳在上则厥阴在下,左少阴右太阳;阳明在上则少阴在下,左太阴右厥阴;太阳在上则太阴在下,左少阳右少阴。"

地气的运化顺序为少阳、阳明、太阳、厥阴、少阴、太阴与天气相应。

地化运行在人之下,太虚之中。《素问·五运行大论》云:"地为人之下,太虚之中者也……故燥胜则地干,暑胜则地热,风胜则地动,湿胜则地泥,寒胜则地裂,火胜则地固矣。"此乃地气之化。

3. 天地化　天地气化通过相互交感而完成。《素问·五运行大论》云:"夫变化之用,天垂象,地成形,七曜纬虚,五行丽地。地者,所以载生成之形类也。虚者,所以列应天之精气也。形精之动,犹根本与枝叶也。"

《素问·五运行大论》云:"上下相遘,寒暑相临,气相得则和,不相得则病",又云:"上者右行,下者左行,左右周天,余而复会也。"上者指天气,下者指地气,左右为间气。在泉为下,司天为上。上即为天气之所司,故曰司天。下即为地气之所主,故曰在泉。《素问·至真要大论》云:"主岁者纪岁,间气者纪步也。"主岁即指司天、在泉之气主司全年气化,间气只主司所在时位之气化。

《素问·天元纪大论》云:"神在天为风,在地为木,在天为热,在地为火,在天为湿,在地为土,在天为燥,在地为金,在天为寒,在地为水,故在天为气,在地成形,形气相感而化生万物矣。然天地者,万物之上下也……气有多少,形有盛衰,上下相召而损益彰矣。"又云:"天地之阴阳者,应天之气,动而不息,故五岁而右迁,应地之气,静而守位,故六期而环会,动静相召,上下相临,阴阳相错,而变由生也……天以六为节,地以五为制。"

自然气候,生命活动在于天地间五运六气的气化运动,天地之气互根互用,以成天地之机。《素问·至真要大论》云:"厥阴司天为风化,在泉为酸化,司气为苍化,间气为动化。少阴司天为热化,在泉为苦化,不司气化,居气为灼化。太阴司天为湿化,在泉为甘化,司气为黔化,间气为柔化。少阳司天为火化,在泉为苦化,司气为丹化,间气为明化。阳明司天为燥化,在泉为辛化,司气为素化,间气为清化。太阳司天为寒化,在泉为咸化,司气为玄化,间气为藏化。故治病者,必明六化分治,五味五色所生,五脏所宜,乃可以言盈虚病生之绪也。"

《素问·六元正纪大论》云:"岁半之前,天气主之;岁半之后,地气主之。"

《素问·至真要大论》云:"厥阴司天,风淫所胜……少阴司天,热淫所胜……太阴司天,湿淫所胜……少阳司天,火淫所胜……阳明司天,燥淫所胜……太阳司天,寒淫所胜。"

《素问·至真要大论》云:"岁少阳在泉,火淫所胜……岁阳明在泉,燥淫所胜……岁厥阴在泉,风淫所胜……岁少阴在泉,热淫所胜……岁太阴在泉……湿淫所胜。"

《素问·六元正纪大论》云:"天气不足,地气随之。地气不足,天气从之。运居其中而常先也。"

《素问·至真要大论》云:"天地合气,六节分而万物化生矣。"

4. 人化　人与天地相通,人之气化与天地相应。《素问·五运行大论云》:"寒暑燥湿风火,在人合之奈何? 其于万物何以生化? ……东方生风,风生木,木生酸,酸生肝,肝生筋,筋生心……化生五味……南方生热,热生火,火生苦,苦生心,心生血,血生脾……中央生湿,湿生土,土生甘,甘生脾,脾生肉,肉生肺……西方生燥,燥生金,金生辛,辛生肺,肺生皮毛,皮毛生肾……北方生寒,寒生水,水生咸,咸生肾,肾生骨髓,髓生肝……五气更立,各有所先,非其位则邪,当其位则正。"此乃人之生化。

《素问·天元纪大论》云:"天有五行,御五位,以生寒暑燥热湿风,人有五脏,化五气,以生喜怒思忧恐,论言五运相袭皆治之,终期之日,周而复始。"

天地人交感以气化,各自表现出不同但相互联系的特征,产生四季、五季,七十二候。气的升降出入运动,年年岁岁,生生化化,化变有律,可以应天象而预知。

《素问·五运行大论》云:"风寒在下,燥热在上,湿气在中,火游行其间,寒暑六入,故令虚而生化也。"

《素问·六微旨大论》云:"高下相召,升降相因,而变作矣","言天者求之本,言地者求之位,言人者求之气交……气上下之位,气交之中,人之居也。"

六、论标本中气

标本中气之释,古今多从王冰,似有定论,但不经推演,推原经文,其义可明。

1. **标**　标指三阴三阳,即厥阴、少阴、太阴,少阳、阳明、太阳。是六气的说理工具,用以说明天道六气的盛衰,是对三阴三阳程度的分析判断,符合了六气的发生发展运行变化规律。《素问·六微旨大论》云:"愿闻天道六六之节盛衰何也? 岐伯曰:上下有位,左右有纪。故少阳之右,阳明治之;阳明之右,太阳治之;太阳之右,厥阴治之;厥阴之右,少阴治之;少阴之右,太阴治之;太阴之右,少阳治之。此谓气之标,盖南面而待也。"

2. **本**　本是自然界风寒暑湿燥火六气现象,基于自然规律。《素问·天元纪大论》云:"所谓本也,是谓六元。"《素问·六微旨大论》云:"因天之序,盛衰之时,移光定位,正立而待之。"少阳司天,火气主治;阳明司天,燥气主治;太阳司天,寒气主治;厥阴司天,风气主治;少阴司天,热气主治;太阴司天,湿气主治。

3. **中气**　中气,是天气。用三阴三阳表示,与标气相应,互为表里,与标气阴阳相对。《素问·六微旨大论》云:"本之下,中之见也,见之下,气之标也,本标不同,气应异象。"

少阳司天,火气为本,中气为厥阴;阳明司天,燥气为本,中气为太阴;太阳司天,寒气为本,中气为少阴;厥阴司天,风气为本,中气为少阳;少阴司天,热气为本,中气为太阳;太阴司天,湿气为本,中气为阳明。中气是标气的表里之气,两者阴阳互制,维持天气动态平衡。

对中气的认识,很多人存在误解,有以地气,有以人气。如刘完素曰:"中气者,人气也,人气为病矣。"

4. **标本中气的关系**　自然界的六气自然现象,以三阴三阳定性标识,为天气之标,标气与中气互为表里,互为制约,共同作用,体现动态天气阴阳变化规律,表现出风寒暑湿燥火六气之本的特征性天气变化(表8)。

表8　标本中气的关系

本	火	燥	寒	风	热	湿
中	厥阴	太阴	少阴	少阳	太阳	阳明
标	少阳	阳明	太阳	厥阴	少阴	太阴

当自然界天气表现风气流行时,厥阴风木为标,中气为少阳,木生火,火性炎上,表现火的特性,少阳相火成为人体产生疾病主要影响因素;表现燥气时,阳明燥气为标,中气为太阴,土生金,金潜于土,表现土的特性,太阴湿土成为人体产生疾病的主要影响;表现火气时,少阳相火为标,厥阴风木为中气,木生火,火性炎上,火则成为影响人体产生疾病的主要原因;表现湿气时,太阴湿土为标,阳明燥金为中气,土生金,金藏于土,湿为土象,故湿则成为人体疾病之原因;寒气为本时,太阳寒水为标,少阴君火为中气,水克火,寒与火互相克制,两者均可能成为影响人体发生疾病的原因;热为本时,少阴君火为标,太阳寒水为中气,寒、火互制,两者为影响人体发病的原因。

标本中气揭示了天之六气深刻的道理:六元本气表现的不同特征,与标气和中气相互生克制约有密切关系,体现了天之六气的自稳机制,诠释了阴中有阳,阳中有阴,阴阳互生互制之天道。

5. 从化　标本中气有从化规律:少阳与太阴从本而化;少阴、太阳所化从本亦从标;阳明、厥阴之化既不从本也不从标,从化于中气。《素问·至真要大论》云:"气有从本者,有从标本者,有不从标本者也。"

对此,唐代王冰作了解释:"少阳之本火,太阴之本湿,本末同,故从本也……少阴之本热,其标阴,太阳之本寒,其标阳,本末异,故从本从标……阳明之中太阴、厥阴之中少阳,本末与中不同,故不从标本从乎中也。"张介宾亦言:"要之五行之气,以木遇火,则从火化,以金遇土,则从湿化,总不离于水流湿火就燥,同气相求之义耳。"

王冰之解乍看似乎有理,标本同气,皆从本化,少阳之本火,太阴之本湿,本末同,故从本;但是阳明之本为燥金,本末之性质也是相同的,但王冰却不以视,但从本末与中不同而解从中,显然不合理。所以王冰、张介宾等但从气的属性归所从,不合《内经》之旨。标本中气的从化关系不是从气的属性而言,其生、其化更不是同气相求所表达的意义,应从五行之气生克规律找答案。

113

　　辰戌之岁，太阳司天，太阴在泉，气化运行先天。在天本气为寒，标以太阳，中气为少阴。《素问·六微旨大论》云："太阳之上，寒气治之，中见少阴"。少阴与太阳互为表里，寒与热相对，水与火互制，体现了阴阳平衡之理，天气平和；其发病，因为寒水克君火，故其发病特点从本、从标，《素问·至真要大论》云："少阴太阳从本从标。"

　　卯酉之岁，阳明司天，少阴在泉，气化运行后天。在天本气为燥，标以阳明，中气为太阴。《素问·六微旨大论》云："阳明之上，燥气治之，中见太阴。"阳明与太阴互为表里，湿与燥相对，土与金相生，体现了阴阳相生之理，天气以燥为主。因为太阴湿土生阳明燥金，金之性为凉，故有清的特征，金之化为燥，故现燥的化象，金得湿土之生，显本性之清，但阳明燥金司天，气化之象更显，因此天气相对干燥。太阴湿土生阳明燥金，金藏于土，湿为本，此自然之理，故其发病，不从标本，从中气。《素问·至真要大论》云："阳明厥阴不从标本，从乎中也。"

　　寅申之岁，少阳相火司天，厥阴风木在泉，气化运行先天。在天本气为火，标以少阳，中气为厥阴。《素问·六微旨大论》云："少阳之上，火气治之，中见厥阴。"厥阴与少阳互为表里，风与火相应，木与火相生，体现了阴阳相生之理，天气以火热为主。厥阴风木生少阳相火，其发病，按照五行相生规律，母生子旺，且火见风则炽，此自然之理，加司天之气旺，故从本，《素问·至真要大论》云："少阳太阴从本。"

　　丑未之岁，太阴湿土司天，太阳寒水在泉，气化运行后天。在天本气为湿，标以太阴，中气为阳明。《素问·六微旨大论》云："太阴之上，湿气治之，中见阳明。"太阴与阳明互为表里，湿与燥相对，土与金相生，体现了阴阳相生、相克之理，金之性为凉，故有清的特征，金之化为燥，故现燥的化象，金得湿土之生，显本性之清，天气相对清凉。太阴湿土生阳明燥金，金藏于土，湿为本，故其发病，从本。《素问·至真要大论》云："少阳太阴从本。"

　　子午之岁，少阴君火司天，阳明燥金在泉，气化运行先天。在天本气为热，标以少阴，中气为太阳寒水。《素问·六微旨大论》云："少阴之上，热气治之，中见太阳。"少阴与太阳互为表里，寒与热相对，水与火相克，体现了阴阳相克之理，天气较为平和。

　　太阳寒水克少阴君火，其发病，如果按照生克规律，应从中气，但此少阴君火司天，中气克主无力，君火侮而行君令，故从本从标。《素问·至真要大论》云："少阴太阳从本从标。"

已亥之岁，厥阴风木司天，少阳相火在泉，气化运行后天。在天本气为风，标以厥阴，中气为少阳。《素问·六微旨大论》云："厥阴之上，风气治之，中见少阳。"厥阴与少阳互为表里，风与火相应，木与火相生，体现了阴阳相生之理，天气以火热为主。厥阴风木生少阳相火，其发病，按照生克规律，母生子旺，火见风则炽，故从中气。《素问·至真要大论》云："阳明厥阴不从标本，从乎中也。"

6. 指导临床　《素问·至真要大论》云："知标与本，用之不殆，明知逆顺，正行无问。此之谓也。不知是者，不足以言诊，足以乱经。故《大要》曰：粗工嘻嘻，以为可知，言热未已，寒病复始，同气异形，迷诊乱经。此之谓也。夫标本之道，要而博，小而大，可以言一而知百病之害。言标与本，易而勿损，察本与标，气可令调，明知胜复，为万民式，天之道毕矣。"

标本中气反映了六气气化理论，人在气交之中，人的生理病理亦随着六气之化而发生不同的变化，疾病的发生亦与标本中气密切相关，我们要明辨标本中气的生化关系，以指导临床。凡治病，必知天地标本之为害，明其顺逆，方可言诊；以气之同异而求标本，当为粗工；标本之道，以小言大，以要言博，只有阴阳五行生克之理可以概括，方可以言一而知百病之害，标本之微，胜复之理，以应天道，天道者，阴阳五行生克之理也，故仲景明标本言伤寒，而知百病之为害。张介宾曰："六气之太过不及，皆能为病，病之化生，必有所因，或从乎本，或从乎标，或从乎中气，知其所以，则治无险也。"博而约之，当自然界显示风气流行时，少阳相火是人体发病的主要原因，从相火论治，确定治则；当出现燥气流行时，从太阴湿土论治；当出现火气流行时，从火论治；当出现湿气流行时，从湿论治；当出现寒水之象时，根据自然界的胜克规律，结合自然现象不同的表现，从寒从少阴君火论治，出现热象时，也要根据不同的表现，从寒、从少阴论治。明标本中气，诊之无过，用之不迨也。

七、南政北政探微

《内经》南政、北政之说自王冰以后，其解释五花八门，各似有理，但均不能合理。

1. 渊源　南、北政论载于《素问·至真要大论》，讨论人体脉与天之相应关系。《素问·至真要大论》云:"阴之所在寸口何如? 岐伯曰: 视岁南北,可知之矣……北政之岁,少阴在泉,则寸口不应;厥阴在泉,则右不应;太阴在泉,则左不应。南政之岁,少阴司天,则寸口不应;厥阴司天,则右不应;太阴司天,则左不应。"

《素问·至真要大论》云:"帝曰: 尺候何如? 岐伯曰: 北政之岁,三阴在下,则寸不应;三阴在上,则尺不应。南政之岁,三阴在天,则寸不应;三阴在泉,则尺不应。左右同。"

说明南政之岁、北政之岁人体的脉象表现是不同的。北政之岁,如果少阴君火在泉,那么表现在脉象特点在于寸口脉不应于人气;如果是厥阴风木在泉,则人体右侧寸口之脉与人气不应;如果是太阴湿土在泉,那么,寸口脉象表现则是左侧寸口之脉不应于人气。南政之岁,如果见司天为少阴君火,那么表现为寸口脉不应于人气;如果厥阴风木司天,那么人体右侧寸口脉不应于人气;如果是太阴湿土司天,则人体脉象表现人体左侧脉不应于人气。如果北政岁,太阴、少阴、厥阴三阴在泉,脉象仍表现为人体脉在寸不应;如果太阴、少阴、厥阴三阴司天,则太阳、阳明、少阳在泉,脉象表现出尺候不应于人气。南政岁,如果太阴、少阴、厥阴三阴司天,那么太阳、阳明、少阳在泉,脉象表现在寸口不应;如果太阴、少阴、厥阴三阴在泉,那么太阳、阳明、少阳司天,脉象则以尺脉不应人气。

2. 关于南政、北政的认识

(1)南政指甲己土运: 此说由王冰提出。《重广补注黄帝内经素问》王冰注:"木火金水运,面北受气……土运之岁,南面受令。"甲己之年为土运之年,五运中土运为尊,居中央而统于金木水火。故十干以甲己年土运为尊象,主南面行令而为南政;其余乙庚丙丁辛壬戊癸八年为臣象,皆北面受令而为北政。此说为大多数医家所接受,但均为纸上谈兵,无一见证临床,其源王冰,无确考依据。

五运之行,源于天体运动,万物之象,五运是平等的,只是运行时序不同,应象不同,何以尊卑? 六十甲子,岁运的轮转运行,五年之运,不可能有主有辅。

张景岳作了进一步解释,以土生万物为尊,看似有理,但不经推敲。张景岳在《类经图翼·南北政说》中说:"南北政者,即甲己为南政,余为北政是也。"其在《类经图翼·推原南北政说》又云:"南北政之义,诸说皆以甲己属土,为五行之尊,故曰南政,似属牵强……故甲己年必起于甲子月,甲己日必起于甲子时。此甲己二干,所以为十干之首,故象君而为南政,其余则面北象臣而为南政,人之血脉,故亦应之。"以此解释人之血脉相应,于理不符。

(2)南政指戊癸火运:此说为清代医家张志聪所提出,他在《黄帝内经素问集注》中指出:"所谓南北者,阴阳也,五运之中,戊癸化火,以戊癸年为南政,甲乙丙丁己庚辛壬为北政……是以南政之岁居阳,北政之岁,居于阴也。司天在南,在泉在北,此天地之定位,人南面而诊之,寸为阳而在南,尺为阴而在北……反其诊者,以人面南面北而诊之也。盖以图像平置于几上,以司天在南,在泉在北,北政之岁,人面北以诊之,南政之岁,人面南以诊之,则左右之不应可见矣。"此说更是自以为是,把后人引向糊涂,以离火为南,南政之岁居阳,张氏引八卦方位之理,非经《七篇大论》之本原,其说令学者如入雾朦。

(3)黄道南纬为南政说:此说最早源出陆筦泉。陆氏在《运气辨·南北说》中说:"谓南北政之分,在于岁阴有南北之分布。"任应秋先生引陆氏观点并进一步阐释,指出南为黄道南纬,北为黄道北纬。杨力教授引任氏之说,并列表阐明,以黄道划分南北政,是根据运气七篇而定的运气理论是建立在古天文学基础上的,运气理论根本不玄,是有其物质基础的。运气七篇非常注重太阳视运动,其南北方位的划分就是根据太阳视运动而定的。如"移光定位""表正于中"(圭表)都是以太阳黄道为依据的,其对司天在泉左右六气的划分就是以"面北而命其位""面南而命其位",都是太阳视运动的体现(表9)。

表9 南北政划分表

	南纬	北纬
地支	亥、子、丑、寅、卯、辰	巳、午、未、申、酉、戌
二十八宿	角亢氐房心尾箕斗牛女虚危室壁	奎娄胃昴毕觜参井鬼柳星张翼轸
星宫	寿星、大火、析木、星纪、玄枵、诹訾	降娄、大梁、实沈、鹑首、鹑火、鹑尾

以现代天文学认识想当然地加之于古人,虽古人对黄道的认识久远,但《内经》未及,王冰亦无论,此说的理论假说是以六气运行图,扩展之于太阳视运动,认为"面北而命其位""面南而命其位",都是太阳视运动的体现,皆误于六气运行平面图,如张志聪"盖以图像平置于几上,以司天在南,在泉在北",殊知司天是天气的运行,在泉是地气的运行,两者是立体的动态运行,古人为理

解便捷,自刘温舒作图伊始,将天地运行置于同一平面图上,误导了后学。

3.南政、北政之实质

(1)面南、面北:要明白南政、北政之实质,首先要明白何为面南、面北,《素问·阴阳离合论》云:"圣人南面而立,前曰广明,后曰太冲。"《素问·六微旨大论》又云:"所谓气之标,盖南面而立。"杨上善释曰:"古者圣人欲法天、地、人三才形象,处于明堂,南面而立,以取法焉。"

面南、面北是面向南北吗?非也。面南、面北有其深层的天文学和传统的文化背景,是古人观察认识天地人和万物的方法论。伏羲作先天八卦以认识天体自然运行规律,以天为本,顺天论道,揭示大自然的规律,即是以面北观。古代认识天体规律的盖天学说,也是以面北观为方法论形成的天体理论。后天八卦则是以人为本,以人为中心,从自我的角度去认识世间的万事万物,总结社会和人体生命、疾病变化规律,以面南观来区别面北观,其深层天文学背景是浑天说、宣夜说,以说明人、万物和自然气候的变化特点的方法。

古代君王坐北面南以视天下和群臣,群臣跪南面北以面君,百姓求天面北而祷告。

在运气学说面南、面北是如何定位呢?《素问·五运行大论》云:"所谓上下者,岁上下见阴阳之所在也。左右者,诸上见厥阴,左少阴右太阳;见少阴,左太阴右厥阴;见太阴,左少阳右少阴;见少阳,左阳明右太阴;见阳明,左太阳右少阳;见太阳,左厥阴右阳明。所谓面北而命其位,言其见也。帝曰:何谓下?岐伯曰:厥阴在上,则少阳在下,左阳明右太阴;少阴在上,则阳明在下,左太阳右少阳;太阴在上,则太阳在下,左厥阴右阳明;少阳在上,则厥阴在下,左少阴右太阳;阳明在上,则少阴在下,左太阴右厥阴;太阳在上,则太阴在下,左少阳右少阴。所谓面南而命其位,言其见也。"明确说明了观上(天)面北以命其位,观下(地)面南以命其位。刘温舒释曰:"谓司天曰上,位在南方,则面北立,左右乃左西右东也。在泉曰下,位在北方。则面南立,左右乃左东由西也。"

面北而命其位,是对天的认识,其运行根据六气司天,左右间气轮转,顺天气的运行规律而论;面南是对地的认识,以六气在泉,左右间气轮换,是以人自我为中心的认识。

《内经》理论中"正立而待之",即是面北观。如《素问·六微旨大论》曰:"因天之序,盛衰之时,移光定位,正立而待之。"《素问·六节藏象论》:"立端于始,表正于中,推余于终,而天度毕矣。"其"表正于中",亦是面北而观天度。

面南而立,即是对地、人和自然万物的认识,《素问·阴阳离合论》所言:"圣人南面而立,前曰广明,后曰太冲。"广明、太冲讲的是人体的部位,就很容易理解了。

天地交感是有规律的,厥阴在上,则少阳在下,少阴在上,则阳明在下,少阳在上,则厥阴在下,阳明在上,则少阴在下,太阳在上,则太阴在下,上为司天,下为在泉,上下阴阳之气相对呼应,天气不足,地气随之,地气不足,天气从之,天地交感,形成了气的左右、上下动态运动,人和万物在其中,所以平面图误导了后人的思维。

(2)南政、北政:南政、北政,其身后的哲学思想和文化、天文背景,与面南、面北同出一辙,面南是臣位观,探讨在地之客观规律,面北是君位观,探讨天之客观规律,南政、北政亦然。

王冰及后世医家对南政、北政的误解还有一个原因就是没有深究《内经》对南政、北政所讲"视岁南北,可知之矣。"(《素问·至真要大论》)。《内经》讲得非常清楚,视岁南北,而非视南北岁。视岁南北是一岁之中分南北,视南北岁则是不同之岁分南北,王冰及后世医家之误全在于此。

《素问·五运行大论》云:"所谓上下者,岁上下见阴阳之所在也。"《素问·六元正纪大论》云:"岁半之前,天气主之;岁半之后,地气主之。"岁半之前为上,岁半之后为下,上为司天,下为在泉,故岁半之前为北政,岁半之后为南政。南政、北政之义明。

八、运气脉象探微

运气之脉,历代认识多有分歧,尤其是对不应脉的认识,存在诸多模糊。仲景曰:"脉为血气之先见",诊脉之理主要是测人体气血,影响脉诊的因素有三:天气、地气、人气,脉与天地人相应。

1. 脉以胃气为本　人气包括胃气、宗气、血气、脏腑气、经气等内涵,脉诊以血气为主,以胃气为本。《素问·平人气象论》云:"平人之常气禀于胃。胃者平人之常气也,人无胃气曰逆,逆者死。春胃微弦曰平,弦多胃少曰肝病,但弦无胃曰死,胃而有毛曰秋病,毛甚曰今病。藏真散于肝,肝藏筋膜之气也。夏胃微钩曰平,钩多胃少曰心病,但钩无胃曰死,胃而有石曰冬病,石甚曰今病。藏真通于心,心藏血脉之气也。长夏胃微软弱曰平,弱多胃少曰脾病,但代无胃曰死,软弱有石曰冬病,弱甚曰今病。藏真濡于脾,脾藏肌肉之气也。秋胃微毛曰平,毛多胃少曰肺病,但毛无胃曰死,毛而有弦曰春病,弦甚曰今病。藏真高于肺,以行荣卫阴阳也。冬胃微石曰平,石多胃少曰肾病,但石无胃曰死,石而有钩曰夏病,钩甚曰今病。藏真下于肾,肾藏骨髓之气也。胃之大络,名曰虚里,贯膈络肺,出于左乳下,其动应衣,脉宗气也。盛喘数绝者,则病在中;结而横,有积矣;绝不至曰死。乳之下其动应衣,宗气泄也。”又云:“人以水谷为本,故人绝水谷则死,脉无胃气亦死。所谓无胃气者,但得真藏脉不得胃气也。所谓脉不得胃气者,肝不弦肾不石也。太阳脉至,洪大以长,少阳脉至,乍数乍疏,乍短乍长;阳明脉至,浮大而短。夫平心脉来,累累如连珠,如循琅玕,曰心平,夏以胃气为本。病心脉来,喘喘连属,其中微曲,曰心病。死心脉来,前曲后居,如操带钩,曰心死。平肺脉来,厌厌聂聂,如落榆荚,曰肺平,秋以胃气为本。病肺脉来,不上不下,如循鸡羽,曰肺病;死肺脉来,如物之浮,如风吹毛,曰肺死。平肝脉来,软弱招招,如揭长竿末梢,曰肝平,春以胃气为本。病肝脉来,盈实而滑,如循长竿,曰肝病。死肝脉来,急益劲,如新张弓弦,曰肝死。平脾脉来,和柔相离,如鸡践地,曰脾平,长夏以胃气为本。病脾脉来,实而盈数,如鸡举足,曰脾病。死脾脉来,锐坚如鸟之喙,如鸟之距,如屋之漏,如水之流,曰脾死。平肾脉来,喘喘累累如钩,按之而坚,曰肾平,冬以胃气为本。病肾脉来,如引葛,按之益坚,曰肾病。死肾脉来,发如夺索,辟辟如弹石,曰肾死。”

2. 三部之候　天人相应,天地人之气可以脉候,候脉以三部,三部谓上、中、下。

《素问·离合真邪论》云:“夫圣人之起度数,必应于天地,故天有宿度,地有经水,人有经脉。天地温和,则经水安静;天寒地冻,则经水凝泣;天暑地热,则经水沸溢;卒风暴起,则经水波涌而陇起……不知三部者,阴阳不别,天地不分。地以候地,天以候天,人以候人,调之中府,以定三部。”

《素问·三部九候论》云:“天地之至数,始于一,终于九焉。一者天,二者地,三者人,因而三之,三三者九,以应九野。故人有三部,部有三候,以决死生,以处百病,以调虚实,而除邪疾。帝曰:何谓三部?岐伯曰:有下部,有中部,有上部,部各有三候,三候者,有天有地有人也,必指而导之,乃以为真。上部天,两额之动脉;上部地,两颊之动脉;上部人,耳前之动脉。中部天,手太阴也;中部地,手阳明也;中部人,手少阴也。下部天,足厥阴也;下部地,足少阴也;下部人,足太阴也。故下部之天以候肝,地以候肾,人以候脾胃之气。帝曰:中部之候奈何?岐伯曰:亦有天,亦有地,亦有人。天以候肺,地以候胸中之气,人以候心。帝曰:上部以何候之?岐伯曰:亦有天,亦有地,亦有人。天以候头角之气,地以候口齿之气,人以候耳目之气。三部者,各有天,各有地,各有人,三而成天,三而成地,三而成人。三而三之,合则为九,九分为九野,九野为九藏。故神藏五,形藏四,合为九藏。五脏已败,其色必夭,夭必死矣。"

3. 诊脉独取寸口 《内经》三部候脉以诊天地人气,独取寸口,亦有理论依据。五脏六腑之气味皆出于胃,变见于气口,故寸口成为中医诊脉之肯綮。

《素问·五脏别论》云:"帝曰:气口何以独为五脏主?岐伯曰:胃者,水谷之海,六腑之大源也。五味入口,藏于胃以养五脏气,气口亦太阴也。是以五脏六府之气味,皆出于胃,变见于气口。"

后人将天地六气,人之三阴三阳之气,五脏六腑之气,皆从寸口脉诊,体现五行生长之序。《难经本义》云:"右寸手太阴、阳明金,生左尺足太阴、少阴水。太阳、少阴水,生左关足厥阴、少阳木。厥阴、少阳木,生左寸手太阳、少阴火。太阳、少阴火,通右尺手心主少阳火。手心主、少阳火,生右关足太阴、阳明土,复生右寸手太阴、阳明金。此皆五行子母更相生养者也。"

4. 脉应四时阴阳 脉合阴阳,与四季相应,五脏之气,旺于六气。四时之变动,脉与之相应:春应中规,夏应中矩,秋应中衡,冬应中权;六气与人其相应:初之气,人气在肝;二之气,人气在脾;三之气,人气在头;四之气,人气在肺;五之气,人气在心;终之气,人气在肾。

《素问·诊要经终论》云:"正月二月,天气始方,地气始发,人气在肝。三月四月,天气正方,地气定发,人气在脾。五月六月,天气盛,地气高,人气在头。七月八月,阴气始杀,人气在肺。九月十月,阴气始冰,地气始闭,人气在心。十一月十二月,冰复,地气合,人气在肾。"

《素问·脉要精微论》云:"帝曰:脉其四时动奈何?知病之所在奈何?知病之所变奈何?知病乍在内奈何?知病乍在外奈何?请问此五者,可得闻乎？岐伯曰：请言其与天运转大也。万物之外，六合之内，天地之变，阴阳之应，彼春之暖，为夏之暑，彼秋之忿，为冬之怒，四变之动，脉与之上下，以春应中规，夏应中矩，秋应中衡，冬应中权。是故冬至四十五日，阳气微上，阴气微下；夏至四十五日，阴气微上，阳气微下。阴阳有时，与脉为期，期而相失，知脉所分，分之有期，故知死时。微妙在脉，不可不察，察之有纪，从阴阳始，始之有经，从五行生，生之有度，四时为宜，补泻勿失，与天地如一，得一之情，以知死生。是故声合五音，色合五行，脉合阴阳。"

《素问·至真要大论》云："夫气之生，与其化衰盛异也。寒暑温凉盛衰之用，其在四维。故阳之动，始于温，盛于暑；阴之动，始于清，盛于寒。春夏秋冬，各差其分。故《大要》曰：彼春之暖，为夏之暑，彼秋之忿，为冬之怒，谨按四维，斥候皆归，其终可见，其始可知。此之谓也。帝曰：差有数乎？岐伯曰：又凡三十度也。帝曰：其脉应皆何如？岐伯曰：差同正法，待时而去也。脉要曰：春不沉，夏不弦，冬不涩，秋不数，是谓四塞。沉甚曰病，弦甚曰病，涩甚曰病，数甚曰病，参见曰病，复见曰病，未去而去曰病，去而不去曰病，反者死。故曰：气之相守司也，如权衡之不得相失也。夫阴阳之气，清静则生化治，动则苛疾起。此之谓也。"正常的四季脉象，春稍沉，夏稍弦，秋稍数，冬稍涩；如果失于以上特征，谓之四塞。如春脉过于沉，夏脉过于弦，秋脉过于数，冬脉过于涩，是为运气变异为病。

《素问·平人气象论》云："脉有逆从四时，未有脏形，春夏而脉瘦，秋冬而脉浮大，命曰逆四时也。风热而脉静，泄而脱血脉实，病在中脉虚，病在外脉涩坚者，皆难治，命曰反四时也。"

5. 脉合运气　通常情况下，天地之气，胜复之作，不形于脉诊。《素问·五运行大论》云："帝曰：天地之气，何以候之？岐伯曰：天地之气，胜复之作，不形于诊也。《脉法》曰：天地之变，无以脉诊。此之谓也。"

但是间气可以脉诊候之。《素问·五运行大论》云："帝曰：间气何如？岐伯曰：随气所在，期于左右。帝曰：期之奈何？岐伯曰：从其气则和，违其气则病，不当其位者病，迭移其位者病，失守其位者危，尺寸反者死，阴阳交者死。先立其年，以知其气，左右应见，然后乃可以言死生之逆顺。"从间气则人体气血调和，不从其气则病，根据每年所见六气之不同，可以以脉诊之。

六气可以脉诊。《素问·至真要大论》云："厥阴之至其脉弦，少阴之至其脉钩,太阴之至其脉沉,少阳之至大而浮,阳明之至短而涩,太阳之至大而长。至而和则平,至而甚则病,至而反者病,至而不至者病,未至而至者病,阴阳易者危。"

标本中气是运气学说的重要理论,脉与标本中气亦有从与反的不同。《素问·至真要大论》云:"帝曰:脉从而病反者,其诊何如? 岐伯曰:脉至而从,按之不鼓,诸阳皆然。帝曰:诸阴之反,其脉何如? 岐伯曰:脉至而从,按之鼓甚而盛也。是故百病之起,有生于本者,有生于标者,有生于中气者,有取本而得者,有取标而得者,有取中气而得者,有取标本而得者,有逆取而得者,有从取而得者。逆,正顺也;若顺,逆也。故曰:知标与本,用之不殆,明知逆顺,正行无问。此之谓也。不知是者,不足以言诊,足以乱经。"

6. 不应脉　运气司天在泉有应与不应之别,其诊要视岁南北,《素问·至真要大论》云:"夫子言察阴阳所在而调之,论言人迎与寸口相应,若引绳小大齐等,命曰平,阴之所在寸口何如? 岐伯曰:视岁南北,可知之矣。"

(1)脏气不应:六气司天,脏气各有上从,上从于天,而不应脏之本气。少阳司天,火气下临,肺气上从;阳明司天,燥气下临,肝气上从;太阳司天,寒气下临,心气上从;厥阴司天,风气下临,脾气上从;少阴司天,热气下临,肺气上从;太阴司天,湿气下临,肾气上从。

《素问·五常政大论》云:"帝曰:善。其岁有不病,而脏气不应不用者何也? 岐伯曰:天气制之,气有所从也……少阳司天,火气下临,肺气上从,白起金用,草木眚,火见燔焫,革金且耗,大暑以行,咳嚏鼽衄鼻窒,曰疡,寒热胕肿。风行于地,尘沙飞扬,心痛胃脘痛,厥逆膈不通,其主暴速。阳明司天,燥气下临,肝气上从,苍起木用而立,土乃眚,凄沧数至,木伐草萎,胁痛目赤,掉振鼓栗,筋痿不能久立。暴热至,土乃暑,阳气郁发,小便变,寒热如疟,甚则心痛,火行于稿,流水不冰,蛰虫乃见。太阳司天,寒气下临,心气上从,而火且明,丹起金乃眚,寒清时举,胜则水冰,火气高明,心热烦,嗌干善渴,鼽嚏,喜悲数欠,热气妄行,寒乃复,霜不时降,善忘,甚则心痛。土乃润,水丰衍,寒客至,沉阴化,湿气变物,水饮内稸,中满不食,皮瘴肉苛,筋脉不利,甚则胕肿身后痈。厥阴司天,风气下临,脾气上从,而土且隆,黄起水乃眚,土用革,体重肌肉萎,食减口爽,风行太虚,云物摇动,目转耳鸣。火纵其暴,地乃暑,大热消烁,赤沃下,蛰虫数见,流水不冰,其发机速。少阴司天,热气下临,肺气上从,白起金用,草木眚,喘呕寒热，嚏衄鼽鼻窒，大暑流行，甚则疮疡燔灼，金烁石流。地乃燥清，凄沧数至，胁痛善太息，肃杀行，草木变。太阴司天，湿气下临，肾气上从，黑起水变，埃冒云雨，胸中不利，阴痿气大衰而不起不用。当其时反腰脽痛，动转不便也，厥逆。地乃藏阴，大寒且至，蛰虫早附，心下痞痛，地裂冰坚，少腹痛，时害于食，乘金则止水增，味乃咸，行水减也。"

脏气上从，即所在脏气上应于司天之气，掩盖了所在脏气本身的真象，表现出司天之气的脉象特征，是为脏气不应。

（2）不应脉：脏气不应本气而上从于司天之气，脉象不应脏气而应于天，是为不应脉。

《素问·至真要大论》云："北政之岁，少阴在泉，则寸口不应；厥阴在泉，则右不应；太阴在泉，则左不应。南政之岁，少阴司天，则寸口不应；厥阴司天，则右不应；太阴司天，则左不应"。又曰："帝曰：尺候何如？岐伯曰：北政之岁，三阴在下，则寸不应；三阴在上，则尺不应。南政之岁，三阴在天，则寸不应；三阴在泉，则尺不应。左右同。"

南政、北政之岁，其脉象不应是不同的，司天、在泉不同，寸口脉象不应各异。寸候：北政之岁，少阴在泉，则寸口不应；厥阴在泉，则右不应；太阴在泉，则左不应。南政之岁，少阴司天，则寸口不应；厥阴司天，则右不应；太阴司天，则左不应。尺候：北政之岁，三阴在下，则寸不应；三阴在上，则尺不应。南政之岁，三阴在天，则寸不应；三阴在泉，则尺不应。左右同。

（3）不应在寸尺：不应脉的一个特点，是不应脉全体现于寸和尺。右寸在五脏应肺，在天应阳明燥金；右尺在人应肾，在天应太阳寒水。不应脉为什么不应在寸和尺？不应在尺《内经》交代很清楚，但不应在寸则令人疑惑，寸候是单指寸吗？从经文语义分析，寸应该是寸口，包括寸关尺。

后人将天地六气，人之三阴三阳之气，五脏六腑之气，皆从寸口脉诊，体现五行生长之序。《难经本义》云："右寸手太阴、阳明金，生左尺足太阳、少阴水。太阳、少阴水，生左关足厥阴、少阳木。厥阴、少阳木，生左寸手太阳、少阴火。太阳、少阴火，通右尺手心主少阳火。手心主、少阳火，生右关足太阴、阳明土，复生右寸手太阴、阳明金。此皆五行子母更相生养者也。"

（4）审三阴：《素问·至真要大论》所论之脉全以三阴为前提。北政之岁，三阴在泉，则三阳司天。厥阴在泉，少阳司天，寸口体现少阳之气化特点，不应脉在左关；少阴在泉，则阳明司天，寸口体现阳明之气化特点，不应脉在右寸；太阴在泉，则太阳司天，体现太阳的气化特点，不应脉在左寸。南政之岁，少阴司天，是以不应脉在左寸；厥阴司天，不应脉在左关；太阴司天，不应脉在右寸。如此，则明白了不应脉审三阴的道理。

（5）左右脉：在尺候，"北政之岁，三阴在下，则寸不应"；"南政之岁，三阴在天，则寸不应"。这两句与寸候所论是同一个意思，放在尺候再论，易让学者迷惑，应甄别。"北政之岁，三阴在上，则尺不应。""南政之岁，三阴在泉，则尺不应。"这才是尺候的根本，而且左右同。

（6）尺不应：北政之岁，三阴在上，说明六气客气三阴在上，司天之气为太阴，讲的是太阴司天之政，丑未之岁的上半年。左右尺不应于脏气，而应于天气，如《素问·五常政大论》云："太阴司天，湿气下临，肾气上从。"太阳之象不显，应以左尺为主，表现湿气之象。

南政之岁，三阴在泉，则尺不应，说明六气客气三阴在下，则三阳在上，说的是太阳司天之政，辰戌之岁的下半年。

左右尺不应于脏气，而应于天气，如《素问·五常政大论》："太阳司天，寒气下临，心气上从。"应以右尺为主，心主之象不显，表现寒水之象。

左右同，经论在尺候之后，说明尺候不应脉左右相同，这是为什么？需要临证检验。

（7）寸口脉不应

1）北政之岁:《素问·至真要大论》云："北政之岁，少阴在泉，则寸口不应。"少阴在泉，则阳明司天，是卯酉岁的上半年。《素问·五常政大论》云："阳明司天，燥气下临，肝气上从。"肝气上从，不应于肝脉，左侧寸口显示阳明燥金之象。

《素问·至真要大论》云："厥阴在泉，则右不应。"说明是少阳司天之政，寅申岁的上半年。《素问·五常政大论》云："少阳司天，火气下临，肺气上从。"为什么是右不应呢？这似乎容易理解，右寸为脏气之肺脉，肺气上从，不应脏气应少阳相火之象。

《素问·至真要大论》云："太阴在泉，则左不应。"说明是太阳司天之政，辰戌之岁的上半年。《素问·五常政大论》云："太阳司天，寒气下临，心气上从。"为什么左寸不应呢？左寸在脏气为心之脉，心气上从，故应于太阳寒水之象。

2）南政之岁：《素问·至真要大论》云："南政之岁，少阴司天，则寸口不应"，说明子午之岁的下半年，寸口不应。《素问·五常政大论》云："少阴司天，热气下临，肺气上从。"寸口不应在右寸肺脉，显示少阴君火之象。

《素问·至真要大论》云："厥阴司天，则右不应。"说明巳亥之岁下半年，右寸不应。《素问·五常政大论》云："厥阴司天，风气下临，脾气上从。"寸口不应在右关脾脉，显现厥阴风木之象。

《素问·至真要大论》云："太阴司天，则左不应。"说明丑未之岁下半年，左寸不应。《素问·五常政大论》云："太阴司天，湿气下临，肾气上从。"左寸不应是为左寸口不应，左侧尺脉不应肾气，显示太阴湿土之象。

《内经》不应脉表现在不同的年份，与司天和六气客气密切相关，南政北政各有不同，有其理论基础，但许多问题没有交代清楚，且至今没有临床验证，很多问题需要进一步探索和在实践中研究。

（8）不应脉之诊：《素问·至真要大论》云："诸不应者，反其诊则见矣"。王冰释曰："不应皆为脉沉，脉沉下者，仰手而沉，覆其手，则沉为浮，细为大也。"后世临证多宗其说，王肯堂《医学穷源集》有多则验案以沉脉按之以脉不应。从经道而言，不应脉为天气之脉象，脏气之不应，以反手其诊和以沉脉之诊都缺乏科学的道理，反其诊则见，应该理解为鉴别脏气之不应，其实《内经》自有答案，《素问·至真要大论》云："脉从而病反者，其诊何如？岐伯曰：脉至而从，按之不鼓，诸阳皆然。"说明了不应脉之诊，与病气相反，脉从司天而不显脏气、病气。不应脉之诊，需要大家共同验证。

九、论五运六气起始时刻

运气的起始时刻之争从史至今，对经文的理解、历代医家的经验认识和缺乏客观判定标准是引发交运、交气时刻争论的根本原因。

1. 五运起于立春之日　《素问·五运行大论》云："正五气之各主岁尔，首甲定运。"《重广补注黄帝内经素问·六节藏象论》王冰注云："候其年，则始于立春之日。"所以说立春之日是岁首之日，是五运起始之日。

2. 初中　《素问·六微旨大论》云："帝曰：何谓初中？岐伯曰：初凡三十度而有奇。中气同法。帝曰：初中何也？岐伯曰：所以分天地也。帝曰：愿卒闻之。岐伯曰：初者地气也，中者天气也。"

《重广补注黄帝内经素问·六微旨大论》云："帝曰：六气应五行之变何如？岐伯曰：位有终始，气有初中，上下不同，求之亦异也。帝曰：求之奈何？岐伯曰：天气始于甲，地气始于子，子甲相合，命曰岁立，谨候其时，气可与期。"王冰注曰："气与位互有差移，故气之初，天用事，气之中，地主之。地主则气流于地，天用则气腾于天，初与中皆分天步而率刻尔，初中各三十日余四十三刻四分刻之三也。"

东汉《易纬·河图数》云："五运皆起于月初，天气之先至，乾知大始也。六气皆起于月中，地气之后应，坤作成物也。"

天地之气分为初中，上下不同，起始有异；初为地气，中为天气；一气之中，天地之气主导各半；天地之气相合而曰岁立。

3. 天之六气始于立春 《重广补注黄帝内经素问·六节藏象论》云："求其至也，皆归始春。"王冰注云："始春，谓立春之日也。春为四时之长，故候气皆归于立春前之日也。"立春，为春之始，天气之候，名气候，立春为天气之始。

《素问·六元正纪大论》云："夫六气者，行有次，止有位，故常以正月朔日平旦视之，睹其位而知其所在矣。"

《素问·六节藏象论》云："立端于始，表正于中，推余于终，而天度毕矣。"王冰注曰："言立首气于初节之日，示斗建于月半之辰，退余闰于相望之后。是以闰之前，则气不及月，闰之后，则月不及气。故常月之制，建初立中；闰月之纪，无初无中。纵历有之，皆他节气也。"初节为立春日，以立春为天气之首，在没有闰月的年份，初中之气明显，有闰月的年份，初中之气不明。如果按照立春为六气之首，天之六气所主节气见表10。

表10　天气所主节气表

六步	六气	节气	时令
初之气	厥阴风木	立春、雨水、惊蛰、春分	农历正二月
二之气	少阴君火	清明、谷雨、立夏、小满	农历三四月
三之气	少阳相火	芒种、夏至、小暑、大暑	农历五六月
四之气	太阴湿土	立秋、处暑、白露、秋分	农历七八月
五之气	阳明燥金	寒露、霜降、立冬、小雪	农历九十月
终之气	太阳寒水	大雪、冬至、小寒、大寒	农历十一十二月

4. 地之六气始于立春　始于大寒的原因。《素问·六微旨大论》云："帝曰：善。愿闻地理之应六节气位何如？岐伯曰：显明之右，君火之位也；君火之右，退行一步，相火治之；复行一步，土气治之；复行一步，金气治之；复行一步，水气治之；复行一步，木气治之；复行一步，君火治之。相火之下，水气承之；水位之下，土气承之；土位之下，风气承之；风位之下，金气承之；金位之下，火气承之；君火之下，阴精承之。"王冰注显明为春分，王冰《重广补注黄帝内经素问·六微旨大论》云："日出谓之显明，则卯地气分春也。自春分后六十日有奇，斗建卯正至于巳正，君火之位也。"张介宾注："显明者，日出之所，卯正之中，天地平分之处也。"就是指太阳所出的正东方卯位。从春分上推，木气所始，起于大寒。地气始于大寒的根源在于王冰对显明的解释。

那么，如果将显明释为见于清明呢？显，见也。《尔雅·释古》："显，见也，光也。"明，清明。如果将显明之右释为见于清明之右呢，那么木气所始，起于立春。如此，则天地之气起源一致，从经文原旨，应该同起于立春。

5. 司天、在泉　《素问·六元正纪大论》云："岁半之前，天气主之。""岁半之后，地气主之。"王冰注："岁半，谓立秋之日也。"以立秋日推算，岁首始于立春。天气所主为司天之气，地气所主为在泉之气，以立秋日定岁半，符合一年阴阳消长规律，这提示我们司天、在泉不是各管半年，而是司天在泉的消长规律，即司天在泉各统全年，上半年司天占主导地位，下半年在泉占主导地位，体现了天地之气的阴阳消长、交互规律。地气在立秋之日开始占主导地位。

6. 候气之法　《素问·六元正纪大论》云："帝曰：善。夫子言可谓悉矣，然何以明其应乎？岐伯曰：昭乎哉问也！夫六气者，行有次，止有位，故常以正月朔日平旦视之，睹其位而知其所在矣。运有余，其至先，运不及，其至后，此天之道，气之常也。运非有余非不足，是谓正岁，其至当其时也。帝曰：胜复之气，其常在也，灾眚时至，候也奈何？岐伯曰：非气化者，是谓灾也。"太过之年，气先至；不及之年，气后至；地气随天气而变；胜复之气随气化，灾眚不随气化。

《后汉书》云："候气之法，为室三重，户闭，涂衅必周，密布缇缦。室中以木为案，每律各一，内庳外高，从其方位，加律其上，以葭莩灰抑其内端，案历而候之。气至者灰动。其为气所动者其灰散，人及风所动者其灰聚。"

王冰注《六节藏象论》云："律书曰：'黄锺之旅，管长九寸，冬至之日，气应灰飞。'"

　　灰飞候气法在后世无人实践。张介宾对此持否定态度。《类经附翼》云：
"候气之说，古之所无，埋管飞灰以候十二月之气，不经之谈也。"

　　《重广补注黄帝内经素问·六微旨大论》云："其有至而至，有至而不至，有
至而太过，何也？"王冰注曰："皆谓天之六气也。初之气，起于立春前十五日，
余二、三、四、五、终气次至，而分治六十日余八十七刻半。"《重广补注黄帝内
经素问·六节藏象论》云："未至而至，此谓太过，则薄所不胜，而乘所胜，命曰
气淫……至而不至，此谓不及，则所胜妄行，而所生受病，所不胜薄之也，命曰
气迫。所谓求其至也，气至之时也。"王冰注："凡气之至，皆谓立春前十五日，
乃候之初也。"

　　此二处，王冰明确将运气起始定于大寒，给后世带来了混乱。王冰如此确
定运气的起始时间，是源于对《素问·六微旨大论》显明的解释。而汉张仲景
也将运气归始于大寒，桂林古本《伤寒杂病论·六气主客》云："初气始于大寒，
二气始于春分，三气始于小满，四气始于大暑，五气始于秋分，终气始于小雪，
仍终于大寒。"后世尊六气始于大寒说成为主流，形成了以讹传讹的局面。当
代有人将北京市60年气象资料按节气统计均值，在计算24节气日平均气温、日
平均水汽压、日平均风速和日总降水量平均值的基础上，分别就"初运始于立
春"（始于立春）和"初运始于大寒"（始于大寒）2种运气模式进行对比分析，
结论北京市60年气象资料印证了"初运始于立春"与北京地区的气候实际相
吻合，说明王冰提出的每年运气始于大寒节气纯属谬误。

　　《金匮要略》云："有未至而至，有至而不至，有至而不去，有至而太过，何谓
也？师曰：冬至之后，甲子夜半少阳起，少阳之时阳始生，天得温和。以未得甲
子，天因温和，此为未至而至也；以得甲子，而天未温和，此为至而不至也；以
得甲子，而天大寒不解，此为至而不去也；以得甲子，而天温和如盛夏五六月
时，此为至而太过也。"仲景以冬至之后起少阳。

　　《重广补注黄帝内经素问·六节藏象论》云："谨候其时，气可与期。"王冰
注曰："候其年，则始于立春之日；候其气，则始于四气定期；候其日，则随于候
日，故曰谨候其时，气可与期也。"

　　《素问·六微旨大论》云："至而至者和；至而不至，来气不及也；未至而至，
来气有余也。"王冰注曰："先时后至，后时先至，各差三十日而应也。"

　　7. 起始时刻　《素问·六微旨大论》云："愿闻其岁，六气始终，早晏何如？

岐伯曰：明乎哉问也！甲子之岁，初之气，天数始于水下一刻，终于八十七刻半；二之气，始于八十七刻六分，终于七十五刻；三之气，始于七十六刻，终于六十二刻半；四之气，始于六十二刻六分，终于五十刻；五之气，始于五十一刻，终于三十七刻半；六之气，始于三十七刻六分，终于二十五刻。所谓初六，天之数也。乙丑岁，初之气，天数始于二十六刻，终于一十二刻半；二之气，始于一十二刻六分，终于水下百刻；三之气，始于一刻，终于八十七刻半；四之气，始于八十七刻六分，终于七十五刻；五之气，始于七十六刻，终于六十二刻半；六之气，始于六十二刻六分，终于五十刻。所谓六二，天之数也。丙寅岁，初之气，天数始于五十一刻，终于三十七刻半；二之气，始于三十七刻六分，终于二十五刻；三之气，始于二十六刻，终于一十二刻半；四之气，始于一十二刻六分，终于水下百刻；五之气，始于一刻，终于八十七刻半；六之气，始于八十七刻六分，终于七十五刻。所谓六三，天之数也。丁卯岁，初之气，天数始于七十六刻，终于六十二刻半；二之气，始于六十二刻六分，终于五十刻；三之气，始于五十一刻，终于三十七刻半；四之气，始于三十七刻六分，终于二十五刻；五之气，始于二十六刻，终于一十二刻半；六之气，始于一十二刻六分，终于水下百刻。所谓六四，天之数也。次戊辰岁，初之气，复始于一刻，常如是无已，周而复始。"（表11）

　　这是天之六气的起始时刻，论中交代亦很清楚，如"甲子之岁，初之气天数始于水下一刻"，天数即天气之数，从立春日计。问题是后世很多医家从大寒日计，混淆了天地之气数，而《内经》所论述的六气主客是以天气为主导的。

表11　天气六步交司时刻表

年支	初之气	二之气	三之气	四之气	五之气	终之气
	立春日	清明日	芒种日	立秋日	寒露日	大雪日
子、辰、申	始初刻 终八十七刻半	始八十七刻六分 终七十五刻	始七十六刻 终六十二刻半	始六十二刻六分 终五十刻	始五十一刻 终三十七刻半	始三十七刻六分 终二十五刻
丑、巳、酉	始二十六刻 终十二刻半	始十二刻六分 终百刻	始初刻 终八十七刻半	始八十七刻六分 终七十五刻	始七十六刻 终六十二刻半	始六十二刻六分 终五十刻

年支	初之气	二之气	三之气	四之气	五之气	终之气
寅、午、戌	始五十一刻 终三十七刻半	始三十七刻六分 终二十五刻	始二十六刻 终十二刻半	始十二刻六分 终百刻	始初刻 终八十七刻半	始八十七刻六分 终七十五刻
卯、未、亥	始七十六刻 终六十二刻半	始六十二刻六分 终五十刻	始五十一刻 终三十七刻半	始三十七刻六分 终二十五刻	始二十六刻 终十二刻半	始十二刻六分 终百刻

《素问·六微旨大论》云："帝曰：愿闻其岁候何如？岐伯曰：悉乎哉问也！日行一周，天气始于一刻，日行再周，天气始于二十六刻，日行三周，天气始于五十一刻，日行四周，天气始于七十六刻，日行五周，天气复始于一刻，所谓一纪也。是故寅午戌岁气会同，卯未亥岁气会同，辰申子岁气会同，巳酉丑岁气会同，终而复始。"（表12）。

表12　五运起运时刻表

日行一周	日行二周	日行三周	日行四周
初刻	二十六刻	五十一刻	七十六刻
子、辰、申	丑、巳、酉	寅、午、戌	卯、未、亥

由表11、表12所见，五运、六气起始时刻是相同的。

运气起始于大寒源于古人对显明的认识，《内经》本义始于立春，后世医家多以大寒立说，以讹传讹，形成定式。应该在经典的基础上，结合实际，以科学的方法验证，提供更多的科学依据，校偏纠正。

十、五运六气交运时刻之争

五运六气的交运时刻自古就有争论，关于交运时刻的学说主要有三种：起于立春说（含正月朔日），起于大寒说，起于冬至说。

1. 大寒说、立春说出自王冰次注　王冰次注《内经》，作《重广补注黄帝内经》,同书中就出现了立春说和大寒说,在理论上没有形成统一,后王冰作《玄珠密语》,立倡大寒说。

王冰之前,汉代张仲景主张大寒起始。桂林古本《伤寒杂病论·六气主客》:"初气始于大寒,二气始于春分,三气始于小满,四气始于大暑,五气始于秋分,终气始于小雪,仍终于大寒。"张仲景对运气学说是有研究的,其在自序及论中也多有论述,后世医家虽以张志聪从运气学说研究之,很多医家多为忽视,甚至对桂林古本《伤寒杂病论》也多有歧义,从文献考究,桂林古本《伤寒杂病论》应该是张仲景之真作。

《素问·六微旨大论》王冰注云:"初之气,起于立春前十五日,余二、三、四、五、终气次至,而分治六十日余八十七刻半。"又"火有二位,故以君火为六气之始也。相火,则夏至日前后各三十日也,少阳之分,火之位也。"自春分后六十日有奇,斗建卯正至于巳正,君火位也。"风之分也,即春分前六十日而有奇也,自斗建丑正至卯之中,初之气也。"

《素问入式运气论奥·论交六气时日》解释"显明之右,君火之位"等《内经》经旨时,已忽略了王冰在《内经》不同篇章的详细论述,而记叙为:"自十二月中气大寒日,交木之初气。次至二月中气春分日,交君火之二气。次至四月中气小满日,交相火之三气。次至六月中气大暑日,交土之四气。次至八月中气秋分日,交金之五气。次至十月中气小雪日,交水之六气。"

自此,在众多论及五运六气的医书当中,多以本书的大寒起始说为蓝本,如宋代《圣济总录》六十年运气图说、清代《医宗金鉴·运气要诀》等,广为传播。

当代顾植山教授主张大寒为起始时刻,其研究团队通过分析10地区30年气象资料变异系数研究,认为大寒起始说更合理。苏颖教授以冬至日太阳直射回归为本,立春日万物复苏为标,以天地之间的交感合和之气为中气,主张大寒起始。

2. 立春起始说　《素问·六节藏象论》云:"立端于始,表正于中,推余于终,而天度毕矣。"王冰注曰:"言立首气于初节之日,示斗建于月半之辰,退余闰于相望之后。"初节为立春日,以立春为一岁之首。又,《素问·六元正纪大论》云:"岁半以前,天气主之。""岁半之后,地气主之。"王冰注:"岁半,谓立秋之日也。"以立秋日推算,岁首始于立春。

《素问·六节藏象论》云:"求其至也,皆归始春。"王冰注曰:"始春,谓立春之日也。春为四时之长,故候气皆归于立春前之日也。"又注:"凡气之至,皆谓立春前十五日,乃候之初也。""候其年,则始于立春之日;候其气,则始于四气定期;候其日,则随于候日,故曰谨候其时,气可与期也。

又王冰注:四时谓岁,"各从主治,谓一岁之日,各归从五行之一气而主以王也。""时,谓立春之前当至时也。气,谓当王之脉气也。春前气至,脉气亦至,故曰时立气布也。"王冰时立气布,新校正云:"按此正谓岁立四时,时布六气,如环之无端。"

清代高士宗从阴阳环转说立春起始。《黄帝内经素问直解·六微旨大论》释地理六节时,明确指出:"六气主时,以正月朔日平旦为始,一气主六十日,初之气,厥阴风木……"也是尊《素问》经旨的正月朔日说。

高士宗还从一年阴阳环转之理肯定立春起始说,指出:(六气)"其气当以立春为始,大寒为终,此三阴三阳之气,从阴而阳,由一而三,环转运行,天气如是,人气亦如是。前人图式,讹以地理相应之位为六气主时之位,又扯大寒之气为六气之首,未免节气有乖,三气少阳,四气太阴,不无阴阳倒置。且于五常政、至真要大论诸篇次序不合,前人因讹传讹,亟当改正。"点明前人以讹传讹之误源于混淆了地理相应之位与六气主时之位。

清代陆懋修《世补斋医书·客气加临主气年表》云:"向之言初、终六气者,每以大寒为始,从二分、二至前后析之。惟是疏解《内经》之义,当即证以《内经》之文。考《六元正纪》本篇,帝问六气主时,客气加临之应,而岐伯对以'行有次、止有位,常以正月朔日平旦视之,睹其位而知其所在',则客主之气皆当以正月之朔为始,而以一年十二月分之为最合。钱塘高士宗世栻尝言之,是可从也。或以为司天之交替与六气之初终,即以二十四气论之,亦当始于立春,必不始于大寒,则揆诸《六节藏象》篇所云'及其至也,皆归始春'之旨,说亦可从。至有谓当从历元,始于冬至子之半者,则其言似太迂矣。"

可以看出,对起始时刻的认识分歧由来已久,陆懋修主张从《素问》经旨、历法意义两个方面进行解读。《素问》经文明确"正月朔日平旦",故"客主之气皆当以正月之朔为始,而以一年十二月分之为最合",认同高士宗的观点,且批评冬至历元说的迂腐。

当代尊经立春说:高思华教授明确提出:"立春之时为准,方合经旨",并率先指导学生以北京市60年气象资料的数据分析证明王冰注大寒起始说的谬误,其后,贺娟等通过北京市气象资料、疾病资料的数据分析,在百日咳、痢疾、伤寒副伤寒等疫症的研究中,验证了立春起始的临证指导价值。田合禄提出大寒是以地气阴极一阳生为主旨,冬至是以天气阴极一阳生为主旨,立春以气候为主旨,而五运六气是一年四时的气候与人体变化规律,主张立春起始。

3. 正月朔日说 《素问·六元正纪大论》云:"夫六气者,行有次,止有位,故常以正月朔日平旦视之,睹其位而知其所在矣。运有余,其至先,运不及,其至后,此天之道,气之常也。运非有余非不足,是谓正岁,其至当其时也。"

唐代王冰对此并未给予详细的注释,仅谓时为"当寅之正"。张隐庵《黄帝内经素问集注》解释为:"盖以寅为岁之首,朔为月之首,寅为日之首,而起初气也,睹其司天、在泉之定位,则知六气之所在矣。"

张隐庵尊经正月朔日说。其在《黄帝内经素问集注》中,对部分经文的解释补充了王冰之默言,主张尊《内经》经旨,以正月朔日为起始时刻。

如《素问·六微旨大论》论六节气位,《黄帝内经素问集注》解释为:"此论六节应地而主时也……气位,六气所主之步位也。显明者,寅正,立春节候,乃初之气也;显明之右,乃少阴君火之位,主二之气也。"又甲子之岁初之气,始于寅正朔日子初之水下一刻,以应天之数。《素问·六元正纪大论》自得其位,《黄帝内经素问集注》解释为:"自得其位者,四时之六气,各自司其本位,此时化之常也。厥阴位于正月二月,少阴位于三月四月,各命其位而方之月,则可知六气之所在矣。"

以正月朔日为正岁的起始时刻,可与立春同为一说,是《内经》原文给出的标准答案,虽未被王冰重视,但为尊经的后世医家所推崇。

4. 冬至起始说 《难经·七难》云:"冬至之后,得甲子少阳旺,复得甲子阳明旺,复得甲子太阳旺,复得甲子太阴旺,复得甲子少阴旺,复得甲子厥阴旺。"

汪机从杨子建交六气之日说,认为六气交于冬至日。《运气易览·论交六气时日》云:"岁气起于子中,尽于子中。故曰:冬至子之半,天心无改移。子午之岁始冬至燥金,然后禅于寒水,以至相火日,各六十者五,而小雪以后,其日三十,复终于燥金。丑未之岁始冬至,寒水三十日,然后禅于风木,以至燥金日,各六十者五,而小雪以后,其日三十,复终于寒水。寅申以下皆然。如是六十年至千万年,气序相生而无间。非小寒之末无所不相接续,而截自大寒为次年初气之首也。此造化之妙,《内经》秘而未发,启玄子阙而未言,近代杨子建昉推而得之。"

5. 五运六气推演一年四时之法　《内经》以五运六气推演一年四时之气的正常与变化规律,四时之气和平,应期而至,则春温、夏热、秋凉、冬寒,王冰注曰:"四时之气,以春为始。"主气以厥阴风木、少阴君火、少阳相火、太阴湿土、阳明燥金、太阳寒水分主一年四时,为四时常令,故宋代刘温舒《素问运气论奥·论主气》称:"四时为六气之所主也。"客气为四时变法,按厥阴风木、少阴君火、太阴湿土、少阳相火、阳明燥金、太阳寒水的三阴三阳次第更替。由此可知,六气必是一年的六气,六气的起始时刻必是一年的年首,也是春之起始,以厥阴为始。

按照古代历法的解释,太阳历的年首在立春,颛顼历(阴阳合历)的年首正月朔日合于立春,即历元年以立春为年首,正月朔日在立春前后游动,前后相差1天左右。基于颛顼历的历法解释,正月朔日说与立春说常被视为同一观点。

唐代王冰次注《内经》,并补入七篇运气大论,成为五运六气的经典文献源头。

其中,六节藏象论、六微旨大论、六元正纪大论等篇章中涉及岁立、气位、始春、初之气、气之常等经文时,王冰的注释分别有立春、大寒起始的含义,引发了后世对起始时刻的理解分歧。

6. 以历法原理讨论年首的含义　五运六气具有医用历法的特征,对时间点的描述具时空一体的特色,而传统历法对年首时间点的选择各有考虑侧重。

田合禄分析:"颛顼历年首于立春,以气候为主旨。夏历年首始于雨水,万物始生,以物候为主旨。商历年首始于大寒,是以地气阴极一阳生为主旨。周历年首以冬至为始,是以天气阴极一阳生为主旨。"

靳九成指出:日、月、五星周年运动存在2、5、10、12、30、60年轮回周期,以大寒为年首着眼于天时预测气象,以立春为年首着眼于预测物候生化、民病。认为立春说、大寒说并不矛盾。

天地之气升降交错,大寒时地气一阳生,地气尚潜藏于内,仅可凭脉诊察,至立春则地气萌发,阳气达到地表,万物随之萌动,诊察到气候、物候的春升表现。目前使用的农历虽为阴阳合历,但与颛顼历有所不同,正月朔日与立春的差距大多超出了1天的范围,加重了年首的认识混乱。

以运气原理讨论年岁的范畴:《内经》经旨以太阳两次连续过冬至点的时间间隔为一岁,以太阳两次连续过立春的时间间隔为一年,故《素问·六节藏象论》云:"求其至也,皆归始春。"

传统的阴阳合历可用记录日、月、地为主运动轨迹的角度来理解,颛顼历以立春为正月朔日,故以正二月为初之气,推演与记忆较为简便。

以阴阳升降讨论厥阴的意义:天地之气升降相因,各有经纬。冬至是天道最寒冷的时刻,日照时间最短,大寒是地道最寒冷的时刻,气温最低,虽云一阳来复,但阳气仍潜藏不出,至立春前后,阳气浮出地表,故冬至45日后"阳气微上"。张仲景亦曰:"冬至之后,甲子夜半少阳起。"

7. 从《内经》七篇大论本义,五运六气的交运时刻起于立春,后世医家多从大寒。在近年的临床实践中,我们发现患者的临床症状、舌象、脉象等多有符合大寒起始之象,太过之年的有些患者还会提前,是否与地域相关,目前尚缺乏大规模的循证医学临床研究证实。因此,在临床实践中,以患者临床表现为依据,参考大寒、立春之候,灵活应用,并积累资料,共同求证。古今大寒、立春交运时刻之争,除了《内经》没有明确答案是形成争论不休的原因之外,缺乏客观的标准以及王冰的注解、后世医家的临床体验,不同地域的影响等也许是形成争议的关键。

十一、运气候法

虽然五运六气的交运时刻古今争论,但是运气交运是有象可候的,《内经》给出了诸多候运气方法。

1. 首甲定运　以主岁首甲定运,首立其年,再候六气。《素问·五运行大论》云:"黄帝坐明堂,始正天纲,临观八极,考建五常,请天师而问之曰:论言天地之动静,神明为之纪,阴阳之升降,寒暑彰其兆。余闻五运之数于夫子,夫子之所言,正五气之各主岁尔,首甲定运,余因论之。"又曰:"先立其年,以知其气,左右应见,然后乃可以言死生之逆顺。"

2. 观象测运　运气之交可以通过仰观天象,俯察物候以测知,日月五星可为参照物。

《素问·气交变大论》云:"黄帝问曰:五运更治,上应天期,阴阳往复,寒暑迎随,真邪相薄,内外分离,六经波荡,五气倾移,太过不及,专胜兼并。"

《素问·五运行大论》云:"天地动静,五行迁复,虽鬼臾区其上候而已,犹不能遍明。夫变化之用,天垂象,地成形,七曜纬虚,五行丽地。地者,所以载生成之形类也;虚者,所以列应天之精气也。形精之动,犹根本之与枝叶也。仰观其象,虽远可知也。"

(1)以天门地户为参照:以二十八宿、天地门户观测五天之气,是上古留给后人的方法。丹天之气,经于牛女戊分;黅天之气,经于心尾己分;苍天之气,经于危室柳鬼;素天之气,经于亢氐昂毕;玄天之气,经于张翼娄胃。观天地门户的开启,可以知气交。

《素问·五运行大论》云:"帝曰:愿闻其所始也。岐伯曰:昭乎哉问也! 臣览《太始天元册》文,丹天之气,经于牛女戊分;黅天之气,经于心尾己分;苍天之气,经于危室柳鬼;素天之气,经于亢氐昂毕;玄天之气,经于张翼娄胃。所谓戊己分者,奎璧角轸则天地之门户也。夫候之所始,道之所生,不可不通也。"

(2)上应五星,应常不应卒:运气的交接和变化可以通过五星运动来观测,正常的气交非常准确,但运气在运动过程中的突然变化,往往反映不出来。

《素问·气交变大论》云:"帝曰:夫子之言岁候,其不及太过,而上应五星。今夫德化政令,灾眚变易,非常而有也,卒然而动,其亦为之变乎? 岐伯曰:承天而行之,故无妄动,无不应也。卒然而动者,气之交变也,其不应焉。故曰:应常不应卒。此之谓也。帝曰:其应奈何? 岐伯曰:各从其气化也。"

(3)观五星逆顺迟速:观察五大行星的逆顺迟速运动可以预知灾害的发生,测知四时之气之太过不及,预知疾病的发生。

《素问·气交变大论》云:"帝曰:其行之徐疾逆顺何如? 岐伯曰:以道留久,逆守而小,是谓省下;以道而去,去而速来,曲而过之,是谓省遗过也;久留而环,或离或附,是谓议灾与其德也。应近则小,应远则大。芒而大倍常之一,其化甚;大常之二,其眚即发也。小常之一,其化减;小常之二,是谓临视,省下之过与其德也。德者福之,过者伐之。是以象之见也,高而远则小,下而近则大,故大则喜怒迩,小则祸福远。岁运太过,则运星北越,运气相得,则各行以道。故岁运太过,畏星失色而兼其母,不及,则色兼其所不胜。肖者瞿瞿,莫知其妙,闵闵之当,孰者为良,妄行无征,示畏侯王。帝曰:其灾应何如? 岐伯曰:亦各从其化也,故时至有盛衰,凌犯有逆顺,留守有多少,形见有善恶,宿属有胜负,征应有吉凶矣。帝曰:其善恶何谓也? 岐伯曰:有喜有怒,有忧有丧,有泽有燥,此象之常也,必谨察之。帝曰:六者高下异乎? 岐伯曰:象见高下,其应一也,故人亦应之。帝曰:善。其德化政令之动静损益皆何如? 岐伯曰:夫德化政令灾变,不能相加也,胜复盛衰,不能相多也,往来小大,不能相过也,用之升降,不能相无也。各从其动而复之耳。帝曰:其病生何如? 岐伯曰:德化者气之祥,政令者气之章,变易者复之纪,灾眚者伤之始。气相胜者和,不相胜者病,重感于邪则甚也。”

《素问·六元正纪大论》云:“帝曰:四时之气,至有早晏、高下、左右,其候何如? 岐伯曰:行有逆顺,至有迟速,故太过者化先天,不及者化后天。”

（4）寒暑彰其兆:四时之气,春气西行,夏气北行,秋气东行,冬气南行;天地动静,阴阳交替,可以通过寒暑的变化来测知。

《素问·气交变大论》云:“夫五运之政……化者应之,变者复之,此生长化成收藏之理,气之常也,失常则天地四塞矣。故曰:天地之动静,神明为之纪,阴阳之往复,寒暑彰其兆。此之谓也。”《素问·六元正纪大论》云:“帝曰:愿闻其行何谓也? 岐伯曰:春气西行,夏气北行,秋气东行,冬气南行。故春气始于下,秋气始于上,夏气始于中,冬气始于标。春气始于左,秋气始于右,冬气始于后,夏气始于前。此四时正化之常。故至高之地,冬气常在,至下之地,春气常在,必谨察之。”

3. 太过不及上应五星　岁运太过与不及可以通过五星的迎随来观测。《素问·天元纪大论》云:“形有盛衰,谓五行之治,各有太过不及也。故其始也,有余而往,不足随之,不足而往,有余从之,知迎知随,气可与期。”

岁木太过,风气流行,脾土受邪,上应岁星,如果化气不政,云物飞动,草木不宁,上应太白星;岁火太过,炎暑流行,金肺受邪,上应荧惑星,如果收气不行,长气独明,雨水霜寒,上应辰星;岁土太过,雨湿流行,肾水受邪,上应镇星,如果变生得位,藏气伏,化气独治,出现泉涌河衍,涸泽生鱼,风雨大至,土崩溃,鳞见于陆,上应岁星;岁金太过,燥气流行,肝木受邪,上应太白星,如果收气峻,生气下,草木敛,苍干凋陨,上应太白星;岁水太过,寒气流行,邪害心火,上应辰星,如果大雨至,埃雾朦郁,上应镇星。可见太过之年的气交变化皆与五星相应,不及之岁亦同理。

《素问·气交变大论》云:“帝曰:五运之化,太过何如? 岐伯曰:岁木太过,风气流行,脾土受邪。民病飧泄,食减,体重,烦冤,肠鸣,腹支满,上应岁星。甚则忽忽善怒,眩冒巅疾。化气不政,生气独治,云物飞动,草木不宁,甚而摇落,反胁痛而吐甚,冲阳绝者,死不治,上应太白星。岁火太过,炎暑流行,金肺受邪。民病疟,少气咳喘,血溢血泄注下,嗌燥耳聋,中热肩背热,上应荧惑星。甚则胸中痛,胁支满胁痛,膺背肩胛间痛,两臂内痛,身热骨痛而为浸淫。收气不行,长气独明,雨水霜寒,上应辰星。上临少阴少阳,火燔焫,水泉涸,物焦槁,病反谵妄狂越,咳喘息鸣,下甚血溢泄不已,太渊绝者,死不治,上应荧惑星。岁土太过,雨湿流行,肾水受邪。民病腹痛,清厥意不乐,体重烦冤,上应镇星。甚则肌肉萎,足痿不收,行善瘈,脚下痛,饮发中满食减,四肢不举。变生得位,藏气伏,化气独治之,泉涌河衍,涸泽生鱼,风雨大至,土崩溃,鳞见于陆,病腹满溏泄肠鸣,反下甚而太溪绝者死不治,上应岁星。岁金太过,燥气流行,肝木受邪。民病两胁下少腹痛,目赤痛眦疡,耳无所闻。肃杀而甚,则体重烦冤,胸痛引背,两胁满且痛引少腹,上应太白星。甚则喘咳逆气,肩背痛,尻阴股膝髀腨胻足皆病,上应荧惑星。收气峻,生气下,草木敛,苍干雕陨,病反暴痛,胠胁不可反侧,咳逆甚而血溢,太冲绝者死不治,上应太白星。岁水太过,寒气流行,邪害心火。民病身热烦心,躁悸,阴厥上下中寒、谵妄心痛,寒气早至,上应辰星。甚则腹大胫肿,喘咳,寝汗出憎风,大雨至,埃雾朦郁,上应镇星。上临太阳则雨冰雪霜不时降,湿气变物,病反腹满肠鸣溏泄,食不化,渴而妄冒,神门绝者死不治,上应荧惑、辰星。帝曰:善。其不及何如?岐伯曰:悉乎哉问也!岁木不及,燥乃大行,生气失应,草木晚荣,肃杀而甚,则刚木辟著,柔萎苍干,上应太白星。民病中清、胠胁痛、少腹痛、肠鸣溏泄,凉雨时至,上应太白星,其谷苍。上临阳明,生气失政,草木再荣,化气乃急,上应太白、镇星,其主苍早。复则炎暑流火,湿性燥,柔脆草木焦槁,下体再生,华实齐化。病寒热疮疡疿胗痈痤,上应荧惑、太白,其谷白坚。白露早降,收杀气行,寒雨害物,虫食甘黄,脾土受邪,赤气后化,心气晚治,上胜肺金,白气乃屈,其谷不成,咳而鼽,上应荧惑、太白星。岁火不及,寒乃大行,长政不用,物荣而下,凝惨而甚,则阳气不化,乃折荣美,上应辰星。民病胸中痛,胁支满,两胁痛,膺背肩胛间及两臂内痛,郁冒朦昧,心痛暴瘖,胸腹大,胁下与腰背相引而痛,甚则屈不能伸,髋髀如别,上应荧惑、辰星,其谷丹。复则埃郁,大雨且至,黑气乃辱。病骛溏腹满,食饮不下,寒中肠鸣,泄注腹痛,暴挛痿痹,足不任身,上应镇星、辰星,玄谷不成。

岁土不及，风乃大行，化气不令，草木茂荣，飘扬而甚，秀而不实，上应岁星。民病飧泄霍乱，体重腹痛，筋骨繇复，肌肉瞤酸，善怒。脏气举事，蛰虫早附，咸病寒中，上应岁星、镇星，其谷黅。复则收政严峻，名木苍雕，胸胁暴痛，下引少腹，善太息，虫食甘黄，气客于脾，黅谷乃减，民食少失味，苍谷乃损，上应太白、岁星。上临厥阴，流水不冰，蛰虫来见，脏气不用，白乃不复，上应岁星，民乃康。岁金不及，炎火乃行，生气乃用，长气专胜，庶物以茂，燥烁以行，上应荧惑星。民病肩背瞀重，鼽嚏，血便注下，收气乃后，上应太白星，其谷坚芒。复则寒雨暴至，乃零冰雹霜雪杀物，阴厥且格，阳反上行，头脑户痛，延及囟顶，发热，上应辰星，丹谷不成。民病口疮，甚则心痛。岁水不及，湿乃大行，长气反用，其化乃速，暑雨数至，上应镇星。民病腹满身重，濡泄，寒疡流水，腰股痛发，腘腨股膝不便，烦冤，足痿，清厥，脚下痛，甚则跗肿。藏气不政，肾气不衡，上应辰星，其谷秬。上临太阴，则大寒数举，蛰虫早藏，地积坚冰，阳光不治，民病寒疾于下，甚则腹满浮肿，上应镇星，其主黅谷。复则大风暴发，草偃木零，生长不鲜，面色时变，筋骨并辟，肉瞤瘛，目视䀮䀮，物疏璺，肌肉胗发，气并膈中，痛于心腹，黄气乃损，其谷不登，上应岁星。"

《素问·气交变大论》云："帝曰：善。愿闻其时也。岐伯曰：悉乎哉问也！木不及，春有鸣条律畅之化，则秋有雾露清凉之政，春有惨凄残贼之胜，则夏有炎暑燔烁之复。其眚东，其藏肝，其病内舍胠胁，外在关节。火不及，夏有炳明光显之化，则冬有严肃霜寒之政，夏有惨凄凝冽之胜，则不时有埃昏大雨之复。其眚南，其藏心，其病内舍膺胁，外在经络。土不及，四维有埃云润泽之化，则春有鸣条鼓拆之政，四维发振拉飘腾之变，则秋有肃杀霖霆之复。其眚四维，其藏脾，其病内舍心腹，外在肌肉四肢。金不及，夏有光显郁蒸之令，则冬有严凝整肃之应，夏有炎烁燔燎之变，则秋有冰雹霜雪之复。其眚西，其脏肺，其病内舍膺胁肩背，外在皮毛。水不及，四维有湍润埃云之化，则不时有和风生发之应，四维发埃昏骤注之变，则不时有飘荡振拉之复。其眚北，其藏肾，其病内舍腰脊骨髓，外在溪谷踹膝。"

4.岁立候气　六气有初中，候六气之法，当先立岁运。

《素问·六微旨大论》云："帝曰：六气应五行之变何如？岐伯曰：位有终始，气有初中，上下不同，求之亦异也。帝曰：求之奈何？岐伯曰：天气始于甲，地气治于子，子甲相合，命曰岁立，谨候其时，气可与期。"

《素问·五运行大论》："先立其年，以知其气，左右应见，然后乃可以言死生之逆顺。"

《素问·六元正纪大论》云："先立其年，以明其气，金木水火土运行之数，寒暑燥湿风火临御之化，则天道可见，民气可调，阴阳卷舒，近而无惑。"

5. 至与不至　六气可以通过脉象观测应与不应，至或不至。

《素问·至真要大论》云："帝曰：幽明何如？岐伯曰：两阴交尽故曰幽，两阳合明故曰明。幽明之配，寒暑之异也。帝曰：分至何如？岐伯曰：气至之谓至，气分之谓分，至则气同，分则气异，所谓天地之正纪也。"

《素问·六微旨大论》云："帝曰：其有至而至，有至而不至，有至而太过，何也？岐伯曰：至而至者和；至而不至，来气不及也；未至而至，来气有余也。帝曰：至而不至，未至而至，如何？岐伯曰：应则顺，否则逆，逆则变生，变则病。帝曰：善。请言其应。岐伯曰：物，生其应也；气，脉其应也。"

《素问·六元正纪大论》云："帝曰：气至而先后者何？岐伯曰：运太过则其至先，运不及则其至后，此候之常也。帝曰：当时而至者，何也？岐伯曰：非太过，非不及，则至当时，非是者眚也。"又曰："气有非时而化者，何也？岐伯曰：太过者当其时，不及者归其己胜也。"

6. 司天之候　候司天之法，也要观测五大行星和物候、气候。如太阳司天，气候寒冷，上应辰星镇星，玄黅谷类生长旺盛。

《素问·六元正纪大论》云："凡此太阳司天之政，气化运行先天，天气肃，地气静，寒临太虚，阳气不令，水土合德，上应辰星镇星。其谷玄黅，其政肃，其令徐。寒政大举，泽无阳焰，则火发待时。少阳中治，时雨乃涯，止极雨散，还于太阴，云朝北极，湿化乃布，泽流万物，寒敷于上，雷动于下，寒湿之气，持于气交。民病寒湿，发肌肉萎，足痿不收，濡泻血溢……凡此阳明司天之政，气化运行后天，天气急，地气明，阳专其令，炎暑大行，物燥以坚，淳风乃治。风燥横运，流于气交，多阳少阴，云趋雨府，湿化乃敷，燥极而泽，其谷白丹，间谷命太者，其耗白甲品羽，金火合德，上应太白荧惑。其政切，其令暴，蛰虫乃见，流水不冰，民病咳嗌塞，寒热发，暴振栗癃闷，清先而劲，毛虫乃死，热后而暴，介虫乃殃，其发躁，胜复之作，扰而大乱，清热之气，持于气交……凡此少阳司天之政，气化运行先天，天气正，地气扰，风乃暴举，木偃沙飞，炎火乃流，阴行阳化，雨乃时应，火木同德，上应荧惑岁星。其谷丹苍，其政严，其令扰。故风热参布,云物沸腾,太阴横流,寒乃时至,凉雨并起。民病寒中,外发疮疡,内为泄满。故圣人遇之,和而不争。往复之作,民病寒热、疟泄、聋瞑、呕吐、上怫肿色变……凡此太阴司天之政,气化运行后天,阴专其政,阳气退辟,大风时起,天气下降,地气上腾,原野昏霿,白埃四起,云奔南极,寒雨数至,物成于差夏。民病寒湿,腹满身䐜愤胕肿,痞逆寒厥拘急。湿寒合德,黄黑埃昏,流行气交,上应镇星辰星。其政肃,其令寂,其谷黅玄。故阴凝于上,寒积于下,寒水胜火,则为冰雹,阳光不治,杀气乃行。故有余宜高,不及宜下,有余宜晚,不及宜早,土之利,气之化也,民气亦从之,间谷命其太也……凡此少阴司天之政,气化运行先天,地气肃,天气明,寒交暑,热加燥,云驰雨府,湿化乃行,时雨乃降,金火合德,上应荧惑太白。其政明,其令切,其谷丹白。水火寒热持于气交而为病始也。热病生于上,清病生于下,寒热凌犯而争于中,民病咳喘、血溢血泄、鼽嚏、目赤眦疡、寒厥入胃、心痛、腰痛、腹大、嗌干肿上……凡此厥阴司天之政,气化运行后天,诸同正岁,气化运行同天,天气扰,地气正,风生高远,炎热从之,云趋雨府,湿化乃行,风火同德,上应岁星荧惑。其政挠,其令速,其谷苍丹,间谷言太者,其耗文角品羽。风燥火热,胜复更作,蛰虫来见,流水不冰,热病行于下,风病行于上,风燥胜复形于中。"

7. 六气候法　六气之候法主要通过物候和民病,六气中每一气都有气候、物候和民病的变化,可以作为候六气之方法。如太阳司天,初之气,地气迁,气乃大温,草乃早荣,民乃厉,温病乃作;二之气,凉反至,民乃惨,草遇寒,火气抑,民病气郁中满,寒乃始。等等。

《素问·六元正纪大论》云:"凡此太阳司天之政……初之气,地气迁,气乃大温,草乃早荣,民乃厉,温病乃作,身热头痛呕吐,肌腠疮疡。二之气,大凉反至,民乃惨,草乃遇寒,火气遂抑,民病气郁中满,寒乃始。三之气,天政布,寒气行,雨乃降,民病寒反热中,痈疽注下,心热瞀闷,不治者死。四之气,风湿交争,风化为雨,乃长乃化乃成,民病大热少气,肌肉萎足痿,注下赤白。五之气,阳复化,草乃长,乃化乃成,民乃舒。终之气,地气正,湿令行,阴凝太虚,埃昏郊野,民乃惨凄,寒风以至,反者孕乃死……凡此阳明司天之政……初之气,地气迁,阴始凝,气始肃,水乃冰,寒雨化。其病中热胀,面目浮肿,善眠,鼽衄,嚏欠,呕,小便黄赤,甚则淋。二之气,阳乃布,民乃舒,物乃生荣,厉大至,民善暴死。三之气,天政布,凉乃行,燥热交合,燥极而泽,民病寒热。四之气,寒雨降,病暴仆,振栗谵妄,少气,嗌干引饮,及为心痛,痈肿疮疡,疟寒之疾,骨痿血便。五之气,春令反行,草乃生荣,民气和。终之气,阳气布,候反温,蛰虫来见,流水不冰,民乃康平,其病温……凡此少阳司天之政……初之气,地气迁,风胜乃摇,寒乃去,候乃大温,草木早荣,寒来不杀,温病乃起,其病气怫于上,血溢目赤,咳逆头痛,血崩胁满,肤腠中疮。二之气,火反郁,白埃四起,云趋雨府,风不胜湿,雨乃零,民乃康,其病热郁于上,咳逆呕吐,疮发于中,胸嗌不利,头痛身热,昏愦脓疮。三之气,天政布,炎暑至,少阳临上,雨乃涯,民病热中、聋瞑血溢、脓疮咳呕、鼽衄渴嚏欠、喉痹目赤,善暴死。四之气,凉乃至,炎暑间化,白露降,民气和平,其病满身重。五之气,阳乃去,寒乃来,雨乃降,气门乃闭,刚木早雕,民避寒邪,君子周密。终之气,地气正,风乃至,万物反生,霿雾以行,其病关闭不禁,心痛,阳气不藏而咳。抑其运气,赞所不胜,必折其郁气,先取化源,暴过不生,苛疾不起……凡此太阴司天之政……初之气,地气迁,寒乃去,春气正,风乃来,生布万物以荣,民气条舒,风湿相薄,雨乃后。民病血溢,筋络拘强,关节不利,身重筋痿。二之气,大火正,物承化,民乃和,其病温厉大行,远近咸若,湿蒸相薄,雨乃时降。三之气,天政布,湿气降,地气腾,雨乃时降,寒乃随之,感于寒湿,则民病身重胕肿,胸腹满。四之气,畏火临,溽蒸化,地气腾,天气否隔,寒风晓暮,蒸热相薄,草木凝烟,湿化不流,则白露阴布,以成秋令。民病腠理热,血暴溢疟,心腹满热,胪胀,甚则胕肿。五之气,惨令已行,寒露下,霜乃早降,草木黄落,寒气及体,君子周密,民病皮腠。终之气,寒大举,湿大化,霜乃积,阴乃凝,水坚冰,阳光不治。感于寒则病人关节禁固,腰脽痛,寒湿推于气交而为疾也……凡此少阴司天之政……初之气,地气迁,燥将去,寒乃始,蛰复藏,水乃冰,霜复降,风乃至,阳气郁,民反周密,关节禁固,腰脽痛,炎暑将起,中外疮疡。二之气,阳气布,风乃行,春气以正,万物应荣,寒气时至,民乃和,其病淋,目瞑目赤,气郁于上而热。三之气,天政布,大火行,庶类番鲜,寒气时至,民病气厥心痛、寒热更作、咳喘目赤。四之气,溽暑至,大雨时行,寒热互至,民病寒热、嗌干、黄瘅、鼽衄、饮发。五之气,畏火临,暑反至,阳乃化,万物乃生乃长荣,民乃康,其病温。终之气,燥令行,余火内格,肿于上,咳喘甚则血溢。寒气数举,则霿雾翳,病生皮腠,内舍于胁,下连少腹而作寒中,地将易也……凡此厥阴司天之政……初之气,寒始肃,杀气方至,民病寒于右之下。二之气,寒不去,华雪水冰,杀气施化,霜乃降,名草上焦,寒雨数至,阳复化,民病热于中。三之气,天政布,风乃时举,民病泣出、耳鸣、掉眩。四之气,溽暑湿热相薄,争于左之上,民病黄瘅而为胕肿。五之气,燥湿更胜,沉阴乃布,寒气及体,风雨乃行。终之气,畏火司令,阳乃大化,蛰虫出见,流水不冰,地气大发,草乃生,人乃舒,其病温厉。"

8. 六化六变之候　六气的胜复变化亦可候,如六气之至,厥阴所至为和平,少阴所至为暄,太阴所至为埃溽,少阳所至为炎暑,阳明所至为清劲,太阳所至为寒雾等,可以通过化气之象来观测。

《素问·六元正纪大论》云:"黄帝问曰:五运六气之应见,六化之正,六变之纪,何如? 岐伯对曰:夫六气正纪,有化有变,有胜有复,有用有病,不同其候,帝欲何乎? 帝曰:愿尽闻之。岐伯曰:请遂言之。夫气之所至也,厥阴所至为和平,少阴所至为暄,太阴所至为埃溽,少阳所至为炎暑,阳明所至为清劲,太阳所至为寒雾,时化之常也。

厥阴所至为风府,为璺启;少阴所至为火府,为舒荣;太阴所至为雨府,为员盈;少阳所至为热府,为行出;阳明所至为司杀府,为庚苍;太阳所至为寒府,为归藏。司化之常也。

厥阴所至为生,为风摇;少阴所至为荣,为形见;太阴所至为化,为云雨;少阳所至为长,为番鲜;阳明所至为收,为雾露;太阳所至为藏,为周密。气化之常也。

厥阴所至为风生,终为肃;少阴所至为热生,中为寒;太阴所至为湿生,终为注雨;少阳所至为火生,终为蒸溽;阳明所至为燥生,终为凉;太阳所至为寒生,中为温。德化之常也。

厥阴所至为毛化,少阴所至为羽化,太阴所至为倮化,少阳所至羽化,阳明所至为介化,太阳所至为鳞化。德化之常也。

厥阴所至为生化,少阴所至为荣化,太阴所至为濡化,少阳所至为茂化,阳明所至为坚化,太阳所至为藏化。布政之常也。

厥阴所至为飘怒大凉,少阴所至为大暄寒,太阴所至为雷霆骤注烈风,少阳所至为飘风燔燎霜凝,阳明所至为散落温,太阳所至为寒雪冰雹白埃。气变之常也。

厥阴所至为挠动,为迎随;少阴所至为高明焰,为曛;太阴所至为沉阴,为白埃,为晦暝;少阳所至为光显,为彤云,为曛;阳明所至为烟埃,为霜,为劲切，为凄鸣；太阳所至为刚固，为坚芒，为立。令行之常也。

厥阴所至为里急，少阴所至为疡疹身热，太阴所至为积饮否隔，少阳所至为嚏呕，为疮疡，阳明所至为浮虚，太阳所至为屈伸不利，病之常也。

厥阴所至为支痛，少阴所至为惊惑、恶寒、战栗、谵妄，太阴所至为稸满，少阳所至为惊躁、瞀昧、暴病，阳明所至为尻阴股膝髀腨胻足病，太阳所至为腰痛。病之常也。

厥阴所至为软戾，少阴所至为悲妄衄衊，太阴所至为中满霍乱吐下，少阳所至为喉痹、耳鸣、呕涌，阳明所至为皴揭，太阳所至为寝汗、痉。病之常也。

厥阴所至为胁痛呕泄，少阴所至为语笑，太阴所至为重胕肿，少阳所至为暴注、瞤瘛、暴死，阳明所至为鼽嚏，太阳所至为流泄禁止。病之常也。

凡此十二变者，报德以德，报化以化，报政以政，报令以令，气高则高，气下则下，气后则后，气前则前，气中则中，气外则外，位之常也。故风胜则动，热胜则肿，燥胜则干，寒胜则浮，湿胜则濡泄，甚则水闭胕肿，随气所在，以言其变耳。

帝曰：愿闻其用也。岐伯曰：夫六气之用，各归不胜而为化。故太阴雨化，施于太阳；太阳寒化，施于少阴；少阴热化，施于阳明；阳明燥化，施于厥阴；厥阴风化，施于太阴。各命其所在以征之也。帝曰：自得其位何如？岐伯曰：自得其位，常化也。帝曰：愿闻所在也。岐伯曰：命其位而方，月可知也。

帝曰：六位之气盈虚何如？岐伯曰：太少异也，太者之至徐而常，少者暴而亡。帝曰：天地之气盈虚何如？岐伯曰：天气不足，地气随之，地气不足，天气从之，运居其中而常先也。恶所不胜，归所同和，随运归从而生其病也。故上胜则天气降而下，下胜则地气迁而上，多少而差其分，微者小差，甚者大差，甚则位易气交，易则大变生而病作矣。《大要》曰：甚纪五分，微纪七分，其差可见。此之谓也。"

《素问·至真要大论》云："故上胜而下俱病者，以地名之；下胜而上俱病者，以天名之。所谓胜至，报气屈伏而未发也。复至则不以天地异名，皆如复气为法也。"

9. 时有常位，而气无必　岁运五运四时都有常位，而六气没有，天地之气变，六气之胜复，变化多端，有时不会按正常的交接规律。六气的变化，虽然有时不会不可预知，但其正常的变化，德化政令灾变，还是遵循五行相生规律，人与之相应。

《素问·至真要大论》云:"帝曰:胜复之动,时有常乎?气有必乎?岐伯曰:时有常位,而气无必也。帝曰:愿闻其道也。岐伯曰:初气终三气,天气主之,胜之常也。四气尽终气,地气主之,复之常也。有胜则复,无胜则否。帝曰:善。复已而胜何如?岐伯曰:胜至则复,无常数也,衰乃止耳。复已而胜,不复则害,此伤生也。帝曰:复而反病何也?岐伯曰:居非其位,不相得也。大复其胜则主胜之,故反病也。所谓火燥热也。"

《素问·气交变大论》云:"夫气之动乱,触遇而作,发无常会,卒然灾合,何以期之?岐伯曰:夫气之动变,固不常在,而德化政令灾变,不同其候也。帝曰:何谓也?岐伯曰:东方生风,风生木,其德敷和,其化生荣,其政舒启,其令风,其变振发,其灾散落。南方生热,热生火,其德彰显,其化蕃茂,其政明曜,其令热,其变销烁,其灾燔焫。中央生湿,湿生土,其德溽蒸,其化丰备,其政安静,其令湿,其变骤注,其灾霖溃。西方生燥,燥生金,其德清洁,其化紧敛,其政劲切,其令燥,其变肃杀,其灾苍陨。北方生寒,寒生水,其德凄沧,其化清谧,其政凝肃,其令寒,其变溧冽,其灾冰雪霜雹。是以察其动也,有德有化,有政有令,有变有灾,而物由之,而人应之也。"

10. 终始位明　天地之气之终始,是有明显规律的,起始之位非常清晰。观天气要察天象、气象、气候;观地气要察地理、物候;观人气要观察气血运行变化,或以脉测,或以病测,并感知天地之气变化。

《素问·气交变大论》云:"本气位也。位天者,天文也;位地者,地理也;通于人气之变化者,人事也。故太过者先天,不及者后天,所谓治化而人应之也。"

《素问·气交变大论》云:"善言天者,必应于人……善言气者,必彰于物;善言应者,同天地之化;善言化言变者,通神明之理。"

《素问·六元正纪大论》云:"帝曰:天地之数,终始奈何?岐伯曰:悉乎哉问也!是明道也。数之始,起于上而终于下,岁半之前,天气主之,岁半之后,地气主之,上下交互,气交主之,岁纪毕矣。故曰位明气月可知乎,所谓气也。"

十二、五运六气与气令

五运六气与气令有密切的关系,气令的产生是运气运动变化的结果。所谓气令,包括气象和气候,是天气变化之象,故气令可以作为运气变化的客观征象。《素问·天元纪大论》云："天有五行，御五位，以生寒暑燥湿风……神在天为风，在地为木；在天为热，在地为火；在天为湿，在地为土；在天为燥，在地为金；在天为寒，在地为水。"

不同的年份具有不同的气令特点。《素问·气交变大论》论述了太过不及之年的气令特征，如太过之年："岁木太过，风气流行……化气不政，生气独治，云物飞动，草木不宁，甚而摇落……岁火太过，炎暑流行……收气不行，长气独明，雨水霜寒，上应辰星。上临少阴少阳，火燔焫，水泉涸，物焦槁……岁土太过，雨湿流行……变生得位，脏气伏，化气独治之，泉涌河衍，涸泽生鱼，风雨大至，土崩溃，鳞见于陆……岁金太过，燥气流行……收气峻，生气下，草木敛，苍干凋陨……岁水太过，寒气流行……大雨至，埃雾朦郁，上应镇星。"五太过之年，运气特点不同，气令表现各有特征，其气令变化与五星相应。不及之年亦如此。

《素问·五常政大论》对各年气令亦有论述：敷和之纪，其候温和，其令风；升明之纪，其候炎暑，其令热；备化之纪，其候溽蒸，其令湿；审平之纪，其候清切，其令燥；静顺之纪，其候凝肃，其令寒；委和之纪，生气不政，化气乃扬，长气自平，收令乃早，凉雨时降，风云并兴，其主雾露凄沧，复则萧飂肃杀，则炎赫沸腾，眚于三，乃为雷霆；伏明之纪，长气不宣，脏气反布，收气自政，化令乃衡，寒清数举，暑令乃薄，其主冰雪霜寒，凝惨凛冽则暴雨霖霆，眚于九，其主骤注雷霆震惊，沉黔淫雨；卑监之纪，化气不令，生政独彰，长气整，雨乃愆，收气平，风寒并兴，其主飘怒振发，振拉飘扬，则苍干散落，其眚四维，清气乃用，生政乃辱；从革之纪，收气乃后，生气乃扬，长化合德，火政乃宣，庶类以蕃，其主明曜炎烁，炎光赫烈则冰雪霜雹，眚于七，岁气早至，乃生大寒；涸流之纪，化气乃昌，长气宣布，其主埃郁昏翳，埃昏骤雨，则振拉摧拔，眚于一；发生之纪，苍气达，阳和布化，阴气乃随，生气淳化，秋气劲切，甚则肃杀，清气大至；赫曦之纪，阴气内化，阳气外荣，炎暑施化，其动炎灼妄扰，其德暄暑郁蒸，其变炎烈沸腾，暴烈其政，时见凝惨，甚则雨水霜雹切寒；敦阜之纪，烟埃朦郁，见于厚土，大雨时行，湿气乃用，燥政乃辟，其变震惊飘骤崩溃，大风迅至；坚成之纪，天气洁，地气明，阳气随，阴治化，燥行其政，其德雾露萧飂，其变肃杀雕零，政暴变则长气斯救，大火流，炎烁且至，蔓将槁；流衍之纪，寒司物化，天地严凝，藏政以布，长令不扬，其德凝惨寒雾，其变冰雪霜雹，政过则化气大举，而埃昏气交，大雨时降。

不同的司天之气也可以造成气令的变化。《素问·五常政大论》作了论述:少阳司天,火气下临,火见燔焫,大暑以行,风行于地,尘沙飞扬;阳明司天,燥气下临,凄沧数至,暴热至,土乃暑,阳气郁发,火行于稿;太阳司天,寒气下临,而火且明,丹起,金乃眚,寒清时举,胜则水冰,火气高明,热气妄行,寒乃复,霜不时降,寒客至,沉阴化,湿气变物;厥阴司天,风气下临,风行太虚,云物摇动,火纵其暴,地乃暑,大热消烁,赤沃下,其发机速;少阴司天,热气下临,大暑流行,地乃燥清,凄沧数至;太阴司天,湿气下临,埃冒云雨,地乃藏阴,大寒且至。

《素问·六元正纪大论》对司天之政作了具体论述,如太阳司天之政:"帝曰:太阳之政奈何? 岐伯曰:辰戌之纪也。太阳 太角 太阴 壬辰 壬戌 其运风,其化鸣紊启拆,其变振拉摧拔,其病眩掉目瞑……太阳 太徵 太阴 戊辰 戊戌同正徵 其运热,其化暄暑郁燠,其变炎烈沸腾,其病热郁……太阳 太宫 太阴 甲辰岁会(同天符) 甲戌岁会(同天符) 其运阴埃,其化柔润重泽,其变震惊飘骤,其病湿下重……太阳 太商 太阴 庚辰 庚戌 其运凉,其化雾露萧瑟,其变肃杀雕零,其病燥背瞀胸满……太阳 太羽 太阴 丙辰天符 丙戌天符 其运寒,其化凝惨栗冽,其变冰雪霜雹,其病大寒留于溪谷……凡此太阳司天之政,气化运行先天,天气肃,地气静,寒临太虚,阳气不令,水土合德,上应辰星镇星……寒政大举,泽无阳焰,则火发待时。少阳中治,时雨乃涯,止极雨散,还于太阴,云朝北极,湿化乃布,泽流万物,寒敷于上,雷动于下,寒湿之气,持于气交……初之气,地气迁,气乃大温……二之气,大凉反至……寒乃始。三之气,天政布,寒气行,雨乃降……四之气,风湿交争,风化为雨,乃长乃化乃成……五之气,阳复化……终之气,地气正,湿令行,阴凝太虚,埃昏郊野。"

司天、在泉、六气胜复影响气令特征。《素问·至真要大论》云:"厥阴司天,其化以风;少阴司天,其化以热;太阴司天,其化以湿;少阳司天,其化以火;阳明司天,其化以燥;太阳司天,其化以寒……岁厥阴在泉,风淫所胜,则地气不明……岁少阴在泉,热淫所胜,则焰浮川泽,阴处反明……岁太阴在泉,湿淫所胜,则埃昏岩谷,黄反见黑……岁少阳在泉,火淫所胜,则焰明郊野,寒热更至……岁阳明在泉,燥淫所胜,则霿雾清瞑……岁太阳在泉,寒淫所胜,则凝肃惨栗……厥阴司天,风淫所胜,则太虚埃昏,云物以扰……少阴司天,热淫所胜,怫热至,火行其政……太阴司天,湿淫所胜,则沉阴且布,雨变枯槁……少阳司天,火淫所胜,则温气流行,金政不平……阳明司天,燥淫所胜……太阳司天,寒淫所胜,则寒气反至,水且冰……运火炎烈,雨暴乃雹……少阴之胜……炎暑至……太阴之胜……雨数至,燥化乃见……少阳之胜……草萎水涸……阳明之胜……大凉肃杀……太阳之胜,凝溧且至,非时水冰……厥阴之复……偃木飞沙……少阴之复……火见燔焫……赤气后化,流水不冰,热气大行……太阴之复,湿变乃举……大雨时行……少阳之复,大热将至,枯燥燔蓺……阳明之复,清气大举……太阳之复,厥气上行,水凝雨冰……地裂冰坚,阳光不治……六气之胜,何以候之? 岐伯曰: 乘其至也。清气大来,燥之胜也……热气大来,火之胜也……寒气大来,水之胜也……湿气大来,土之胜也……风气大来,木之胜也。"

六化、六变对气令亦有影响。《素问·六元正纪大论》云:"夫气之所至也,厥阴所至为和平,少阴所至为暄,太阴所至为埃溽,少阳所至为炎暑,阳明所至为清劲,太阳所至为寒雰,时化之常也。厥阴所至为风府,为璺启;少阴所至为火府,为舒荣;太阴所至为雨府,为员盈;少阳所至为热府,为行出;阳明所至为司杀府,为庚苍;太阳所至为寒府,为归藏。司化之常也。厥阴所至为生,为风摇;少阴所至为荣,为形见;太阴所至为化,为云雨;少阳所至为长,为番鲜;阳明所至为收,为雾露;太阳所至为藏,为周密。气化之常也。厥阴所至为风生,终为肃;少阴所至为热生,中为寒;太阴所至为湿生,终为注雨;少阳所至为火生,终为蒸溽;阳明所至为燥生,终为凉;太阳所至为寒生,中为温。德化之常也……厥阴所至为飘怒大凉,少阴所至为大暄寒,太阴所至为雷霆骤注烈风,少阳所至为飘风燔燎霜凝,阳明所至为散落温,太阳所至为寒雪冰雹白埃。气变之常也。厥阴所至为挠动,为迎随;少阴所至为高明焰,为曛;太阴所至为沉阴,为白埃,为晦暝;少阳所至为光显,为彤云,为曛;阳明所至为烟埃,为霜,为劲切,为凄鸣;太阳所至为刚固,为坚芒,为立。令行之常也。"

对于五郁之发的气令特点,《素问·六元正纪大论》云:"土郁之发,岩谷震惊,雷殷气交,埃昏黄黑,化为白气,飘骤高深,击石飞空,洪水乃从,川流漫衍,田牧土驹。化气乃敷,善为时雨,始生始长,始化始成……云奔雨府,霞拥朝阳,山泽埃昏,其乃发也,以其四气。云横天山,浮游生灭,怫之先兆也。金郁之发,天洁地明,风清气切,大凉乃举,草树浮烟,燥气以行,霜雾数起,杀气来至,草木苍干,金乃有声……山泽焦枯,土凝霜卤,怫乃发也,其气五。夜零白露,林莽声凄,怫之兆也。水郁之发,阳气乃辟,阴气暴举,大寒乃至,川泽严凝,寒雾结为霜雪,甚则黄黑昏翳,流行气交,乃为霜杀,水乃见祥……阳光不治,空积沉阴,白埃昏暝,而乃发也,其气二火前后。太虚深玄,气犹麻散,微见而隐,色黑微黄,怫之先兆也。木郁之发,太虚埃昏,云物以扰,大风乃至,屋发折木,木有变……太虚苍埃,天山一色,或气浊色,黄黑郁若,横云不起雨,而乃发也,其气无常。长川草偃,柔叶呈阴,松吟高山,虎啸岩岫,怫之先兆也。火郁之发,太虚肿翳,大明不彰,炎火行,大暑至,山泽燔燎,材木流津,广厦腾烟,土浮霜卤,止水乃减,蔓草焦黄,风行惑言,湿化乃后。"

　　五郁之发,各有特点。如"木发无时,水随火也",且"有怫之应而后报也,皆观其极而乃发也"。郁发的原因在于气的多少,观其下气可以预知。《素问·六元正纪大论》云:"帝曰:水发而雹雪,土发而飘骤,木发而毁折,金发而清明,火发而曛昧,何气使然?岐伯曰:气有多少,发有微甚,微者当其气,甚者兼其下,征其下气而见可知也。"

　　每年气令可以预测。《素问·气交变大论》云:"夫子之言岁候,不及其太过,而上应五星。今夫德化政令,灾眚变易,非常而有也,卒然而动,其亦为之变乎?岐伯曰:承天而行之,故无妄动,无不应也。卒然而动者,气之交变也,其不应焉。故曰:应常不应卒。此之谓也。帝曰:其应奈何?岐伯曰:各从其气化也。"说明每年的气象可以通过五大行星的运动变化以预测,而突然的气流变化是不能预知的。

　　各年四季气令特点也不同,如《素问·气交变大论》云:"愿闻其时也。岐伯曰:悉乎哉问也!木不及,春有鸣条律畅之化,则秋有雾露清凉之政,春有惨凄残贼之胜,则夏有炎暑燔烁之复……火不及,夏有炳明光显之化,则冬有严肃霜寒之政,夏有惨凄凝冽之胜,则不时有埃昏大雨之复……土不及,四维有埃云润泽之化,则春有鸣条鼓拆之政,四维发振拉飘腾之变,则秋有肃杀霖霆之复……金不及,夏有光显郁蒸之令,则冬有严凝整肃之应,夏有炎烁燔燎之变,则秋有冰雹霜雪之复……水不及,四维有湍润埃云之化,则不时有和风生发之应,四维发埃昏骤注之变,则不时有飘荡振拉之复。"

　　《素问·至真要大论》云:"寒暑温凉,盛衰之用,其在四维。故阳之动,始于温,盛于暑;阴之动,始于清,盛于寒。春夏秋冬,各差其分。故《大要》曰:彼春之暖,为夏之暑,彼秋之忿,为冬之怒,谨按四维,斥候皆归,其终可见,其始可知。此之谓也。"

不同的地域，气令特点也有差异。《素问·五常政大论》云："天不足西北，左寒而右凉；地不满东南，右热而左温。其故何也？岐伯曰：阴阳之气，高下之理，太少之异也。东南方，阳也，阳者其精降于下，故右热而左温。西北方，阴也，阴者其精奉于上，故左寒而右凉。是以地有高下，气有温凉，高者气寒，下者气热。"

同一地域，地势不同也可以造成气令差异。《素问·五常政大论》："崇高则阴气治之，污下则阳气治之，阳胜者先天，阴胜者后天，此地理之常，生化之道也"。《素问·六元正纪大论》云："春气西行，夏气北行，秋气东行，冬气南行。故春气始于下，秋气始于上，夏气始于中，冬气始于标。春气始于左，秋气始于右，冬气始于后，夏气始于前。此四时正化之常。故至高之地，冬气常在，至下之地，春气常在，必谨察之"。地势高的地方偏于寒凉，地势低的地方相对偏于温热。

十三、五运六气与物候

物候是运气运动所产生的自然界万物应激反应现象，古人因之以候，每五日观察其发生发展变化规律，故以"五日为之候"。《素问·六节藏象论》云："五日谓之候，三候谓之气，六气谓之时，四时谓之岁。"我国古代有关物候的记载亦很久远，《夏小正》《吕氏春秋》《淮南子》都有较为系统的物候记录。张景岳也说："由二十四气而分为七十二候，则每气各得三翰，如《礼记》《月令》及《吕氏春秋》云。"

以植物的荣枯、动物的鸣蛰等观察四季交替，寒暑往来自然现象的变化规律，是五运六气理论的研究方法，正是现代物候学的内容。物候的实质是地气变化的客观反映。

物候是不同的节气，在一定的地方，出现的自然现象，具有空间性和时间性的自然特性，具有空间方位高下和时间差异。

《类经图翼》作二十四气七十二候：[正月]立春：初候，东风解冻；二候，蛰虫始振；三候，鱼陟负冰。雨水：初候，獭祭鱼；二候，候雁北；三候，草木萌动。[二月]惊蛰：初候，桃始华；二候，仓庚鸣；三候，鹰化为鸠。春分：初候，玄鸟至；

二候，雷乃发声；三候，始电。[三月]清明：初候，桐始华；二候，田鼠化为鴽，牡丹华；三候，虹始见。谷雨：初候，萍始生；二候，鸣鸠拂其羽；三候，戴胜降于桑。[四月]立夏：初候，蝼蝈鸣；二候，蚯蚓出；三候，王瓜生。小满：初候，苦菜秀；二候，靡草死；三候，麦秋至。[五月]芒种：初候，螳螂生；二候，鵙始鸣；三候，反舌无声。夏至：初候，鹿角解；二候，蜩始鸣；三候，半夏生。[六月]小暑：初候，温风至；二候，蟋蟀居壁；三候，鹰如挚。大暑：初候，腐草为萤；二候，土润溽暑；湿也。三候，大雨时行。[七月]立秋：初候，凉风至；二候，白露降；三候，寒蝉鸣。处暑：初候，鹰乃祭鸟；二候，天地始肃；三候，禾乃登。[八月]白露：初候，鸿雁来；二候，玄鸟归；三候，群鸟养羞。秋分：初候，雷始收声；二候，蛰虫坏户；三候，水始涸。[九月]寒露：初候，鸿雁来宾；二候，雀入大水为蛤；三候，菊有黄花。霜降：初候，豺乃祭兽；二候，草木黄落；三候，蛰虫咸俯。[十月]立冬：初候，水始冰；二候，地始冻；三候，雉入大水化蜃。小雪：初候，虹藏不见；二候，天气上升，地气下降；三候，闭塞而成冬。[十一月]大雪：初候，鹖鴠不鸣；二候，虎始交；三候，荔挺生。冬至：初候，蚯蚓结；二候，麋角解；三候，水泉动。[十二月]小寒：初候，雁北乡；二候，鹊始巢；三候，雉雊。大寒：初候，鸡乳；二候，征鸟厉疾；三候，水泽腹坚。

七篇大论对物候多有论述。《素问·至真要大论》云："岁厥阴在泉，风淫所胜，则地气不明，平野昧，草乃早秀；岁少阴在泉，热淫所胜，则焰浮川泽，阴处反明，蛰虫不藏；岁太阴在泉，草乃早荣。厥阴司天，风淫所胜，寒生春气，流水不冰，蛰虫不去；阳明司天，燥淫所胜，则木乃晚荣，草乃晚生，蛰虫来见；太阳司天，寒淫所胜，则寒气反至，水且冰，运火炎烈，雨暴乃雹。厥阴之胜，倮虫不滋；少阳之胜，草萎水涸，介虫乃屈；阳明之胜，华英改容，毛虫乃殃；太阳之胜，凝溧且至，非时水冰，羽乃后化。厥阴之复，偃木飞沙，倮虫不荣；少阴之复，流水不冰，热气大行，介虫不复；太阴之复，大雨时行，鳞见于陆；少阳之复，介虫乃耗；阳明之复，森木苍干，毛虫乃厉；太阳之复，厥气上行，水凝雨冰，羽虫乃死，地裂冰坚，阳光不治。"

《素问·气交变大论》云："岁木太过……化气不政，生气独治，云物飞动，草木不宁，甚而摇落……岁火太过……上临少阴少阳，火燔焫，水泉涸，物焦槁……岁土太过，泉涌河衍，涸泽生鱼，风雨大至，土崩溃，鳞见于陆……岁金太过，收气峻，生气下，草木敛，苍干雕陨……岁水太过，上临太阳，则雨冰雪，霜不时降,湿气变物……岁木不及,生气失应,草木晚荣,肃杀而甚,则刚木辟著,柔萎苍干……其谷苍。上临阳明,生气失政,草木再荣,化气乃急,其主苍早。复则炎暑流火,湿性燥,柔脆草木焦槁,下体再生,华实齐化;岁火不及,物荣而下,凝惨而甚,则阳气不化,乃折荣美……岁土不及,风乃大行,化气不令,草木茂荣,飘扬而甚,秀而不实……复则收政严峻,名木苍雕,上临厥阴,流水不冰,蛰虫来见……岁金不及,炎火乃行,生气乃用,长气专胜,庶物以茂……复则寒雨暴至,乃零冰雹霜雪杀物……岁水不及,湿乃大行,长气反用,其化乃速……其谷秬。上临太阴,蛰虫早藏,地积坚冰,阳光不治,复则大风暴发,草偃木零,生长不鲜。"岁运的太过不及都有明显的物候特征。

《素问·五常政大论》也做了详细论述:敷和之纪,其谷麻,其果李,其实核,其虫毛,其畜犬,其色苍;升明之纪,其谷麦,其果杏,其实络,其虫羽,其畜马;备化之纪,其谷稷,其果枣,其实肉,其虫倮,其畜牛;审平之纪,其谷稻,其果桃,其实壳,其虫介,其畜鸡;静顺之纪,其谷豆,其果栗,其实濡,其虫鳞,其畜彘;委和之纪,草木晚荣,苍干雕落,物秀而实,其果枣李,其实核壳,其谷稷稻,其畜犬鸡,其虫毛介,其主飞蠹蛆雉;伏明之纪,承化物生,生而不长,成实而稚,遇化已老,阳气屈伏,蛰虫早藏,其果栗桃,其实络濡,其谷豆稻,其畜马彘,其虫羽鳞;卑监之纪,草木荣美,秀而不实,成而粃也。其果李栗,其实濡核,其谷豆麻,其畜牛犬,其虫倮毛,其主败折虎狼;从革之纪,庶类以蕃。其果李杏,其实壳络,其谷麻麦,其味苦辛,其畜鸡羊,其虫介羽,其主鳞伏彘鼠;涸流之纪,蛰虫不藏,土润水泉减,草木条茂,荣秀满盛。其果枣杏,其实濡肉,其谷黍稷,其畜彘牛,其虫鳞倮,其主毛显狐猲;发生之纪,万物以荣。其谷麻稻,其畜鸡犬,其果李桃,其虫毛介,其物中坚外坚,甚则肃杀,清气大至,草木雕零;赫曦之纪,阴气内化,阳气外荣,炎暑施化,物得以昌,其谷麦豆,其畜羊彘,其果杏栗,其虫羽鳞;敦阜之纪,物化充成,其谷稷麻,其畜牛犬,其果枣李,其虫倮毛,其物肌核;坚成之纪,其谷稻黍,其畜鸡马,其果桃杏,其虫介羽,其物壳络;流衍之纪,其谷豆稷,其畜彘牛,其果栗枣。

司天对物候亦有影响。《素问·五常政大论》云:少阳司天,火气下临,草木眚,风行于地,尘沙飞扬;阳明司天,燥气下临,火行于稿,流水不冰,蛰虫乃见;厥阴司天,风气下临,蛰虫数见,流水不冰,其发机速;少阴司天,热气下临,草木眚,地乃燥清,肃杀行,草木变;太阴司天,湿气下临,地乃藏阴,大寒且至,蛰虫早附,地裂冰坚。

司天、在泉还会影响胎孕不育。《素问·五常政大论》云:"故厥阴司天,毛虫静,羽虫育,介虫不成; 在泉,毛虫育,倮虫耗,羽虫不育。少阴司天,羽虫静,介虫育,毛虫不成; 在泉,羽虫育,介虫耗不育。太阴司天,倮虫静,鳞虫育,羽虫不成; 在泉,倮虫育,鳞虫不成。少阳司天,羽虫静,毛虫育,倮虫不成; 在泉,羽虫育,介虫耗,毛虫不育。阳明司天,介虫静,羽虫育,介虫不成; 在泉,介虫育,毛虫耗,羽虫不成。太阳司天,鳞虫静,倮虫育; 在泉,鳞虫耗,倮虫不育。"其原因可能与气宜有关。《素问·五常政大论》云:"诸乘所不成之运,则甚也。故气主有所制,岁立有所生,地气制己胜,天气制胜己,天制色,地制形,五类衰盛,各随其气之所宜也。故有胎孕不育,治之不全,此气之常也,所谓中根也。"

十四、五运六气与瘟疫

温、疫、疠在古代属于三个不同的病名,在当代统称为瘟疫或温病,七篇大论对温疫的认识主要见于《素问·六元正纪大论》。《素问遗篇》由宋代刘温舒补入,提出了三年化疫理论和各种治疗方法,丰富了对瘟疫疾病的认识。

《素问·六元正纪大论》云:"凡此太阳司天之政……初之气,地气迁,气乃大温,草乃早荣,民乃厉,温病乃作,身热头痛呕吐,肌腠疮疡……凡此阳明司天之政,气化运行后天……二之气,阳乃布,民乃舒,物乃生荣,厉大至,民善暴死……终之气,阳气布,候反温,蛰虫来见,流水不冰,民乃康平,其病温……凡此少阳司天之政,气化运行先天……初之气,地气迁,风胜乃摇,寒乃去,候乃大温,草木早荣,寒来不杀,温病乃起,其病气怫于上,血溢目赤,咳逆头痛,血崩胁满,肤腠中疮……凡此太阴司天之政,气化运行后天……二之气,大火正,物承化,民乃和,其病温厉大行,远近咸若,湿蒸相薄,雨乃时降……凡此少阴司天之政,气化运行先天……五之气,畏火临,暑反至,阳乃化,万物乃生乃长荣,民乃康,其病温……凡此厥阴司天之政,气化运行后天……终之气,畏火司令,阳乃大化,蛰虫出见,流水不冰,地气大发,草乃生,人乃舒,其病温厉,必折其郁气,资其化源,赞其运气,无使邪胜。"

刘温舒补入《素问遗篇》,提出三年化疫理论。如《素问遗篇·刺法论》

云:"假令甲子,刚柔失守,刚未正,柔孤而有亏,时序不令,即音律非从,如此三年,变大疫也……又有下位己卯不至,而甲子孤立者,次三年作土疠……假令丙寅,刚柔失守,上刚干失守,下柔不可独主之,中水运非太过,不可执法而定之,布天有余,而失守上正,天地不合,即律吕音异,如此即天运失序,后三年变疫……又有下位地甲子,辛巳柔不附刚,亦名失守,即地运皆虚,后三年变水疠……假令庚辰,刚柔失守,上位失守,下位无合,乙庚金运,故非相招,布天未退,中运胜来,上下相错,谓之失守,姑洗林钟,商音不应也,如此则天运化易,三年变大疫……又或在下地甲子乙未失守者,即乙柔干,即上庚独治之,亦名失守者,即天运孤主之,三年变疠,名曰金疠,其至待时也……假令壬午,刚柔失守,上壬未迁正,下丁独然,即虽阳年,亏及不同,上下失守,相招其有期,差之微甚,各有其数也,律吕二角,失而不和,同音有日,微甚如见,三年大疫……又或地下甲子,丁酉失守其位,未得中司,即气不当位,下不与壬奉合者,亦名失守,非名合德,故柔不附刚,即地运不合,三年变疠……假令戊申,刚柔失守,戊癸虽火运,阳年不太过也,上失其刚,柔地独主,其气不正,故有邪干,迭移其位,差有浅深,欲至将合,音律先同,如此天运失时,三年之中,火疫至矣……又或地下甲子,癸亥失守者,即柔失守位也,即上失其刚也,即亦名戊癸不相合德者也,即运与地虚,后三年变疠,即名火疠。"

刘温舒区别了疫与疠的不同,"疫之与疠,即是上下刚柔之名也。"疫病是天气失正,疠是地气失正。指出其症状相似,传染性极强。"五疫之至,皆相染易,无问大小,病状相似,不施救疗。"大疫的发生原因与四时失节,六气升降、迁正失位有关,"失之迭位者,谓虽得岁正,未得正位之司,即四时不节,即生大疫"。瘟疫的发生,还与三虚有关,三虚乃脏虚、天虚、精虚。"人之五脏,一脏不足,又会天虚,感邪之至也。"(《素问遗篇·本病论》)。并提出了治疗方法。如针刺法、意念法、药浴法、服小金丹法等。

《素问遗篇》则进一步论述了间气升降失常、迁正退位失常所引起的瘟疫发生和治法。

天地之气,升已必降,降已必升,此天地之道,自然规律。《素问遗篇·本病论》云:"是之谓天地微旨,可以尽陈斯道,所谓升已必降也。至天三年,次岁必降,降而入地,始为左间也。如此升降往来,命之六纪者矣。"

如果天地之气升降失常,也会发生瘟疫。如《素问遗篇·本病论》云:"是故辰戌之岁,木气升之,主逢天柱,胜而不前。又遇庚戌,金运先天,中运胜之,忽然不前。木运升天,金乃抑之,升而不前,即清生风少,肃杀于春,露霜复降,草木乃萎。民病温疫早发,咽嗌乃干,四肢满,肢节皆痛。久而化郁,即大风摧拉,折陨鸣紊。民病卒中偏痹,手足不仁……是故丑未之岁,厥阴降地,主窒地晶,胜而不前。又或遇少阴未退位,即厥阴未降下,金运以至中。金运承之,降之未下,抑之变郁,木欲降下,金承之,降而不下,苍埃远见,白气承之,风举埃昏,清躁行杀,霜露复下,肃杀布令。久而不降,抑之化郁,即作风躁相伏,暄而反清,草木萌动,杀霜乃下,蛰虫未见,惧清伤脏。"

《素问遗篇·本病论》云:"正司中位,是谓迁正位,司天不得其迁正者,即前司天以过交司之日。即遇司天太过有余日也,即仍旧治天数,新司天未得迁正也。厥阴不迁正,即风暄不时,花卉萎瘁,民病淋溲,目系转,转筋喜怒,小便赤。风欲令而寒由不去,温暄不正,春正失时。少阴不迁正,即冷气不退,春冷后寒,暄暖不时。民病寒热,四肢烦痛,腰脊强直。木气虽有余,位不过于君火也。太阴不迁正,即云雨失令,万物枯焦,当生不发。民病手足肢节肿满,大腹水肿,填臆不食,飧泄胁满,四肢不举。雨化欲令,热犹治之,温煦于气,亢而不泽。少阳不迁正,即炎灼弗令,苗莠不荣,酷暑于秋,肃杀晚至,霜露不时。民病痎疟骨热,心悸惊骇,甚时血溢。阳明不迁正,则暑化于前,肃杀于后,草木反荣。民病寒热鼽嚏,皮毛折,爪甲枯焦,甚则喘嗽息高,悲伤不乐。热化乃布,燥化未令,即清劲未行,肺金复病。太阳不迁正,即冬清反寒,易令于春,杀霜在前,寒冰于后,阳光复治,凛冽不作,氛云待时。民病温疠至,喉闭溢干,烦燥而渴,喘息而有音也。寒化待燥,犹治天气,过失序,与民作灾……所谓不退者,即天数未终,即天数有余,名曰复布政,故名曰再治天也,即天令如故而不退位也。厥阴不退位,即大风早举,时雨不降,湿令不化,民病温疫,疵废风生,民病皆肢节痛,头目痛,伏热内烦,咽喉干引饮。少阴不退位,即温生春冬,蛰虫早至,草木发生,民病膈热咽干,血溢惊骇,小便赤涩,丹瘤疹疮疡留毒。太阴不退位,而取寒暑不时,埃昏布作,湿令不去,民病四肢少力,食饮不下,泄注淋满,足胫寒,阴萎闭塞,失溺小便数。少阳不退位,即热生于春,暑乃后化,冬温不冻,流水不冰,蛰虫出见,民病少气,寒热更作,便血上热,小腹坚满,小便赤沃,甚则血溢。阳明不退位,即春生清冷,草木晚荣,寒热间作,民病呕吐暴注,食饮不下,大便干燥,四肢不举,目瞑掉眩。"

十五、论"三年化疫"

"三年化疫"见于《素问遗篇·刺法论》:"天地迭移,三年化疫,是谓根之可见,必有逃门。"

1. 病因 三虚感邪。

何谓三虚?《素问·至真要大论》云:"所谓感邪而生病也。乘年之虚,则邪甚也。失时之和,亦邪甚也。遇月之空,亦邪甚也。重感于邪,则病危矣。有胜之气,其必来复也。"《灵枢·岁露论》云:"乘年之衰,逢月之空,失时之和,因为贼风所伤,是谓三虚。"

《素问遗篇·本病论》云:"人气不足,天气如虚,人神失守,神光不聚,邪鬼干人,致有夭亡,可得闻乎?岐伯曰:人之五脏,一脏不足,又会天虚,感邪之至也。人忧愁思虑即伤心,又或遇少阴司天,天数不及,太阴作接间至,即谓天虚也,此即人气天气同虚也。又遇惊而夺精,汗出于心,因而三虚。"

可见,《素问遗篇》所论三虚与《素问》《灵枢》不同,《素问遗篇》所论三虚,即天虚、脏虚、精虚。出现三虚后,人再感疫邪,则谓三虚致疫。

2. 病机 刚柔失守,三年化疫。

何谓刚柔失守?刚柔的概念在《内经》中有不同的意义,本书在前已作论述。

《素问·天元纪大论》云:"太虚寥廓,肇基化元,万物资始,五运终天,布气真灵,揔统坤元,九星悬朗,七曜周旋,曰阴曰阳,曰柔曰刚,幽显既位,寒暑弛张,生生化化,品物咸章。"王冰:阴阳,天道也。柔刚,地道也。天以阳生阴长,地以柔化刚成也。易曰:"立天之道,曰阴与阳。立地之道,曰柔与刚。"

《素问遗篇·刺法论》云:"刚柔二干,失守其位。"刚柔明确为干,刚为太过,柔为不及,阳干为刚,阴干为柔。张景岳指出:"十干五运,分属阴阳。阳干气刚,甲、丙、戊、庚、壬也。阴干气柔,乙、丁、己、辛、癸也。故曰刚柔二干。"王冰《玄珠密语·五运元通纪》云:"故运者,丁壬木运,即壬主刚,丁主柔,刚为太过,柔为不及,太过即木气伤土,不及即自衰,自衰即反受金刑。戊癸火运,即戊主刚,癸主柔,刚为太过,柔为不及,太过即火气伤金,不及即反受水刑。甲己土运,即甲主刚,己主柔,刚为太过,柔为不及,太过即土气伤水,不及即反受木刑。乙庚金运,即庚主刚,乙主柔。刚为太过,柔为不及,太过即金气伤木,不及即反受火刑。丙辛水运,即丙主刚,辛主柔,刚为太过,柔为不及,太过即水气伤火,不及即反受土刑。此者是运气之刚柔盛衰之意者也。"作者考证认为,《素问遗篇》为刘温舒所作,其对刚柔的认识和理解,显然是受到了王冰的影响。

导致三年化疫的病机是刚柔失守,上刚干失其位,下柔干不能独主,中运不能执法,天地不和,天运失序,三年后变大疫。如《素问遗篇·刺法论》云:"刚柔二干,失其守位……天地迭移,三年化疫"。又云:"假令丙寅,刚柔失守,上刚干失守,下柔不可独主之,中水运非太过,不可执法而定之。布天有余,而失守上正,天地不合,即律吕音异,如此即天运失序,后三年变疫。"

3. 发病特点　《素问遗篇·刺法论》云:"五疫之至,皆相染易,无问大小,病状相似。"说明疫病的发生具有流行性、传染性、不分老幼、症状相似。

4. 治法

（1）刺法与调养:假如甲子后三年变土疠,"详其微甚,察其浅深,欲至而可刺,刺之,当先补肾俞,次三日,可刺足太阴之所注。"(《素问遗篇·刺法论》)。

假如丙寅后三年变水疠,刺法同上。

假如庚辰后三年变金疠,刺"当先补肝俞,次三日,可刺肺之所行。刺毕,可静神七日,慎勿大怒,怒必真气却散之。"(《素问遗篇·刺法论》)。

假如壬午年后三年变木疠,"当刺脾之俞,次三日,可刺肝之所出也。刺毕,静神七日,勿大醉歌乐,其气复散,又勿饱食,勿食生物,欲令脾实,气无滞饱,无久坐,食无太酸,无食一切生物,宜甘宜淡"。(《素问遗篇·刺法论》)。

假如戊申后三年变火疠,"当刺肺之俞。刺毕,静神七日,勿大悲伤也。"(《素问遗篇·刺法论》)。

（2）意念调气法:《素问遗篇·刺法论》云:"避其毒气,天牝从来,复得其往,气出于脑,即不邪干。气出于脑,即室先想心如日,欲将入于疫室,先想青气自肝而出,左行于东,化作林木;次想白气自肺而出,右行于西,化作戈甲;次想赤气自心而出,南行于上,化作焰明;次想黑气自肾而出,北行于下,化作水;次想黄气自脾而出,存于中央,化作土。五气护身之毕,以想头上如北斗之煌煌,然后可入于疫室。"

（3）其他治法:如吐气纳气法、药浴汗泄法、服小金丹法等。

5. 预防　预防要做到保养脏腑,修养和神,顺天应道。《素问遗篇·刺法论》云:"不相染者,正气存内,邪不可干,避其毒气……治之可刺……凡此十二官者,不得相失也……非治疾也,故要修养和神也。道贵常存,补神固根,神气不散,神守不分。"《素问遗篇·本病论》云:"得守者生,失守者死。得神者昌,失神者亡。"

十六、《素问遗篇》考

《素问遗篇·刺法论》和《本病论》首载于宋代刘温舒《素问入式运气论奥》，焦竑《经籍志》载此书为四卷。《四库全书提要》疑卷末所附《黄帝内经素问》遗篇"刺法论"一卷为他人托名所作，不计入，遂计为三卷。笔者考证《素问遗篇》认为：《刺法论》《本病论》两篇可能为刘温舒所作。

1.《素问遗篇》是唐代以后作品

（1）佛教用语：两个遗篇中包含了一些佛教用语。如《素问遗篇·刺法论》云："言其至理，圣念慈悲，欲济群生"，又"假令甲子，刚柔失守……其刺以毕，又不须夜行及运行，令七日洁，清净斋戒"。圣念慈悲、清净斋戒等词为佛家用语，佛教传入我国乃两汉末年之后，由此，可以认定遗篇非唐代之前作品。

（2）遗篇中有两处引用《玄珠密语》：《素问遗篇·刺法论》云："五运之至，有前后与升降往来，有所承抑之，可得闻乎刺法？岐伯曰：当取其化源也。是故太过取之，不及资之。太过取之，次抑其郁，取其运之化源，令折郁气。不及扶资，以扶运气，以避虚邪也。资取之法令出《密语》"。

《素问遗篇·本病论》云："帝曰：余闻天地二甲子，十干十二支。上下经纬天地，数有迭移，失守其位，可得昭乎？岐伯曰：失之迭位者，谓虽得岁正，未得正位之司，即四时不节，即生大疫。注《玄珠密语》云：阳年三十年，除六年天刑，计有太过二十四年，除此六年，皆作太过之用，令不然之旨。今言迭支迭位，皆可作其不及也"。

此二处的引用尚可认为是后世的注解，但结合遗篇中佛教用语，可侧证遗篇非汉代作品。同时证明了遗篇非王冰所作，如果为王冰作品，在其文献中应有收入。《重广补注黄帝内经素问》收录王冰补入的《七篇大论》，如遗篇为王冰所作或唐代以前作品，也当补入，后世医家也应有所记载。而两个遗篇明确首见于刘温舒《素问运气论奥》，且被《四库全书提要》疑为他人托名所作。

（3）两个遗篇修辞用语非汉代以前用法：遗篇文中多处用"假令"，该修辞用法始于《难经》《伤寒杂病论》，王冰《玄珠密语》亦多用，而《素问》《灵枢》其他篇章无此用法。《素问遗篇·刺法论》云："如何预救生灵，可得却乎？""预救生灵"亦是佛家用语，在汉代以前无此提法。

《素问遗篇·刺法论》："人病心虚，又遇君相二火司天失守，感而三虚，遇火不及,黑尸鬼犯之,令人暴亡,可刺手少阳之所过,复刺心俞。人脾病,又遇太阴司天失守,感而三虚,又遇土不及,青尸鬼邪犯之于人,令人暴亡,可刺足阳明之所过,复刺脾之俞。人肺病,遇阳明司天失守,感而三虚,又遇金不及,有赤尸鬼干人,令人暴亡,可刺手阳明之所过,复刺肺俞。人肾病,又遇太阳司天失守,感而三虚,又遇水运不及之年,有黄尸鬼干犯人正气,吸人神魂,致暴亡,可刺足太阳之所过,复刺肾俞。"篇中有五尸鬼,如黑尸鬼、青尸鬼、赤尸鬼、黄尸鬼、白尸鬼等用词,不见于宋代以前。

《素问遗篇·本病论》:"又遇饮食饱甚,汗出于胃,醉饱行房,汗出于脾",与《黄帝内经》"摇体劳苦,汗出于脾"不同。《素问遗篇》文中"地晶""地室"等用词,始于王冰《玄珠密语》。

《素问入式运气论奥》文中用语、修辞手法符合宋代早期语法特点。如《素问遗篇·刺法论》:"升之不前,可以预备,愿闻其降,可以先防。"《素问遗篇·本病论》:"少阴不退位,即温生春冬,蛰虫早至,草木发生,民病膈热咽干,血溢惊骇,小便赤涩,丹瘤疹疮疡留毒。"其中丹瘤疹疱疡留毒,无论病名、文字,皆出自宋代对疾病的认识。

2. 继承王冰运气理论认识　《素问遗篇》对运气理论的认识,与《素问》七篇大论不谐,完全继承了王冰理论。如对刚柔的认识。《素问遗篇·刺法论》:"刚柔二干,失守其位。"刚柔明确为干,刚为太过,柔为不及,阳干为刚,阴干为柔。张景岳指出:"十干五运,分属阴阳。阳干气刚,甲、丙、戊、庚、壬也。阴干气柔,乙、丁、己、辛、癸也。故曰刚柔二干。"王冰《玄珠密语·五运元通纪》云:"故运者,丁壬木运,即壬主刚,丁主柔,刚为太过,柔为不及,太过即木气伤土,不及即自衰,自衰即反受金刑。戊癸火运,即戊主刚,癸主柔,刚为太过,柔为不及,太过即火气伤金,不及即凡受水刑……此者是运气之刚柔盛衰之意者也。"刘温舒对刚柔的认识和理解,显然是继承了王冰的思想。

《素问遗篇·刺法论》:"是故立地五年,以明失守,以穷法刺,于是疫之与疬,即是上下刚柔之名也,穷归一体也。"刚柔指疫疬,乃刘温舒之发挥。

另外,遗篇中大量应用了音律以说运气之理,《七篇大论》不用,始于王冰。如《素问遗篇·刺法论》:"假令壬午,刚柔失守,上壬未迁正,下丁独然,即虽阳年,亏及不同,上下失守,相招其有期,差之微甚,各有其数也,律吕二角,失而不和,同音有日,微甚如见,三年大疫。"

3. 开创运气治疗方法　遗篇中许多治疗方法为刘温舒所创,既非《内经》所论,又非王冰所出。如针刺法,王冰《玄珠密语》首创《迎随补泻纪篇》以陈运气之治法。《玄珠密语》:"故取者,泻也,用针泻其源也。即木气将欲胜者,即先泻肝之源,出于太冲。"《素问遗篇·刺法论》提出了木欲发郁刺足厥阴之井,火欲发郁刺包络之荥,土欲发郁刺足太阴之俞,金欲发郁刺手太阴之经,水欲发郁刺足少阴之合的针刺方法,继承发扬了王冰针刺方法,补《七篇大论》所不备。

另外《素问遗篇·刺法论》提出了意念疗法:"气出于脑,即室先想心如日。欲将入于疫室,先想青气自肝而出,左行于东,化作林木。次想白气自肺而出,右行于西,化作戈甲。次想赤气自心而出,南行于上,化作焰明……"《素问遗篇·刺法论》还提出了药浴疗法和吐纳疗法:"于雨水日后,三浴以药泄汗","于春分之日,日未出而吐之。"《素问遗篇·刺法论》还有生活饮食宜禁等养生方法:"假令壬午……刺毕,静神七日,勿大醉歌乐,其气复散,又勿饱食,勿食生物,欲令脾实,气无滞饱,无久坐,食无太酸,无食一切生物,宜甘宜淡。"这些方法都与《内经》和王冰不同。

4. 对运气理论的发挥　刘温舒作《素问入式运气论奥》,以运气七篇、王冰理论为依据,深谙运气之理并多有发挥。如对律吕理论的应用,肇始于王冰,但灵活运用并作发挥者乃刘温舒。《刺法论》:"假令丙寅……天地不合,即律吕音异","假令庚辰……谓之失守,姑洗林钟,商音不应也。"等皆非《内经》理论,而为王冰、刘温舒之发挥。

天甲子、地甲子理论创始于王冰《玄珠密语》,刘温舒在《素问遗篇》作为三年化疫的理论依据,并做出了发扬;三年化疫理论,在《素问》七篇大论及王冰著作中未见,是刘温舒创造性发挥;小金丹方不见于唐代之前,为刘温舒所制;而意念疗法,更是唐代之前所不倡,是刘温舒之发挥。

在《素问入式运气论奥》成书之前(公元1099),对运气理论有所著述的,只有汉代张仲景和唐代王冰,刘温舒深谙五运六气理论,在《素问入式运气论奥》作图以明运气之理,创造性地做干支起运、司天诀,发挥五音建运,作《素问遗篇》并提出三年化疫理论和治疗方法,具备做《素问遗篇》的理论基础,《素问遗篇》是对《七篇大论》和王冰运气理论的继承和创新,因此,《素问遗篇》当为刘温舒所作。

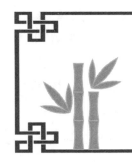

第六讲
运气理论与临床

一、五运六气临床思辨

五运六气理论体现了中医学天人相应学术思想,以天地人之气相感,探讨天地人之变与化,不正常的交感变化使人产生疾病,反映于人的脏腑经络、三阴三阳、气血阴阳变化,表现寒热虚实等系列病理反应,归之于病脉证象并确定有效的治疗方法。

1. 辨邪、正　风寒暑湿燥火六气之异常变化,侵害人体致发病为邪。如《素问·六微旨大论》所云:"亢则害。"

《素问·六元正纪大论》云:"先立其年以明其气……寒暑燥湿风火临御之化,则天道可见。"《素问·阴阳应象大论》云:"风胜则动,热胜则肿,燥胜则干,寒胜则浮,湿盛则濡泻。"《素问·五运行大论》云:"风伤肝……热伤气……湿伤内……热伤皮毛……寒伤血。"

正气与邪气交争是疾病发生的根本原因。邪气之所以能侵害人体而发病,是因为正气虚弱,抗邪无力。人体正气强,气血阴阳盛,卫外固密,外邪难以入侵,内邪不能产生,就不会发生疾病。《素问遗篇·刺法论》云:"正气存内,邪不可干。"

当人体正气不足,脏腑气血阴阳失调,卫外不固,外邪可乘虚而入,或引发内邪,发生疾病。《素问·评热病论》云:"邪之所凑,其气必虚。"《灵枢·百病始生》云:"此必因虚邪之风,与其身形,两虚相得,乃客其形。"

2. 辨天　天之辨体现了中医学天人相应的理论基础。《素问·气交变大论》云:"五运更治,上应天期,阴阳往复,寒暑应随,真邪相薄,内外分离……

《上经》曰：夫道者，上知天文，下知地理，中知人事，可以长久……善言天者，必应于人。"应天而辨证，中医学的理论渊源为五运六气理论，我们按照五运六气理论应天辨证，根据不同的运气特点，辨岁运、辨主运、客运、主气、客气，并根据其相互关系，结合标本中气理论，探讨天体运行所产生的气象特点对人体生理和疾病所产生的影响。

为了全面、准确地把握全年气化特征，还应将运与气结合起来，统一进行分析，称为运气相合。根据中运与司天、在泉之气的五行属性之异同，运气相合分为运气同化、异化、平气三类，其中运气同化有天符、岁会、同天符、同岁会、太乙天符五种；运气异化视其生克关系，分为顺化、天刑、小逆、不和四种。

《素问·天元纪大论》云："天有五行，御五位，以生寒暑燥湿风，人有五脏化五气，以生喜怒思忧恐……寒暑燥湿风火，天之阴阳也，三阴三阳上奉之。"

（1）辨岁运：运气理论认为，以六十年为一甲子，每年岁运各有不同，又称中运，中运说明全年天时气令特点，反映的是年与年之间的差异，以纪年的天干所化之运来表示，根据年干阴阳属性的不同，中运有太过、不及之分，不同的岁运对人体和疾病产生影响。根据运气理论确定岁运，看岁运可能对人体疾病产生的影响。如《素问·天元纪大论》云："甲己之岁，土运统之。"说明甲己之年为土运，其年湿气必胜，人体易发生与湿相关疾病；然后根据五运三纪，分辨岁运之太过、不及和平气，平气是表现出平和的气令变化，民病受天气影响较小。太过、不及则有较大的影响，如《素问·气交变大论》云："岁木太过，风气流行，脾土受邪。民病飧泄食减，体重烦冤，肠鸣腹支满……甚则忽忽善怒，眩冒巅疾……岁木不及，燥乃大行，胠胁痛，少腹痛，肠鸣溏泄……寒雨害物……脾土受邪。"如岁木太过之年，风气流行，木克土，则脾胃易受邪气；岁木太过之年，金克木，故燥气流行，土来侮之，则易发脾胃疾病。太过、不及会引发人体疾病。通过辨每年之岁运，以辨其太过、不及之变，则病症可见。

甲己之岁，土运统之；乙庚之岁，金运统之；丙辛之年，水运统之；丁壬之岁，木运统之；戊癸之年，火运统之，天干与五行相配，形成甲己土，乙庚金，丙辛水，丁壬木，戊癸火之辨；地支与三阴三阳、六元相配属，形成巳亥厥阴风木，子午少阴君火，丑未太阴湿土，寅申少阳相火，卯酉阳明燥金，辰戌太阳寒水之辨。

《素问·天元纪大论》云："甲己之岁，土运统之；乙庚之岁，金运统之；丙辛之年,水运统之;丁壬之岁,木运统之,戊癸之年,火运统之……子午之岁,上见少阴;丑未之岁,上见太阴;寅申之岁,上见少阳;卯酉之岁,上见阳明;辰戌之岁,上见太阳;巳亥之岁,上见厥阴……厥阴之上,风气主之;少阴之上,热气主之;太阴之上,湿气主之;少阳之上,相火主之;阳明之上,燥气主之;太阳之上,寒气主之。"

1)辨岁运太过:五运三纪是指岁运之中按木、火、土、金、水归纳一年五时之主运、客运的正常与异常变化,根据天干属性进一步分辨太过、不及、平气。

太过有五:"木曰发生,火曰赫曦,土曰敦阜,金曰坚成,水曰流衍。"(《素问·五常政大论》)。太过之年,各有特点:岁木太过,风气流行,脾土受邪;岁火太过,炎暑流行,肺金受邪;岁土太过,雨湿流行,肾水受邪;岁金太过,燥气流行,肝木受邪;岁水太过,寒气流行,邪害心火。

《素问·气交变大论》云:"岁木太过,风气流行,脾土受邪。民病飧泄食减,体重烦冤,肠鸣腹支满……甚则忽忽善怒,眩冒巅疾……岁金太过,燥气流行,肝木受邪……岁水太过,寒气流行,邪害心火。"

以"发生"之纪说明五运太过的辨证。《素问·五常政大论》云:"发生之纪……阳和布化,阴气乃随,其色青黄白,其味酸甘辛,其象春,其经足厥阴少阳,其藏肝脾……其病怒,太角与上商同,上徵则气逆,其病吐利……秋气劲切,甚则肃杀,清气大至……邪乃伤肝。"说明了发生之纪,主运与客运的不正常变化,与人之五色、五味、脏腑、经络相应,做正确的辨证。

2)辨岁运不及:不及有五:"木曰委和,火曰伏明,土曰卑监,金曰从革,水曰涸流。"(《素问·五常政大论》)。岁木不及,燥乃大行;岁火不及,寒乃大行;岁土不及,风乃大行;岁金不及,炎火乃行;岁水不及,湿乃大行。

《素问·气交变大论》云:"岁木不及,燥乃大行……胠胁痛,少腹痛,肠鸣溏泄……寒雨害物……脾土受邪……心气晚治,上胜肺金……岁火不及,寒乃大行……岁土不及,风乃大行……岁金不及,炎火乃行……岁水不及,湿乃大行。"

3)辨岁运平气:平气有五:"木曰敷和,火曰升明,土曰备化,金曰审平,水曰静顺。"(《素问·五常政大论》)平气是表现出平和的气令变化,民不病。太过、不及会引发人体疾病。通过辨每年之岁运,以辨其太过,不及之变,则病症可见。

（2）辨五运：每个岁运根据天地的运行规律又分五运,五运按所主时间及变化周期分为主运、客运,主运反映一年五季的常规变化,以木、火、土、金、水为序,相应于春、夏、长夏、秋、冬五季,岁岁如此,居恒不移;客运用以表述各年五季气象变化的特殊规律,其序以年干所化之运为初之运,按五音相生之序,太少相间,推移五步,以十年为周期,年年不同。五运主客变化对人体疾病也会产生一定的影响,临床除要考虑主运、客运自身特点之外,还要考虑主客关系及其对人体和疾病的影响。

（3）辨六气：六气的内容主要包括主气、客气,主气代表一年时节气象的常规变化,以五行相生之序,始于厥阴风木,顺次少阴君火、少阳相火、太阴湿土、阳明燥金,终于太阳寒水,固定不变,年年无异;客气代表一年时节气象的特殊变化,客气六步的次第,以年支所化之气为司天,位在三之气,其余各步按三阴三阳(厥阴→少阴→太阴→少阳→阳明→太阳)之序推演,周而复始。六气中司天之气为天气,分左右二间气,在泉之气为地气,分左右二间气。辨天之六气即辨司天之气和其左右二间气,以司天之气为主。六气司天、在泉,六气主客之间相互作用对人体疾病的产生具有很大的影响,各种传染性疾病的发生都与此相关。以太阳司天之政为例。《素问·六元正纪大论》云:"太阳司天之政,气化运行先天,天气肃,地气静,寒临太虚,阳气不令,水土合德……民病寒湿,发肌肉萎,足痿不收,濡泄血溢。初之气,地气迁,气乃大温……民乃厉,温病乃作,身热头痛呕吐。二之气……民病气郁中满,寒乃始。三之气……民病寒"。可见,太阳司天之政,寒气影响人体,易发寒湿之病,在初之气,因主气为厥阴的风木,风寒合德,易发瘟疫,结合客气、客运,则会变发不同的疾病。另外,六气胜复、郁发之辨等也很重要。

六气中又须辨标本中气。风寒暑湿燥火是天气,为天之本气。三阴三阳上奉于天为气之标,与本气相互作用的气为中气,亦为标。

标本中气通过六气与三阴三阳的从化关系,反映人的生理病理随着六气的不断变化而发生着不同的变化,因此,标本中气在运气辨证中也非常重要。

六气中司天之气为天气,分左右二间气,在泉之气为地气,分左右二间气。辨天之六气即辨司天之气和其左右二间气,以司天之气为主。以太阳司天之政为例。

《素问·六元正纪大论》云:"太阳司天之政,气化运行先天,天气肃,地气静,寒临太虚,阳气不令,水土合德……民病寒湿,发肌肉萎,足痿不收,濡泄血溢。初之气,地气迁,气乃大温……民乃厉,温病乃作,身热头痛呕吐。二之气……民病气郁中满,寒乃始。三之气……民病寒……故岁宜苦以燥之温之,必折其郁气,先资其化源,抑其运气,扶其不胜……用寒远寒,用凉远凉,用温远温,用热远热,食宜同法。"

病、证(症)俱辨,治则治法明,药食同法。六气主客胜复之辨、标本中气等辨病证方法与此相同。间气的辨法亦与此同,只不过司天纪岁,间气纪步而已。

至于天之六气于人之脉象,不以数推以象谓之。如《五运行大论》所云:"天地阴阳者,不以数推以象之谓也……天地之气,胜复之作,不形于诊也。《脉法》曰:天地之变,无以脉诊。"因此,我们在辨天、地之气时,不以脉辨。但仍要知天之五运六气之脉象特征。《素问·至真要大论》云:"北政之岁,少阴在泉,则寸口不应;厥阴在泉,则右不应;太阴在泉,则左不应。南政之岁,少阴司天,则寸口不应;厥阴司天,则右不应;太阴司天,则左不应……南政之岁,三阴在天,则寸不应;三阴在泉,则尺不应。左右同。"所以,在五运六气辨证时,应明脉之应与不应,以助病证之辨。

3. 辨地　不同的方位、地域、同一地方的高下不同,对人体疾病的发生和影响都有不同。

(1)辨在泉:运气理论主要以在泉来论理地气之化。以阳明在泉为例说明辨病证方法。《素问·至真要大论》云:"岁阳明在泉,燥淫所胜,则霿雾清瞑。民病喜呕,呕有苦,善太息,心胁痛不能反侧,甚则嗌干面尘,身无膏泽,足外反热。"说明不同年份,在泉不同,地气特点不同,则对人体产生疾病特征不同。

《素问·五运行大论》云:"厥阴在上,则少阳在下,左阳明右太阴;少阴在上则阳明在下,左太阳,右少阳;太阴在上则太阳在下,左厥阴右阳明;少阳在上则厥阴在下,左少阴右太阳;阳明在上则少阴在下,左太阴右厥阴;太阳在上则太阴在下,左少阳右少阴。"

《素问·天元正纪大论》云:"岁半之前,天气主之,岁半之后,地气主之,上下交应,气交主之,岁纪毕矣。"

《素问·天元正纪大论》云:"木火土金水,地之阴阳也,生长化收藏。"

(2)辨地气:《素问·五常政大论》云:"天不足西北,左寒而右凉,地不满东南,右热而左温……阴阳之气,高下之理,太少之异也……是以地有高下,气有温凉,高者气寒,下者气热,故适寒凉者胀,之温热者疮……西北之气散而寒之,东南之气收而温之,所谓同病异治也。"说明不同的地理环境,人秉地气有所不同,辨病辨证亦有不同。

同一地方的不同地域,辨证亦有区别。《素问·五常政大论》云:"一州之气,生化寿夭不同……高下之理。地势使然也。崇高则阴气治之,污下则阳气治之。阳胜者先天,阴胜者后天,此地理之常,生化之道也。"

（3）辨五方:中医理论以五行理论与五方相配,《素问·五运行大论》云:"南方生热,热生火,火生苦,苦生心,心生血,血生脾……在体为脉,在脏为心。其变炎烁,其眚燔焫……热伤气,寒胜热。"说明了东南中西北五方气的变化与病证之辨。以北方为例。《素问·五运行大论》云:"北方生寒,寒生水,水生咸,咸生肾,肾生骨髓,髓生肝。其在天为寒,在地为水,在体为骨,在气为坚,在藏为肾。其性为凛,其德为寒,其用为藏,其色为黑,其化为肃,其虫鳞,其政为静,其令霰雪,其变凝冽,其眚冰雹,其味为咸,其志为恐。恐伤肾,思胜恐;寒伤血,燥胜寒;咸伤血,甘胜咸。"因此,我国不同省份,不同的地区,临床辨证亦有所不同。

（4）辨九州:《素问·五常政大论》云:"委和之纪……其病摇动注恐……上宫与正宫同……眚于三……伏明之纪……其发痛,其脏心……眚于九。"三、九等数为九宫之数,应于九州,其辨病证不同。

4. 辨人　天地之阴阳,五运六气的异常变化可致人生病,人感受天之邪气,应于三阴三阳,阴阳气血,脏腑经络,正邪交争,反映出寒热虚实的病理变化,应于天地,变见于人,脉之可见。在人则辨病脉证。《素问·气交变大论》云:"夫道者,上知天文,下知地理,中知人事,可以长久。"

辨人之病脉证原则,要审察病机,无失气宜;谨守病机,各司其属。《素问·至真要大论》云:"夫百病之生也,皆生于风寒暑湿燥火,以之化之变也……审察病机,无失气宜……谨守病机,各司其属。有者求之,无者求之,盛者责之,虚者责之,必先五胜,疏其血气,令其调达,而致和平。"

人之辨病脉证方法与《内经》《伤寒论》同法,总结历代医家认识:包括人的性别、年龄、体质、物质基础、三阴三阳、升降出入、开阖枢。

（1）性别、年龄:不同的性别,发病特点不同,与男女体质和气血盛衰有关。如《素问·上古天真论》云:"女子七岁,肾气盛,齿更发长……丈夫八岁,肾气实,发长齿更。"不同的年龄与疾病的发生也有影响的,如《灵枢·天年》指出:"五十岁,肝气始衰,肝汁始薄,胆汁始灭,目始不明;六十岁,心气始衰,苦忧悲,血气懈惰,故好卧;七十岁,脾气虚,皮肤枯;八十岁,肺气衰,魄离。故言善误;九十岁,肾气焦,四脏经脉空虚;百岁,五脏皆虚,神气皆去,形骸独居而终矣。"

(2)体质辨证:中医体质学说源于《内经》。《灵枢·寿夭刚柔》云:"人之生也,有刚有柔,有弱有强,有短有长,有阴有阳"。《灵枢·通天》云:"太阴之人,多阴而无阳……少阴之人,多阴少阳…太阳之人,多阳而少阴……少阳之人,多阳少阴……阴阳平和之人,其阴阳之气和,血脉调。"《灵枢·营卫生会》云:"壮者之气血盛,其肌肉滑,气道通,荣卫之行,不失其常……老者其气血衰,其肌肉枯,气道涩,五脏之气相搏,其营气衰少而卫气内伐……"

当代中医体质学快速发展,形成了一门独立的分支学科。融生物学、人类学、人体的差异规律及其疾病发生、发展和演变的关系等问题主要内容。体质与先天禀赋、后天营养密切相关,人生之后,如患疾病,要充分考虑体质因素。

在运气体质辨证过程中,有人以出生日的干支来推求其体质与发病,这样的结果只可能是人体质辨证的一个部分,因为体质和发病还与遗传、情志、社会、发病时的各种因素密切相关,单从遗传角度来讲,其父母、祖父母、外祖父母的体质基因都会对人的体质因素产生影响,不能唯出生日的干支来推求体质与发病。

(3)辨物质基础:人体生命的物质基础是气血阴阳。在此基础上,探讨人患病后气、血、阴、阳的生理病理变化,进行辨证论治,是基于人体的辨证论治模式。在这个层次上,不是辨气血阴阳津液疾病,而是探讨人体的生命活动物质基础,通过调理人体的气血阴阳,达到气血顺、阴阳和的目的。从而通过人体自身的气血阴阳调和而去防病、治病。

(4)三阴三阳辨证:人体的三阴三阳,指厥阴、少阴、太阴、少阳、阳明、太阳,组成人体六气,《内经》《伤寒杂病论》都是以三阴三阳为辨证基础。《伤寒论》三阴三阳是在《内经》三阴三阳的基础上发展而形成的,是对《内经》三阴三阳的继承和发展,有其深层的物质基础,是人体内的六气,构成生命的物质基础之一。三阴三阳辨证是人体辨证的深入,涉及升降出入,开阖枢等理论,将人体荣卫气血、阴阳津液的物质基础进一步细化,与脏腑经络相对应,构成了人体动态的辨证论治体系。

（5）辨升降出入:《素问·六微旨大论》云:"出入废则神机化灭,升降息则气立孤危。故非出入,则无以生长壮老已;非升降,则无以生长化收藏。是以升降出入,无器不有。故器者生化之宇,器散则分之,生化息矣。故无不出入,无不升降,化有小大,期有近远,四者之有,而贵常守,反常则灾害至矣。"升降出入是气的运动形式,升降出入的变化,对疾病的发生产生影响,因此,临床辨证要重视气的升降出入。

（6）辨开阖枢: 开阖枢是人体三阴三阳之气的出入离合运动过程,是六经六气的开阖枢。人体之气分阴阳,阴阳之气各分三阴三阳,三阴三阳之气分属六经之中。太阳经中之气为太阳,阳明经中之气为阳明,少阳经中之气为少阳;太阴经中之气为太阴,厥阴经中之气为厥阴;少阴经中之气为少阴。阴阳处于阴平阳秘的动态平衡之中,三阴三阳之气,则同时也处于动态平衡之中。阴阳相伴而行,外为阳,三阳之离合: 太阳为开,阳明为阖,少阳为枢;内为阴,三阴之离合也: 太阴为开,厥阴为阖,少阴为枢。太阳开时,厥阴为阖;阳明阖时,太阴为开;少阳、少阴则起到枢机作用,实现阴平阳秘的动态运动;阴阳冲冲,积传一周,气里形表而为相成。如《素问·阴阳离合论》所言:"是故三阳之离合也,太阳为开,阳明为阖,少阳为枢。三经者,不得相失也,搏而勿浮,命曰一阳……三阴之离合也,太阴为开,厥阴为阖,少阴为枢。三经者,不得相失也,搏而勿沉,名曰一阴。阴阳冲冲,积传为一周,气里形表而为相成也。"说明人之三阴三阳之气循行于三阴三阳经脉之中,阴阳相属,阴阳气相贯,三阴三阳气之离与合,以开阖枢的形式,产生升降出入活动,是生命活动的保证,开阖枢不利,则发生疾病。

《素问·热论》云:"伤寒一日,巨阳受之,故头项痛,腰脊强;二日阳明受之,阳明主肉,其脉侠鼻络于目,故身热,目疼而鼻干,不得卧也;三日少阳受之,少阳主胆,其脉循胁络于耳,故胸胁痛而耳聋。三阳经络皆受其病,而未入于藏者,故可汗而已。四日太阴受之,太阴脉布胃中,络于嗌,故腹满而嗌干;五日少阴受之,少阴脉贯肾络于肺,系舌本,故口燥舌干而渴;六日厥阴受之,厥阴脉循阴器而络于肝,故烦满而囊缩。三阴三阳,五藏六府皆受病,荣卫不行,五藏不通,则死矣。"说明三阴三阳经的受邪过程是先阳后阴,先三阳后三阴,这是因为阳在表,阴在里的原因,如此我们便理解了三阴三阳的离合出入运动以及机体抵抗外邪的发病顺序,也理解了阴阳之气在经脉中的运行规律。

5.辨疾病　辨疾病包括辨病史、病因、病象、病机。

(1)辨病史:辨病史要了解疾病发生的起始和发展、治疗过程。

(2)辨病因:辨病因有内因、外因和其他因素。中医病因理论肇源于《内经》,明确提出三因辨证见于《金匮要略》,发展于陈无择《三因极一病证方论》。外因为邪,中医学邪的概念称为六淫,为六气之异常变化,乃风寒暑湿燥火者也。《素问·六微旨大论》云:"亢则害"。《素问·六元正纪大论》:"风胜则动,热胜则肿,燥胜则干,寒胜则浮,湿盛则濡泄"。《素问·五运行大论》曰:"风伤肝……热伤气……湿伤内……热伤皮毛……寒伤血"。内因是人体体质、气血阴阳、三阴三阳、升降出入、开阖枢、情志等的变化。其他因素如饮食劳倦、生活不节、房事过度、外伤、虫兽咬伤、瘟疫疠气、环境污染等,都要辨明。

(3)辨病象:病象包括症象、色象、味象、舌象、脉象等。症象即症状表现,我国在远古即有疾病症状的描述,《内经》记载了大量的疾病症状,有些地方甚至以辨症论治。色象理论源于《内经》,《素问·脉要精微论》:"察五色,观五脏有余不足,六腑强弱,形之盛衰,以此参伍,决死生之分。"五色之辨对认识疾病也有重要的指导作用。五味亦是体内的外在表象,通过五味之象,可以测知脏腑病位。《素问·五脏生成》:"色味当五藏:白当肺、辛,赤当心、苦,青当肝、酸,黄当脾、甘,黑当肾、咸。故白当皮,赤当脉,青当筋,黄当肉,黑当骨"。舌象首见于《内经》,由后世医家丰富发展起来,《素问·刺热论》云:"肺热病者,先淅然厥,起毫毛,恶风寒,舌上黄,身热。"我们通过临床观察发现,舌质多体现人体之本象,如体质、气血阴阳、五脏之象;舌苔多体现人体之标象,如外邪、六腑之化象。脉象理论在中医学的缘起和发展过程中始终是中医理论体系的核心,《素问·脉要精微论》云:"脉为血之府也",《伤寒杂病论》云:"脉为血气之先见。"当代人结合现代科学,将脉象扩大应用,可谓对中医脉学理论的发展。我们的观点是遵循传统脉学思想,梳理历代脉学经验,沿袭传统脉象方法,体现传统中医特点。此外,中医理论中还有梦象和意象之辨,临证可以综合考虑。至于有人发挥卦象和数象,则要摒弃唯心,科学唯物。

(4)辨病机:《素问·至真要大论》提出了病机十九条,历代医家代有发挥。中医病机的内涵有病位、病性和病势。

1)病位:即疾病发生的部位。《内经》对病位的认识有脏腑、经络、三焦、内外皮腠表里、卫气营血、阴阳、三阴三阳等,《伤寒杂病论》则在《内经》的基础上进一步发挥了半表半里、六经等。辨病位就是推断疾病发生在人体的位置。

脏腑、经络辨证根据中医藏象理论。脏象理论肇源于《内经》,"脏藏于内而象见于外",是通过外象以推求疾病所在的脏腑、经络的方法。

六经辨证是当代人对《伤寒论》的发挥,是将外感病发生、发展过程中所表现的各种证候,以阴阳为总纲,归纳为三阳病证(太阳病证、阳明病证、少阳病证)、三阴病证(太阴病证、少阴病证、厥阴病证)两大类。六经的常见证候有太阳病证、阳明病证,少阳病证、太阴病证,少阴病证、厥阴病证。

卫气营血辨证由清代医家叶天士提出,《叶香岩外感温热篇》云:"温邪上受,首先犯肺,逆传心包。肺主气属卫; 心主血属营。辨营卫气血虽与伤寒同,若论执法,则与伤寒大异也。"又曰:"大凡看法,卫之后方言气,营之后方言血。在卫汗之可也,到气才可清气; 入营犹可透热转气……入血就恐耗血动血,直须凉血散血。"以卫分、气分、营分、血分四个阶段说明温热病由浅入深,病情轻重及病邪传变规律。

清代吴塘提出三焦辨证,其在《温病条辨》中曰:"凡病温者,始于上焦,在手太阴……温病由口、鼻而入,鼻气通于肺,口气通于胃。肺病逆传,则为心包。上焦病不治,则传中焦,中焦病不治,即传下焦,肝与肾也。始上焦,终下焦。"指出温热病的发生规律是始于上焦手太阴肺,终于下焦肝、肾,从浅到深,从上到下,从轻至重。

2)病性: 即疾病的性质,可以阴阳寒热虚实温凉风火统之。后世在《内经》《伤寒杂病论》阴阳、表里、寒热、虚实的基础上,提出八纲辨证,明代张介宾对八纲做了全面论述,《景岳全书》以阴阳为二纲,以表、里、寒、热、虚、实为六变,以二纲统六变,作为辨证的纲领。当代祝味菊首提"八纲"概念,他在《伤寒质难》中说:"所谓八纲者,阴、阳、表、里、寒、热、虚、实是也,古昔医工观察各种疾病之证候,就其性能之不同,归纳为八种纲要,执简驭繁,以应无穷之变"。我们认为,表里为病位;阴阳既可为病位,也是病性;风火寒热温凉既可是病因,也可是病性;虚实既可表现体质的强弱,又能表现疾病的性质。

3)病势: 即疾病发展的趋势或转化。《素问·平人气象论》:"脉从阴阳,病易已;脉逆阴阳,病难已。脉得四时之顺,曰病无他;脉反四时及不间藏,曰难已",《素问·玉机真藏论》:"五藏相通,移皆有次。五藏有病,则各传其所胜",《素问·玉机真脏论》:"真肝脉至,中外急,如循刀刃责责然,如按琴瑟弦,色青白不泽,毛折乃死"。后世医家对病势转化辨证都很重视,我们在临床辨证,结合现代医学手段,把握疾病发展趋势。

6. 辨时 辨时即辨发病和疾病加重或最重的时间。同一个病人或不同的疾病在不同的年份,对人体疾病的影响各不相同;在一年中不同的季节,人体四时的阴阳之气亦不相同,春天阳长阴消,夏天阳气最盛,秋天阳消阴长,冬天阴气最盛,人体辨证特点亦各有异;一日之中不同的时辰,平旦阳气生,日中阳气隆,日西阳气虚,子夜阴气盛,阴阳消长的规律决定疾病的发生、传变和愈后,发病特点是不一样的,因此需要因时辨证。

《内经》记载了大量的时间发病规律。《素问·金匮真言论》云:"东风生于春,病在肝,俞在颈项;南风生于夏,病在心,俞在胸胁;西风生于秋,病在肺,俞在肩背;北风生于冬,病在肾,俞在腰股;中央为土,病在脾,俞在脊。《灵枢·根结》亦云:"发于春夏,阴气少,阳气多……发于秋冬,阳气少,阴气多。"《素问·六元正纪大论》云:"先立其年以明其气,金木水火土运行之数,寒暑燥湿风火临御之化,则天道可见。"

《素问·六元正纪大论》云:"气用有多少,化治有盛衰,衰盛多少,同其化也……风温春化同,热曛昏火夏化同,胜与复同,燥清烟露秋化同,云雨昏暝埃长夏化同,寒气霜雪冰冬化同。"《素问·气交变大论》云:"火不及,夏有炳明光显之化,则冬有严肃霜寒之政,夏有惨凄凝冽之胜,则不时有埃昏大雨之复,其眚南,其脏心,其病内舍膺胁,外在经络……金不及,夏有光显郁蒸之令……其藏肺,其病内舍膺胁肩背,外在皮毛。"说明了四时之变与病证之辨。

《素问·至真要大论》云:"寒暑温凉盛衰之用,其在四维,故阳之动,始于温,盛于暑;阴之动,始于清,盛于寒。春夏秋冬,各差其分……其脉应皆何如?……春不沉,夏不弦,冬不涩,秋不数,是谓四塞。沉甚曰病,弦甚曰病,涩甚曰病,数甚曰病。"四时之变显于脉,应该病脉证并辨。

《伤寒论》更是发《内经》之未发,对疾病的发病时间辨证论治,如第186条:"伤寒三日,阳明脉大。"第27条:"伤寒三日,三阳为尽,三阴当受邪。"第23条:"太阳,病得之八九日,如疟状。"第302条:"少阴,病得之二三日,麻黄附子甘草汤。"第7条:"发于阳,七日愈;发于阴,六日愈。"第271条:"伤寒三日,少阳脉小者,欲已也。"对病欲解时的论述:"太阳,病欲解时,从寅至未上",提出了六经病欲解时的规律,并论述了大量的与发病与病情转化的时间规律。

二、《素问·七篇大论》治则治法

《素问·七篇大论》详细论述了在五运六气指导下的治则治法。强调无失天信,无逆气宜;伏其所主,先其所因;谨候病机,无失病机;谨守病机,各司其属。

谨察阴阳所在,以平为期,以所在寒热盛衰而调之;疏其血气,令其调达,调气以平之;经络以通,血气以从;无代化,无违时,必养必和,待其来复,是谓至治等治则思想。

1. 伏其所主,先其所因 七篇大论强调因天、因地、因人的三因制宜。天气对地理、气候、人气的影响,是发病的主要原因。《素问·气交变大论》云:"夫道者,上知天文,下知地理,中知人事,可以长久。本,气位也。位天者,天文也。位地者,地理也。通于人气之变化者,人事也。故太过者先天,不及者后天,所谓治化而人应之也。"

(1)无失天信,因时制宜,所从于气:先立其年,无失天信,根据五运六气,四时变化,所从于气,无翼其胜,无赞其复。

《素问·五常政大论》云:"天气制之,气有所从也……不知年之所加,气之异同,不足以言生化"。又曰:"必先岁气,无伐天和。"

《素问·六元正纪大论》云:"先立其年以明其气,金木水火土运行之数,寒暑燥湿风火临御之化,则天道可见,民气可调,阴阳卷舒。"又曰:"郁极乃发,待时而作也。"又曰:"夫六气者,行有次,止有位,故常以正月朔日平旦视之,睹其位而知其所在矣……岁半之前,天气主之,岁半之后,地气主之,上下交互,气交主之……无失天信,无逆气宜,无翼其胜,无赞其复,是谓至治。"

《素问·至真要大论》云:"春夏秋冬,各差其分。"

(2)同病异治,因地制宜:根据地理方位高下不同,同病异治。

《素问·五常政大论》云:"天不足西北,左寒而右凉,地不满东南,右热而左温……阴阳之气,高下之理,太少之异也……是以地有高下,气有温凉,高者气寒，下者气热……西北之气散而寒之，东南之气收而温之，所谓同病异治也。"又云："一州之气，生化寿夭不同……高下之理，地势使然也。"

《素问·六元正纪大论》云："至高之地，冬气常在；至下之地，夏气常在。必谨查之。"

（3）秉气不同，因人制宜：根据人的体质秉性，五味所喜脏腑，辨证施治。

《素问·五运行大论》云："寒湿燥湿风火，在人合之"。《素问·六微旨大论》指出："言人者，求之气也。"《素问·五常政大论》云："故治病者，必明天道地理，阴阳更胜，气之先后，人之寿夭，生化之期，乃可以知人之形气矣。"

《素问·至真要大论》进一步论述了五味入五脏所致疾病。"夫五味入胃，各归所喜，故酸先入肝，苦先入心，甘先入脾，辛先入肺，咸先入肾，久而增气，物化之常也。气增而久，夭之由也。"

2. 谨候气宜，无失病机：根据岁运、司天、在泉、五运、六气及其相互关系，辨天论治。

（1）岁运之治：要根据岁运的特点，制定药食五味的治则，折其郁气，资其化源，抑其运气，扶其不胜，用寒远寒，用凉远凉，用温远温，用热远热，谨察阴阳所在而调之，以平为期，正者正治，反者反治。以太阳之政为例。《素问·六元正纪大论》云："故岁宜苦以燥之温之，必折其郁气，先资其化源，抑其运气，扶其不胜，无使暴过而生其疾，食岁谷以全其真，避虚邪以安其正。适气同异，多少制之，同寒湿者燥热化，异寒湿者燥湿化。故同者多之，异者少之。用寒远寒，用凉远凉，用温远温，用热远热，食宜同法。有假者反常，反是者病，所谓时也。"

《素问·至真要大论》云："岁主藏害何谓？岐伯曰：以所不胜命之，则其要也。帝曰：治之奈何？岐伯曰：上淫于下，所胜平之，外淫于内，所胜治之。帝曰：善。平气何如？岐伯曰：谨察阴阳所在而调之，以平为期，正者正治，反者反治。"

（2）司岁备物，平调藏害：根据岁运的气化特点，采集功效好气味专的药物。《素问·至真要大论》云："司岁备物……司气者主岁同，然有余不足也。非司岁物……散也，故质同而异等也，气味有薄厚，性用有躁静，治保有多少，力化有浅深……上淫于下，所胜平之，外淫于内，所胜治之。"

（3）司天六淫所胜之治：司天之气，六淫所胜，各有治法。《素问·至真要大论》云:"司天之气,风淫所胜,平以辛凉,佐以苦甘,以甘缓之,以酸泻之。热淫所胜,平以咸寒,佐以苦甘,以酸收之。湿淫所胜,平以苦热,佐以酸辛,以苦燥之,以淡泄之。湿上甚而热,治以苦温,佐以甘辛,以汗为故而止。火淫所胜,平以酸冷,佐以苦甘,以酸收之,以苦发之,以酸复之,热淫同。燥淫所胜,平以苦湿,佐以酸辛,以苦下之。寒淫所胜,平以辛热,佐以甘苦,以咸泻之。"

(4)司天所胜之治:六气司天,为所胜之气所克制,《内经》给出了治法。《素问·至真要大论》云:"风化于天,清反胜之,治以酸温,佐以甘苦。热化于天,寒反胜之,治以甘温,佐以苦酸辛。湿化于天,热反胜之,治以苦寒,佐以苦酸。火化于天,寒反胜之,治以甘热,佐以苦辛。燥化于天,热反胜之,治以辛寒,佐以苦甘。寒化于天,热反胜之,治以咸冷,佐以苦辛。"

(5)在泉邪气所胜之治:六气在泉,邪气所胜,亦有治法。《素问·至真要大论》云:"诸气在泉,风淫于内,治以辛凉,佐以苦,以甘缓之,以辛散之。热淫于内,治以咸寒,佐以甘苦,以酸收之,以苦发之。湿淫于内,治以苦热,佐以酸淡,以苦燥之,以淡泄之。火淫于内,治以咸冷,佐以苦辛,以酸收之,以苦发之。燥淫于内,治以苦温,佐以甘辛,以苦下之。寒淫于内,治以甘热,佐以苦辛,以咸泻之,以辛润之,以苦坚之。"

(6)六气之治:六气之治,要顺应其气化特点。《素问·五运行大论》云:"燥以干之,暑以蒸之,风以动之,湿以润之,寒以坚之,火以温之。"

1)六气相胜:六气相胜之治。《素问·至真要大论》云:"厥阴之胜,治以甘清,佐以苦辛,以酸泻之。少阴之胜,治以辛寒,佐以苦咸,以甘泻之。太阴之胜,治以咸热,佐以辛甘,以苦泻之。少阳之胜,治以辛寒,佐以甘咸,以甘泻之。阳明之胜,治以酸温,佐以辛甘,以苦泄之。太阳之胜,治以甘热,佐以辛酸,以咸泻之。"

2)六气之复:六气如被所胜克制太过,必有其所不胜之气来克之,谓六气之复。其治法:《素问·至真要大论》云:"厥阴之复,治以酸寒,佐以甘辛,以酸泻之,以甘缓之。少阴之复,治以咸寒,佐以苦辛,以甘泻之,以酸收之,辛苦发之,以咸软之。太阴之复,治以苦热,佐以酸辛,以苦泻之,燥之,泄之。少阳之复,治以咸冷,佐以苦辛,以咸软之,以酸收之,辛苦发之。发不远热,无犯温凉,少阴同法。阳明之复,治以辛温,佐以苦甘,以苦泄之,以苦下之,以酸补之。太阳之复,治以咸热,佐以甘辛,以苦坚之。治诸胜复,寒者热之,热者寒之,温者清之，清者温之，散者收之，抑者散之，燥者润之，急者缓之，坚者软之，脆者坚之，衰者补之，强者泻之，各安其气，必清必静，则病气衰去，归其所宗，此治之大体也。"

3）六气胜复：六气胜复总的治则治法，以寒者热之，热者寒之，温者清之，清者温之，散者收之，抑者散之，燥者润之，急者缓之，坚者软之，脆者坚之，衰者补之，强者泻之。《素问·至真要大论》云："治诸胜复，寒者热之，热者寒之，温者清之，清者温之，散者收之，抑者散之，燥者润之，急者缓之，坚者软之，脆者坚之，衰者补之，强者泻之，各安其气，必清必静，则病气衰去，归其所宗，此治之大体也。"

4）客主胜复：客主胜复的治疗原则：高者抑之，下者举之，有余折之，不足补之。《素问·至真要大论》云：客主之胜复，"高者抑之，下者举之，有余折之，不足补之，佐以所利，和以所宜，必安其主客，适其寒温，同者逆之，异者从之。帝曰：治寒以热，治热以寒，气相得者逆之，不相得者从之，余以知之矣。其于正味何如？岐伯曰：木位之主，其泻以酸，其补以辛。火位之主，其泻以甘，其补以咸。土位之主，其泻以苦，其补以甘。金位之主，其泻以辛，其补以酸。水位之主，其泻以咸，其补以苦。厥阴之客，以辛补之，以酸泻之，以甘缓之。少阴之客，以咸补之，以甘泻之，以咸收之。太阴之客，以甘补之，以苦泻之，以甘缓之。少阳之客，以咸补之，以甘泻之，以咸软之。阳明之客，以酸补之，以辛泻之，以苦泄之。太阳之客，以苦补之，以咸泻之，以苦坚之，以辛润之。开发腠理，致津液通气也。"

5）标本：临证要详辨标本，治病求本，兼顾标病。标本兼治，治之不迨。《素问·至真要大论》云："气有高下，病有远近，证有中外，治有轻重，适其至所为故也……近者奇之，远者偶之，汗者不以奇，下者不以偶，补上治上制以缓，补下治下制以急，急则气味厚，缓则气味薄，适其至所，此之谓也。病所远而中道气味之者，食而过之，无越其制度也……寒热温凉，反从其病也……生于标者，治之奈何？岐伯曰：病反其本，得标之病，治反其本，得标之方。"

6）主岁六气上下：临床还要考虑主岁六气上下之治。《素问·至真要大论》云："上下所主，随其攸利，正其味，则其要也，左右同法。大要曰：少阳之主，先甘后咸；阳明之主，先辛后酸；太阳之主，先咸后苦；厥阴之主，先酸后辛；少阴之主，先甘后咸；太阴之主，先苦后甘。佐以所利，资以所生，是谓得气。"

7）五郁之治：郁发之气，亦有治法。《素问·六元正纪大论》云："木郁达之，火郁发之，土郁夺之，金郁泄之，水郁折之，然调其气，过者折之，以其畏也，所谓泻之。帝曰：假者何如？岐伯曰：有假其气，则无禁也。所谓主气不足，客气胜也。"

8）六化分治，五藏所宜：临证要考虑六气之化，五藏所宜，确定治法。《素问·至真要大论》云："厥阴司天为风化，在泉为酸化，司气为苍化，间气为动化。少阴司天为热化，在泉为苦化，不司气化，居气为灼化。太阴司天为湿化，在泉为甘化，司气为黅化，间气为柔化。少阳司天为火化，在泉为苦化，司气为丹化，间气为明化。阳明司天为燥化，在泉为辛化，司气为素化，间气为清化。太阳司天为寒化，在泉为咸化，司气为玄化，间气为藏化。故治病者，必明六化分治，五味五色所生，五藏所宜，乃可以言盈虚病生之绪也。"

3. 谨守病机，各司其属 《素问·至真要大论》云："谨守病机，各司其属，有者求之，无者求之，盛者责之，虚者责之"。

（1）病机十九条：《素问·至真要大论》云："诸风掉眩，皆属于肝。诸寒收引，皆属于肾。诸气膹郁，皆属于肺。诸湿肿满，皆属于脾。诸热瞀瘛，皆属于火。诸痛痒疮，皆属于心。诸厥固泄，皆属于下。诸痿喘呕，皆属于上。诸禁鼓慄，如丧神守，皆属于火。诸痉项强，皆属于湿。诸逆冲上，皆属于火。诸胀腹大，皆属于热。诸躁狂越，皆属于火。诸暴强直，皆属于风。诸病有声，鼓之如鼓，皆属于热。诸病胕肿，疼酸惊骇，皆属于火。诸转反戾，水液浑浊，皆属于热。诸病水液，澄彻清冷，皆属于寒。诸呕吐酸，暴注下迫，皆属于热。"

（2）正治反治：《素问·至真要大论》云："帝曰：何谓逆从？岐伯曰：逆者正治，从者反治，从少从多，观其事也。"

正治，逆者正治。《素问·至真要大论》云："寒者热之，热者寒之，微者逆之，甚者从之，坚者削之，客者除之，劳者温之，结者散之，留者攻之，燥者濡之，急者缓之，散者收之，损者温之，逸者行之，惊者平之，上之下之，摩之浴之，薄之劫之，开之发之，适事为故。"

反治，从者反治。《素问·至真要大论》云："反治何谓？岐伯曰：热因寒用，寒因热用，塞因塞用，通因通用，必伏其所主，而先其所因，其始则同，其终则异，可使破积，可使溃坚，可使气和，可使必已。"

（3）孕妇之治：只要邪气存在，孕妇同样辨证论治。《素问·六元正纪大论》云："有故无殒,亦无殒也。帝曰:愿闻其故何谓也? 岐伯曰:大积大聚,其可犯也,衰其大半而止,过者死。"

（4）上病下治,下病上治:临证要考虑病之上下所从,灵活选择治法。《素问·五常政大论》云："补上下者从之,治上下者逆之,以所在寒热盛衰而调之。故曰:上取下取……气反者,病在上,取之下;病在下,取之上;病在中,傍取之。"

（5）外病内治,内病外治:病发内外,也要详细论治。《素问·至真要大论》云："病之中外何如? 岐伯曰:从内之外者,调其内;从外之内者,治其外;从内之外而盛于外者,先调其内而后治其外;从外之内而盛于内者,先治其外而后调其内;中外不相及,则治主病。"又曰:"调气之方,必别阴阳,定其中外,各守其乡。内者内治,外者外治,微者调之,其次平之,盛者夺之,汗者下之,寒热温凉,衰之以属,随其攸利,谨道如法,万举万全,气血正平,长有天命。"

（6）发表不远热,攻里不远寒:治疗要顺时,用药要根据时节选取寒热。《素问·六元正纪大论》云："欲不远寒,不远热奈何? 岐伯曰:悉乎哉问也! 发表不远热,攻里不远寒……不远热则热至,不远寒则寒至……时必顺之,犯者治以胜也。"

（7）诸寒之而热者取之阴,热之而寒者取之阳:从阴阳求致病之属性,确定治法。《素问·至真要大论》云："诸寒之而热者取之阴,热之而寒者取之阳,所谓求其属也。"

（8）季节寒热治则:《素问·六元正纪大论》云："用寒远寒,用凉远凉,用温远温,用热远热,食宜同法。"又云:"热无犯热,寒无犯寒……"又云:"寒热内贼,其病益甚。"但疾病是复杂多变的,有时要具体问题具体分析,有其证用其法,考虑季节而不泥于季节。

4.治疗方法和目的

（1）阴阳所在,以平为期。

《素问·至真要大论》云："平气何如? 岐伯曰:谨察阴阳所在而调之,以平为期,正者正治,反者反治。"又曰:"摩之、浴之、薄之、劫之、开之、发之,适事为故。"

（2）自得其位,常化也。

《素问·六元正纪大论》云："自得其位,常化也。"

（3）逆之从之,疏气令调。

《素问·至真要大论》云："气调而得者何如？岐伯曰：逆之从之，逆而从之，从而逆之，疏气令调，则其道也。"

（4）疏其血气，令其调达，气以平之。

《素问·至真要大论》云："谨守病机，各司其属，有者求之，无者求之，盛者责之，虚者责之，必先五胜，疏其血气，令其调达，而致和平。五味阴阳之用何如？岐伯曰：……以所利而行之，调其气使其平也。气调而得者何如？岐伯曰：逆之从之，逆而从之，从而逆之，疏气令调，则其道也。"

（5）通经络，和气血，无代化，无违时，必养必和，以待来复。

《素问·五常政大论》云："化不可代，时不可违。夫经络以通，血气以从，复其不足，与众齐同，养之和之，静以待时，谨守其气，无使倾移，其形乃彰，生气以长，命曰圣王。"又："故大要曰：无代化，无违时，必养必和，待其来复。"

（6）安主客，适寒温。

《素问·至真要大论》云："佐以所利，和以所宜，必安其主客，适其寒温。"

（7）无失天信，无逆气宜，无翼其胜，无赞其复。

《素问·六元正纪大论》云："无失天信，无逆气宜，无翼其胜，无赞其复，是谓至治。"

三、运气理论制方与运用初探

应用运气方，《内经》给出了明确的法则，历代医家多有发挥，探讨运气方制方法则及临床应用，以期指导临床。

1. 运气方的概念及沿革　按照五运六气理论指导组方、临床应用的方剂，称为运气方。《内经》对运气制方理论和方法所论甚详，后世医家以此为理论基础多有发挥。

（1）运气制方理论的萌芽与初步应用：《内经》规定了在运气理论指导下的组方用药原则，只载有十二方，没有具体的运气方。《汤液经法》已失传，但目前所传陶弘景撰《辅行诀脏腑用药法要》据信为其摘传本。弘景曰："外感天行，经方之治，有二旦、四神大小等汤。"虽然列治疗天行病的十二个方剂，但没有说明根据五运六气理论制方及根据五运六气理论应用，因此不能算为运气方。

　　张仲景是运用运气方的典范。仲景撰用《素问》《九卷》《八十一难》《阴阳大论》《胎胪药录》，并平脉辨证，为《伤寒杂病论》合十六卷，可见，仲景有运用五运六气理论制方、用方的理论基础。在桂林古本《伤寒杂病论》中，仲景专篇论述了六气主客、温病脉证并治、伤暑脉证并治、热病脉证并治、伤燥脉证并治、伤风脉证并治、寒病脉证并治等内容。仲景运用五运六气理论指导临床治疗，结合病、脉、证，融运气理论于临床实践之中，是运气方应用的典范，可以说《伤寒论》许多用方都是运气方。

　　宋代国家倡五运六气之理，在宋《太医局诸科程文格》有9道诸年五运六气所在所宜考题。宋朝对五运六气理论的理解、应用已经非常灵活，完全根据五运六气理论制方、用方。

　　（2）三因司天方的提出：南宋陈无择成为创制运气方的突出代表。他在《三因极一病证方论》创五运时气民病证治10方，六气时行民病证治6方，对后世影响极大。

　　陈氏制五运时气民病证治方临床表现取自《素问·气交变大论》，制方依据《内经》五（性）味理论。陈氏曰："凡六壬、六戊、六甲、六庚、六丙岁，乃木火土金水太过，五运先天；六丁、六癸、六己、六乙、六辛岁，乃木火土金水不及，为五运后天，民病所感，治之，各以五味所胜调和，以平为期。"又曰："夫五味各随其喜攻，酸先入肝，苦先入心，甘先入脾，辛先入肺，咸先入肾。"

　　六气时行民病证治方临床表现和治法取自《素问·六元正纪大论》，陈氏认为，"世谓之时气者，皆天气运动之所为也。今先次地理本气，然后以天气加临为标，有胜有复，随气主之，则表见病源也……凡一气所管六十日八十七刻半为本气，后以天之气临御，观其逆从，以药调和，使上下合德，无相夺伦。"又曰："司气以热，用热无犯；司气以寒，用寒无犯；司气以凉，用凉无犯；司气以温，用温无犯。司气同其主，亦无犯；异主，则少犯之，是谓四畏。若天气反时，可依时，及胜其主，则可犯，以平为期，不可过也。"说明了六气之中，主气为本气，客气为标气，观其逆从；用热远热，用温远温，用寒远寒，用凉远凉，六气顺时，依天气；天气反时，依时气，以药调和，以平为期，不可过用。充分体现了《内经》治法。

　　陈氏制五运六气方十六首，具有明显的针对性。五运时气民病证治方即是针对《素问·气交变大论》所论述的五运之化，太过不及之年而制；六气时行民病证治方即是针对《素问·六元正纪大论》所论述的六个司天之政而设制。

（3）三因司天方的后世发挥：明代汪机作《运气易览》，收录三因司天方，并在六气主病治例，创制6首新的运气方。清代缪问作《三因司天方》，依据内经理论，对运气方十六首做了方解，分条而缕析之，论病悉本诸《内经》，议药尽归之《本草》，虽然许多可取之处，但没有依据陈氏制方本原，对后学多有误导。其后王旭高作《运气证治歌诀》，并注明药物性味作方解。王旭高认为："揆其大旨，不出《内经》六淫治例，与夫五脏苦欲补泻之意"，但其作歌诀及方解亦未能揆度陈氏制方之本意。陆懋修《内经运气病释》则在缪问解三因司天方的基础上进一步对运气六步加减用药详做解释。

当代学者广泛开展五运六气研究，并临床应用，许多人应用三因司天方，并发表多种临床验案，但在理论上无突破。

2.《内经》五运六气理论的组方原则

（1）君臣佐使：《素问·至真要大论》云："方制君臣何谓也？岐伯曰：主病之谓君，佐君之谓臣，应臣之谓使。"张介宾释曰："主病者，对证之要药也，故谓之君。君者，味数少而分两重，赖之以为主也。佐君者谓之臣，味数稍多而分两轻，所以匡君之不逮也。应臣者谓之使，数可出入而分两更轻，所以备通行向导之使也。此则君臣佐使之义。"（《类经·论治类》）。君臣佐使的组方原则，成为中医方剂学的制方法则。在《至真要大论》中出现君臣佐使，其本意是运气方的组方指导原则，历代医家用于指导方剂组方，并赋予普遍的指导意义。

（2）适大小为制：《素问·至真要大论》云："有毒无毒，所治为主，适大小为制……君一臣二，制之小也；君一臣三佐五，制之中也；君一臣三佐九，制之大也。"制方原则，要根据所治疾病，合理调配方剂的大小。

（3）奇偶之制：《素问·至真要大论》云："君一臣二，奇之制也；君二臣四，偶之制也；君二臣三，奇之制也；君二臣六，偶之制也。"奇偶之组方原则在当今已不被刻意重视。

（4）性味法则：《内经》运气组方完全遵循性味法则：即根据药食之五味及属性依据天地运气的异常变化，确定组方原则，体现了天地相通的道理。如"阳明司天之政……岁宜以咸以苦以辛，汗之清之散之，安其运气，无使受邪，折其

郁气,资其化源。"(《素问·六元正纪大论》)

《素问·至真要大论》论述了司天、在泉、六气胜复,客主胜复等运气治法。如:"诸气在泉,风淫于内,治以辛凉,佐以苦,以甘缓之,以辛散之……司天之气,风淫所胜,平以辛凉,佐以苦甘,以甘缓之,以淡泻之。"运气方药组方法则性味昭然。

3. 运气方应用原则

(1) 调气以平:《素问·至真要大论》云:"五味阴阳之用何如? ……以所利而行之,调其气使其平也。"又云:"调气之方,必别阴阳。"通过药食五味的阴阳属性,针对疾病对人体气机的干预,调气机,达到人体阴阳之气之动态平衡。

(2) 求其属:《素问·至真要大论》云:"有病热者寒之而热,有病寒者热之而寒……诸寒之而热者取之阴,热之而寒者取之阳,所谓求其属也。"又曰:"谨守病机,各司其属。"说明用方的原则要根据发病特点,寻找病机属性,具体治法有正治、反治等。

(3) 缓急原则:《素问·至真要大论》云:"补上治上,制以缓;补下治下,制以急。急则气味厚,缓则气味薄,适其至所,此之谓也"。病在上,以气味薄的缓方治之;病在下,以气味厚的急方治之。"

(4) 奇偶原则:《素问·至真要大论》云:"近者奇之,远者偶之,汗者不以奇,下者不以偶。"又曰:"近而奇偶,制小其服也;远而奇偶,制大其服也。大则数少,小则数多。多则九之,小则二之。"

奇属阳,偶属阴。在表在上在阳的疾病,制以奇方;在里在下在阴的疾病,制以偶方;发汗不用奇方,攻下不用偶方。刘完素曰:"奇偶四制,何以明之? 假令小承气调胃承气,为奇之小方也,大承气、抵当汤为奇之大方也,所谓因其攻下而为之用者如此;桂枝、麻黄为偶之小方,葛根、青龙为偶之大方,所谓因其发而用之者如此。"

(5) 重方原则:《素问·至真要大论》云:"奇之不去则偶之,是谓重方。"对治疗效果不理想的重症患者,采用奇偶并用的重方治疗。

(6) 内外原则:《素问·至真要大论》云:"从内之外者,调其内;从外之内者,治其外;从内之外而盛于外者,先调其内而后治其外;从外之内而盛于内者,先治其外而后调其内;中外不相及,则治主病。"

病发于内,先用方治内病;病发于外,先治外病;病发于内而盛于外,先治内,后治外;病发于外而盛于内,先治外,后治内。内外之分,则针对发病而论。

（7）灵活应用,不可拘泥:在运气理论指导下组方用药非常重要,《素问·六节藏象论》云:"不知年之所加,气之盛衰,虚实之所起,不可以为工矣。"刘完素曰:"不知运气而求医,无失者鲜矣。"明代李梃引张子和云:"不通五运六气,检尽方书何济。"

运气的变化对人体发病有重要的影响,但疾病的发生不能唯运气而论,疾病与社会、心理、体质、饮食、生活环境、意外等各种因素相关,与机体的阴阳气血气机变化为表现,象见于外。我们要科学辩证地运用运气方,《内经》七篇大论给出了明确答案,历代医家已经作出垂范。我们目前治病要辨证论治,针对疾病、病证、病机、病性、病位、病势、病因等,结合体质,运气等因素,辨气血阴阳之失调,虚实之所起,气机之逆乱,灵活准确选方用药,我们的临床效果才会更好。

4. 基于运气理论的三因司天方　陈无择作十六首运气方分别是苓术汤、麦门冬汤、附子山茱萸汤、牛膝木瓜汤、川连茯苓汤、苁蓉牛膝汤、黄芪茯神汤、白术厚朴汤、紫菀汤、五味子汤;静顺汤、审平汤、升明汤、备化汤、正阳汤、敷和汤。以正阳汤为例。

（1）《内经》原文:《素问·六元正纪大论》:"凡此少阴司天之政,气化运行先天,地气肃,天气明,寒交暑,热加燥,云驰雨府,湿化乃行,时雨乃降,金火合德,上应荧惑太白。其政明,其令切,其谷丹白。水火寒热持于气交而为病始也。热病生于上,清病生于下,寒热凌犯而争于中,民病咳喘,血溢,血泄,鼽嚏,目赤眦疡,寒厥入胃,心痛,腰痛,腹大,嗌干,肿上……必抑其运气,资其岁胜,折其郁发,先取化源,无使暴过而生其病也。食岁谷以全真气,食间谷以辟虚邪。岁宜咸以软之,而调其上,甚则以苦发之;以酸收之,而安其下,甚则以苦泄之。"

（2）《三因极一病证方论》正阳汤原文:子午之岁,少阴君火司天,阳明燥金在泉,气化运行先天……治法,宜咸以平其上,苦热以治其内,咸以软之,苦以发之,酸以收之。

正阳汤,治子午之岁,少阴君火司天,阳明燥金在泉,民病关节禁固,腰痛,气郁热,小便淋,目赤,心痛,寒热更作,咳喘;或衄衊,嗌咽吐饮,黄疸,甚则连小腹而作寒中,悉主之。

　　白薇　玄参　川芎　桑皮炙　当归　芍药　旋覆花　甘草　生姜各五钱

　　上㕮咀。每服四钱,水盏半,煎七分,去滓,空心服。

　　(3)症状分析:子午之岁,谓年支为子午,其司天为少阴君火。《素问·天元纪大论》云:"子午之岁,上见少阴……少阴之上,热气主之。"子午之年,在天本气为热,标以少阴,中气为太阳寒水。《素问·六微旨大论》:"少阴之上,热气治之,中见太阳。"少阴与太阳互为表里,寒与热相对,水与火相克,体现了阴阳相克之理,天气较为平和。太阳寒水克少阴君火,其发病,如果按照生克规律,应从中气,但此少阴君火司天,中气克主无力,君火侮而行君令,故从本从标。《素问·至真要大论》:"少阴从本从标。"在地则为阳明燥金,《素问·六微旨大论》:"金位之下,火气承之。"火金相制,"亢则害,承乃制,制则生化",阴平阳秘,自稳调控。天地交感,少阴君火司天克阳明燥金在泉,气候表现热的天气特征,可病温;六气轮转,和则气候调顺,民不病;不和则气候乖戾,变生民病,表现脏腑、经络之病象。

　　少阴君火司天,阳明燥金在泉,水火寒热持于气交,则寒热更作;热病生于上,则气郁热;火伤肝则目赤;火入心则心痛;火燥伤肺则咳喘、或衄衊;火及肝脾,则嗌咽吐饮,发黄疸;清病生于下,寒热凌犯而争于中,清金生寒水,肾阳不展则关节禁固、腰痛、小便淋、甚则连小腹而作寒中。

　　(4)病因病机:水火寒热持于气交;热病生于上,清病生于下,寒热凌犯而争于中。

　　(5)治则:宜咸以平其上,苦热以治其内,咸以软之,苦以发之,酸以收之。《素问·六元正纪大论》云:"岁宜咸以软之,而调其上,甚则以苦,发之;以酸,收之,而安其下;甚则以苦,泄之。"

　　(6)方解:方以旋覆花咸以软之,助水克火平其上;川芎、当归、生姜味辛温助金侮火,白薇苦平、玄参咸苦寒清火,发之、泄之以治其内;芍药酸苦寒助木侮金以收之,安其下;桑白皮甘寒、甘草甘平以和之。方以咸助水克火治少阴君火司天之火,酸苦寒助木侮金治阳明燥金在泉,辛苦发泄治其内火,体现了天地人之治。

四、运气五味用药探讨

按照五运六气理论的临床用药,称为运气用药。《内经》运气用药,首重五味。五味者何? 酸苦甘辛咸也。

1. 五味作用

(1)五味分阴阳:《素问·至真要大论》云:"五味阴阳之用何如? 岐伯曰:辛甘发散为阳,酸苦涌泄为阴,咸味涌泄为阴,淡味渗泄为阳。"《素问·阴阳应象大论》云:"味厚者为阴,薄为阴之阳,气厚者为阳,薄为阳之阴。"

(2)五味入五脏:《素问·至真要大论》云:"夫五味入胃,各归所喜,故酸先入肝,苦先入心,甘先入脾,辛先入肺,咸先入肾。"

(3)五味走形体:《灵枢·九针论》云:"酸走筋,辛走气,苦走血,咸走骨,甘走肉,是谓五走也。"

《素问·至真要大论》云:"六者或收或散,或缓或急,或燥或润,或软或坚,以所利而行之,调其气使其平也。"六者指酸苦甘辛咸淡。《素问·脏气法时论》云:"辛散,酸收,甘缓,苦坚,咸耎。"

2. 五味用药法度

(1)有毒无毒:《素问·至真要大论》云:"有毒无毒,所治为主……寒者热之,热者寒之……热因热用,寒因寒用……诸寒之而热者取之阴,热之而寒者取之阳,所谓求其属也。"

《素问·五常政大论》云:"有毒无毒,服有约乎? ……大毒治病,十去其六;常毒治病,十去其七; 小毒治病,十去其八; 无毒治病,十去其九。谷肉果菜,食养尽之,无使过之,伤其正也。"

(2)不宜久服:《素问·至真要大论》云:"久而增气,物化之常也。气增而久,夭之由也。"

3.《内经》运气理论指导五味治则

(1)根据岁运的太过不及运用五味药食:《素问·六元正纪大论》云:"丙寅、丙申岁,上少阳相火,中太羽水运,下厥阴木,火化二,寒化六,风化三,所谓正化日也。其化上咸寒,中咸温,下辛温,所谓药食宜也。"

(2)根据司天运用五味药食:《素问·六元正纪大论》云:"凡此少阴司天之

政,气化运行先天……岁宜咸以软之,而调其上,甚则以苦发之,以酸收之,而安其下,甚则以苦泄之。适气同异而多少之,同天气者以寒清化,同地气者以温热化,用热远热,用凉远凉,用温远温,用寒远寒,食宜同法。"

《素问·至真要大论》云:"司天之气,风淫所胜,平以辛凉,佐以苦甘,以甘缓之,以酸泻之。热淫所胜,平以咸寒,佐以苦甘,以酸收之。湿淫所胜,平以苦热,佐以酸辛,以苦燥之,以淡泄之。湿上甚而热,治以苦温,佐以甘辛,以汗为故而止。火淫所胜,平以酸冷,佐以苦甘,以酸收之,以苦发之,以酸复之,热淫同。燥淫所胜,平以苦湿,佐以酸辛,以苦下之。寒淫所胜,平以辛热,佐以甘苦,以咸泻之。"

在司天中还有邪气反胜用药和司天邪胜用药。

《素问·至真要大论》云:"邪气反胜,治之奈何?岐伯曰:风司于地,清反胜之,治以酸温,佐以苦甘,以辛平之。热司于地,寒反胜之,治以甘热,佐以苦辛,以咸平之。湿司于地,热反胜之,治以苦冷,佐以咸甘,以苦平之。火司于地,寒反胜之,治以甘热,佐以苦辛,以咸平之。燥司于地,热反胜之,治以平寒,佐以苦甘,以酸平之,以和为利。寒司于地,热反胜之,治以咸冷,佐以甘辛,以苦平之。帝曰:其司天邪胜何如?岐伯曰:风化于天,清反胜之,治以酸温,佐以甘苦。热化于天,寒反胜之,治以甘温,佐以苦酸辛。湿化于天,热反胜之,治以苦寒,佐以苦酸。火化于天,寒反胜之,治以甘热,佐以苦辛。燥化于天,热反胜之,治以辛寒,佐以苦甘。寒化于天,热反胜之,治以咸冷,佐以苦辛。"

（3）根据在泉运用五味药食:《素问·至真要大论》云:"诸气在泉,风淫于内,治以辛凉,佐以苦,以甘缓之,以辛散之。热淫于内,治以咸寒,佐以甘苦,以酸收之,以苦发之。湿淫于内,治以苦热,佐以酸淡,以苦燥之,以淡泄之。火淫于内,治以咸冷,佐以苦辛,以酸收之,以苦发之。燥淫于内,治以苦温,佐以甘辛,以苦下之。寒淫于内,治以甘热,佐以苦辛,以咸泻之,以辛润之,以苦坚之。"

《素问·五常政大论》云:"故少阳在泉,寒毒不生,其味辛,其治苦酸,其谷苍丹。阳明在泉,湿毒不生,其味酸,其气湿,其治辛苦甘,其谷丹素。太阳在泉,热毒不生,其味苦,其治淡咸,其谷黅秬。厥阴在泉,清毒不生,其味甘,其治酸苦,其谷苍赤,其气专,其味正。少阴在泉,寒毒不生,其味辛,其治辛苦甘,其谷白丹。太阴在泉,燥毒不生,其味咸,其气热,其治甘咸,其谷黅秬。化淳则咸守,气专则辛化而俱治。"

（4）根据六气胜复运用五味药食:《素问·至真要大论》云:"厥阴之胜,治以甘清,佐以苦辛,以酸泻之。少阴之胜,治以辛寒,佐以苦咸,以甘泻之。太阴之胜,治以咸热,佐以辛甘,以苦泻之。少阳之胜,治以辛寒,佐以甘咸,以甘泻之。阳明之胜,治以酸温,佐以辛甘,以苦泻之。太阳之胜,治以甘热,佐以辛酸,以咸泻之。"

《素问·至真要大论》云:"厥阴之复,治以酸寒,佐以甘辛,以酸泻之,以甘缓之。少阴之复,治以咸寒,佐以苦辛,以甘泻之,以酸收之,辛苦发之,以咸耎之。太阴之复,治以苦热,佐以酸辛,以苦泻之,燥之,泄之。少阳之复,治以咸冷,佐以苦辛,以咸耎之,以酸收之,辛苦发之,发不远热,无犯温凉。少阴同法。阳明之复,治以辛温,佐以苦甘,以苦泄之,以苦下之,以酸补之。太阳之复,治以咸热,佐以甘辛,以苦坚之。"

（5）根据六气客主运用五味药食:《素问·至真要大论》云:"木位之主,其泻以酸,其补以辛;火位之主,其泻以甘,其补以咸;土位之主,其泻以苦,其补以甘;金位之主,其泻以辛,其补以酸;水位之主,其泻以咸,其补以苦。厥阴之客,以辛补之,以酸泻之,以甘缓之;少阴之客,以咸补之,以甘泻之,以酸收之;太阴之客,以甘补之,以苦泻之,以甘缓之;少阳之客,以咸补之,以甘泻之,以咸耎之;阳明之客,以酸补之,以辛泻之,以苦泄之;太阳之客,以苦补之,以咸泻之,以苦坚之,以辛润之。"

（6）根据六气往复不同运用五味药食:《素问·至真要大论》云:"少阳之主,先甘后咸;阳明之主,先辛后酸;太阳之主,先咸后苦;厥阴之主,先酸后辛;少阴之主,先甘后咸;太阴之主,先苦后甘。"

4. 运气用药理论对后世的影响　张仲景是运气用药的典范:桂林古本《伤寒杂病论》卷三列运气主客。"其治法奈何? 师曰:"风寒暑湿燥热,各随其气,有假者反之,甚者从之,微者逆之,采取方法,慎毋乱也。"仲景所有用方均遵照运气用药法则。

以桂枝汤为例,《注解伤寒论》释云:"《内经》曰: 辛甘发散为阳。桂枝汤,辛甘之剂也,所以发散风邪。《内经》曰: 风淫所胜,平以辛,佐以苦甘,以甘缓之,以酸收之。是以桂枝为主,芍药甘草为佐也。《内经》曰: 风淫于内,以甘缓之,以辛散之。是以生姜大枣为使也。"成氏又在《伤寒明理论》对仲景用方做了全面诠释,言不离《内经》运气五味用药法则。

王冰著《元和纪用经》彰运气五味用药。如《元气用药增损上章六法》云:"厥阴风木,辛凉为治。以辛调上,以咸调下……己巳、乙亥:上厥阴辛凉,中土运甘和,下少阳咸寒……岁主药食,五味所宜……厥阴之主,先酸后辛,先以酸泻,后以辛补……厥阴司天,风火同德。调下者宜以酸寒,宜解易处,辛凉焕然,众或可知。若病当补,宜用:车前子、鸡肫胵、楮实(熟者)、秦椒、地骨皮、丹砂、磁石、元参、生干地黄、丹参、牡丹、泽泻、戎盐之类,皆岁主所宜,随证命方。"

南宋陈无择创三因司天方十六首,如《六气时行民病证治》中静顺汤治法:"宜用甘温以平水,酸苦以补火,抑其运气,扶其不胜。"

十六个运气方中,十个"五运时气民病证治"方,没有说明组方用药方法,六个"六气时行民病证治"方中,有五个简单说明用药法度,如审平汤:"卯酉之岁,阳明司天,少阴在泉,气化运行后天……治法宜咸寒以抑火,辛甘以助金,汗之,清之,散之,安其运气。"

《圣济总录·运气》云:"运土太过,是谓敦阜之纪,雨湿流行,肾水受邪,民病腹痛,清厥意不乐……其治宜以苦热,所谓岁气之药食宜也。"

金元刘完素在《素问病机气宜保命集》论云:"《经》所谓太阳司天之政,故岁宜苦以燥之、温之;阳明司天之政,故宜以苦辛汗之、清之、散之,又宜以咸;少阳司天之政,故岁宜以咸、以辛、宜酸,渗之、泄之、渍之、发之,观气寒温,以调其气;太阴司天之政,故宜以苦燥之、温之甚者发之、泄之、不发不泄,则湿气外溢,肉溃皮坼而水血交流;少阴司天之政,故岁宜咸以软之,而调其上,甚则以苦发之,以酸收之,而安其下,甚则以苦泄之;厥阴司天之政,故岁宜以辛调之,以咸润之,必折其郁气,先资其化源,是以迎而夺之,王气之法也。"

李东垣在《内外伤辨惑论》中云:"凡用药,若不本四时,以顺为逆。四时者,是春升、夏浮、秋降、冬沉,乃天地之升浮化降沉,化者,脾土中造化也,是为四时之宜也。但言补之以辛甘温热之剂及味之薄者,诸风药是也,此助春夏之升浮者也,此便是泻秋收冬藏之药也,在人之身,乃肝心也。但言泻之以酸苦寒凉之剂,并淡味渗泄之药,此助秋冬之降沉者也,在人之身,是肺肾也。用药者,宜用此法度,慎毋忽焉!"《脾胃论》云:"黄芪、人参、甘草、当归身、柴胡、升麻,乃辛甘发散,以助春夏生长之用也。"

朱丹溪《丹溪心法》云:"善为治者,风淫所胜平以辛凉,热淫所胜平以咸寒,火淫所胜平以咸冷。以其病本于阳,必求于阳而疗之……善为治者,湿淫所胜平以苦热,燥淫所胜平以苦温,寒淫所胜平以辛热。"

元代王好古做《汤液本草》云:"故治病者,必明六化分治,五味五色所生,五脏所宜,乃可以言盈虚病生之绪也。谨候气宜,无失病机。"并在书中表列了五运六气五味用药法则。

明代李时珍《本草纲目》列五运六淫用药式。以厥阴司天为例:"厥阴司天,乙亥年。风淫所胜,平以辛凉,佐以苦甘,以甘缓之,以酸泻之……清反胜之,治以酸温,佐以甘苦。"详细列举了司天、在泉用药规律。

清代陆懋修在《内经运气病释九卷》收录陈无择三因司天方并进一步阐释,详列五味治则,并在《内经运气表》列司天在泉胜复补泻合表,详列了五味治法。

吴塘著《温病条辨》创制名方银翘散:"本方谨遵《内经》风淫于内,治以辛凉,佐以苦甘;热淫于内,治以咸寒,佐以甘苦之剂。"

近人则多据药物功效指导临床用药,少有人根据《内经》运气五味理论指导运气用药。

五、基于《内经》性味理论的六气临证方药

根据《内经》性味用药理论,采用《神农本草经》五味药性,以《内经》治则为指导,补六气临证方药。

厥 阴

1. 司天 风淫所胜。

【选药】

(1)平以辛凉:丹皮。

(2)佐以苦甘:柴胡、芍药、黄芩、白薇、人参。

(3)甘缓:甘草、大枣、茯苓、当归。

(4)酸泻:乌梅、山茱萸。

【组方】

厥阴司天方：丹皮、柴胡、芍药、黄芩、人参、甘草、大枣、茯苓、乌梅。

方解：丹皮辛凉扶金克木，柴胡、芍药、黄芩苦以清火，人参、甘草、茯苓、当归甘缓扶土，乌梅酸泻肝木。

【临证】

厥阴司天，风淫所胜，则太虚埃昏，云物以扰，寒生春气，流水不冰。民病胃脘当心而痛，上支两胁，膈咽不通，饮食不下，舌本强，食则呕，冷泄腹胀，溏泄，瘕水闭，蛰虫不去，病本于脾。冲阳绝，死不治。

2. 在泉　风淫于内。

【选药】

（1）治以辛凉：丹皮。

（2）佐以苦：柴胡、芍药、黄芩、白薇。

（3）甘缓：甘草、大枣、茯苓、当归。

（4）辛散：干姜、桂枝、半夏。

【组方】

厥阴在泉方：丹皮、柴胡、芍药、黄芩、甘草、大枣、茯苓、桂枝、干姜、半夏。

方解：丹皮辛苦寒扶金克木，柴胡、芍药、黄芩苦以清火，甘草、大枣、茯苓、当归培土生金，桂枝、干姜、半夏辛散扶金克木。

【临证】

岁厥阴在泉，风淫所胜，则地气不明，平野昧，草乃早秀。民病洒洒振寒，善伸数欠，心痛支满，两胁里急，饮食不下，膈咽不通，食则呕，腹胀善噫，得后与气，则快然如衰，身体皆重。

3. 厥阴之胜

【选药】

（1）治以甘清：人参、干地黄、甘草、麦门冬、茯苓、大枣。

（2）佐以苦辛：丹皮、紫参、柴胡、芍药、黄芩、白薇、竹叶、连翘、麻黄、厚朴、蒺藜。

（3）酸泻：乌梅、山茱萸。

【组方】

厥阴胜方：人参、麦门冬、干地黄、甘草、大枣、茯苓、丹皮、柴胡、芍药、黄芩、乌梅。

方解：人参、麦冬、干地黄、甘草、大枣、茯苓培土抑木，丹皮、柴胡、芍药、黄芩苦辛以清火扶金，乌梅酸泻以抑木。

【临证】

厥阴之胜，耳鸣头眩，愦愦欲吐，胃膈如寒，大风数举，倮虫不滋，胠胁气并，化而为热，小便黄赤，胃脘当心而痛，上支两胁，肠鸣飧泄，少腹痛，注下赤白，甚则呕吐，膈咽不通。

4. 厥阴之复

【选药】

（1）治以酸寒：乌梅。

（2）佐以甘辛：升麻、甘草、大枣、麦冬、茯苓。

甘寒佐助：人参、地黄。

辛温佐制：桂枝、干姜、升麻。

辛寒佐辅：石膏。

（3）酸泻：乌梅、山萸肉。

【组方】

厥阴之复方：乌梅、升麻、人参、地黄、石膏、桂枝、干姜、甘草、大枣、麦冬。

方解：乌梅酸泻抑木，石膏辛寒扶金抑木，以制厥阴之复，升麻、人参、地黄、甘草、大枣甘辛培土生金。

【临证】

厥阴之复，少腹坚满，里急暴痛，偃木飞沙，倮虫不荣，厥心痛，汗发呕吐，饮食不入，入而复出，筋骨掉眩，清厥，甚则入脾，食痹而吐。冲阳绝，死不治。

5. 木位之主　主气厥阴风木。

【选药】

（1）酸泻：乌梅、山萸肉。

（2）辛补：桂枝、干姜（辛温）、半夏（辛平）。

【组方】

木位之主方：乌梅、山茱萸、桂枝、干姜、半夏。

方解：乌梅、山茱萸酸泻以抑木，桂枝、干姜、半夏扶金克木。

【临证】

厥阴司天,主胜则胸胁痛,舌难以言。

厥阴在泉,主胜则筋骨繇并,腰腹时痛。

6. 厥阴之客 客气厥阴风木。

【选药】

（1）辛补:桂枝、干姜(辛温)、半夏(辛平)。

（2）酸泻:乌梅、山茱萸。

（3）甘缓:人参、甘草、大枣、茯苓。

【组方】

厥阴之客方:乌梅、山茱萸、桂枝、干姜、半夏、人参、甘草、大枣、茯苓。

方解:以桂枝、干姜、半夏扶金,乌梅、山茱萸抑木,人参、甘草、大枣、茯苓培土。

【临证】

厥阴司天,客胜则耳鸣掉眩,甚则咳。

厥阴在泉,客胜则大关节不利,内为痉强拘瘛,外为不便。

少 阴

1. 司天 热淫所胜。

【选药】

（1）平以咸寒:蝉蜕(咸寒)、旋覆花(咸温)。

（2）佐以苦甘:黄连、栀子、玄参、知母(苦寒);天冬、柴胡、白薇(苦平);甘草、麦门冬(甘平)。

（3）以酸收之:乌梅、山茱萸。

【组方】

少阴司天方:蝉蜕、黄连、栀子、玄参、柴胡、白薇、甘草、山茱萸。

方解:以蝉蜕咸寒滋水以克热,黄连、栀子、玄参、白薇、柴胡苦以清热,山茱萸酸以抑木制火。

【临证】

少阴司天,热淫所胜,怫热至,火行其政。民病胸中烦热,嗌干,右胠满,皮肤痛,寒热咳喘,大雨且至,唾血血泄,鼽衄嚏呕,溺色变,甚则疮疡胕肿,肩背臂臑及缺盆中痛,心痛肺䐜,腹大满,膨膨而喘咳,病本于肺。尺泽绝,死不治。

2. 在泉　热淫于内。

【选药】

(1)治以咸寒:蝉蜕。

(2)佐以甘苦:甘:甘草、大枣、麦门冬(甘平);桑根白皮、干地黄(甘寒)。苦:黄连、栀子、沙参、知母(苦寒);黄芩、芍药、柴胡、天门冬、竹叶、连翘、白薇(苦平)。

(3)以酸收之:山茱萸、乌梅。

(4)以苦发之:厚朴(苦温)。

【组方】

少阴在泉方:蝉蜕、桑白皮、黄连、柴胡、栀子、沙参、天冬、山茱萸、厚朴。

方解:蝉蜕咸寒滋水以克热,甘草、桑白皮、黄连、栀子、沙参、天冬、柴胡甘苦寒以清热,山茱萸酸以抑木生热,厚朴苦温以发越内火。

【临证】

岁少阴在泉,热淫所胜,则焰浮川泽,阴处反明。民病腹中常鸣,气上冲胸,喘不能久立,寒热皮肤痛,目瞑齿痛颐肿,恶寒发热如疟,少腹中痛腹大,蛰虫不藏。

3. 少阴之胜

【选药】

(1)治以辛寒:石膏。

(2)佐以苦咸:苦:黄连、栀子、知母(苦寒);芍药、黄芩、白薇(苦平)。咸:旋覆花(咸温)、蝉蜕(甘温)。

(3)以甘泻之:甘草、大枣、防风。

【组方】

少阴之胜方:石膏、黄连、栀子、知母、芍药、黄芩、白薇、旋覆花、甘草、大枣、防风。

方解:少阴之胜火乘金,石膏辛寒扶金以制热之胜,黄连、栀子、知母、芍药、黄芩、白薇苦以平热之胜,旋覆花咸以扶金,甘草、大枣甘平以扶土抑母,防风甘温以泻母。

【临证】

少阴之胜,心下热善饥,脐下反动,气游三焦,炎暑至,木乃津,草乃萎,呕逆躁烦,腹满痛溏泄,传为赤沃。

4. 少阴之复

【选药】

（1）治以咸寒:蝉蜕。

（2）佐以苦辛:苦:黄连、栀子、知母、沙参、大黄(苦寒);柴胡、天门冬、芍药、白薇、黄芩(苦平)。辛:石膏(辛寒)。

（3）以甘泻之:甘草、大枣(甘平)。

（4）以酸收之:乌梅、山茱萸。

（5）辛苦发之:木香。

（6）以咸软之:白僵蚕(咸)。

【组方】

少阴之胜方:蝉蜕、黄连、天门冬、芍药、黄芩、石膏、甘草、大枣、木香、山茱萸、僵蚕。

方解:少阴之复,金侮热。以蝉蜕咸寒以滋水来复之热,石膏辛寒养金以制热,黄连、麦冬、芍药、黄芩苦以清来复之热,甘草、大枣培土以实泻热,山茱萸酸以收木,勿滋火生,木香辛苦发越少阴复金之热,僵蚕之咸以助水清热。

【临证】

少阴之复,燠热内作,烦躁鼽嚏,少腹绞痛,火见燔焫,嗌燥,分注时止,气动于左,上行于右,咳,皮肤痛,暴喑心痛,郁冒不知人,乃洒淅恶寒,振栗谵妄,寒已而热,渴而欲饮,少气骨痿,隔肠不便,外为浮肿,哕噫。赤气后化,流水不冰,热气大行,介虫不复,病痱胗疮疡,痈疽痤痔,甚则入肺,咳而鼻渊。天府绝,死不治。

5. 火位之主

【选药】

（1）其泻以甘:干地黄(甘寒)。

（2）其补以咸:蝉蜕(咸寒)、僵蚕(咸)。

【组方】

火位之主方：干地黄、蝉蜕、僵蚕。

方解：以干地黄甘寒培土以泻母火，蝉蜕、僵蚕咸以水克火。

【临证】

少阴司天，主胜则心热烦躁，甚则胁痛支满。

少阴在泉，主胜则厥气上行，心痛发热，膈中，众痹皆作，发于胠胁，魄汗不藏，四逆而起。

6. 少阴之客

【选药】

（1）以咸补之：蝉蜕。

（2）以甘泻之：干地黄。

（3）以咸收之：僵蚕。

【组方】

少阴客胜方：蝉蜕、僵蚕、干地黄。

方解：以干地黄甘寒培土以泻母火，蝉蜕、僵蚕咸以水克火。

【临证】

少阴司天，客胜则鼽嚏，颈项强，肩背瞀热，头痛少气，发热，耳聋目暝，甚则胕肿血溢，疮疡咳喘。

少阴在泉，客胜则腰痛，尻股膝髀腨胻足病，瞀热以酸，胕肿不能久立，溲便变。

太　　阴

1. 司天　湿淫所胜。

【选药】

（1）平以苦热：厚朴（苦温）、苍术（苦温）。

（2）佐以酸辛：陈皮（辛温）、半夏（辛平）、山茱萸（酸平）、五味子（酸温）。

（3）以苦燥之：续断（苦温）、独活、狗脊（苦平）。

（4）以淡泄之：茯苓（甘平）。

湿上甚而热

（1）治以苦温：厚朴（苦温）、黄连（苦寒）、苍术（苦温）。

（2）佐以甘辛：甘草、茯苓（甘平）；陈皮（辛温）、防己、半夏（辛平）。

【组方】

方一：太阴司天湿淫所胜方：苍术、厚朴、陈皮、山茱萸、半夏、续断、独活、茯苓。

方解：以苍术、厚朴苦温泻火及子，以山茱萸扶木以克土气，以陈皮、半夏辛温实金以盗母气，以茯苓之甘淡泻土湿。

方二：太阴司天湿热方：厚朴、黄连、甘草、茯苓、陈皮、苍术。

方解：以苍术、厚朴苦温泻火及子，黄连苦寒清火，以茯苓、甘草之甘淡泻土湿，陈皮辛温实金以盗母气。

【临证】

太阴司天，湿淫所胜，则沉阴且布，雨变枯槁。胕肿骨痛阴痹，阴痹者，按之不得，腰脊头项痛，时眩，大便难，阴气不用，饥不欲食，咳唾则有血，心如悬，病本于肾。太溪绝，死不治。

2. 在泉　湿淫于内。

【选药】

（1）治以苦热：厚朴、苍术（苦温）。

（2）佐以酸淡：山茱萸（酸平）。

（3）以苦燥之：独活（苦平）、续断（苦温）。

（4）以淡泄之：茯苓（甘平）。

【组方】

太阴在泉方：厚朴、苍术、山茱萸、独活、续断、茯苓。

方解：苍术、厚朴、独活、续断、苦以清火及子，山茱萸酸以扶木克土，茯苓甘淡泻土湿。

【临证】

岁太阴在泉，草乃早荣，湿淫所胜，则埃昏岩谷，黄反见黑，至阴之交。民病饮积心痛，耳聋，浑浑焞焞，嗌肿喉痹，阴病血见，少腹痛肿，不得小便，病冲头痛，目似脱，项似拔，腰似折，髀不可以回，腘如结，腨如别。

3. 太阴之胜

【选药】

（1）治以咸热：旋覆花（咸温）、僵蚕（咸）。

（2）佐以辛甘：辛：陈皮（辛温）。甘：茯苓、甘草（甘平）。

（3）以苦泻之：黄连（苦寒）、厚朴、苍术（苦温）。

【组方】

太阴之胜方：僵蚕、陈皮、茯苓、甘草、黄连、厚朴、苍术。

方解：以僵蚕之咸助水以侮土，陈皮之辛泻子及母，茯苓、甘草之甘以泻土湿，黄连、厚朴、苍术苦以泻母及子。

【临证】

太阴之胜，火气内郁，疮疡于中，流散于外，病在胠胁，甚则心痛热格，头痛喉痹项强，独胜则湿气内郁，寒迫下焦，痛留顶，互引眉间，胃满，雨数至，燥化乃见，少腹满，腰脽重强，内不便，善注泄，足下温，头重，足胫胕肿，饮发于中，胕肿于上。

4. 太阴之复

【选药】

（1）治以苦热：厚朴、苍术。

（2）佐以酸辛：酸：山茱萸（酸平）。辛：陈皮、干姜（辛温）、半夏（辛平）。

（3）以苦泻之：黄连（苦寒）。

（4）燥之：木香（辛苦）。

（5）泄之：茯苓、甘草。

【组方】

太阴之复方：苍术、厚朴、陈皮、干姜、半夏、黄连、木香、茯苓、甘草。

方解：水侮土，太阴之复。以厚朴、苍术、黄连苦以泻火抑子，以山茱萸酸以扶木克土，以木香辛苦以燥金泻火，以茯苓、甘草甘淡以泄土湿。

【临证】

太阴之复，湿变乃举，体重中满，食饮不化，阴气上厥，胸中不便，饮发于中，咳喘有声，大雨时行，鳞见于陆，头顶痛重，而掉瘛尤甚，呕而密默，唾吐清液，甚则入肾，窍泻无度。太溪绝，死不治。

5. 土位之主

【选药】

（1）其泻以苦：厚朴、苍术（苦温）。

（2）其补以甘：茯苓、甘草（甘平）。

【组方】

土位之主方：厚朴、苍术、茯苓、甘草。

方解：以厚朴、苍术、黄连苦以泻火抑子，茯苓、甘草甘淡以泄土湿。

【临证】

太阴司天，主胜则胸腹满，食已而瞀。

太阴在泉，主胜则寒气逆满，食饮不下，甚则为疝。

6. 太阴之客

【选药】

（1）以甘补之：甘草、茯苓（甘平）。

（2）以苦泻之：厚朴、苍术（苦温）。

（3）以甘缓之：薏苡仁（甘寒）。

【组方】

厚朴、苍术、茯苓、甘草、薏苡仁。

方解：以厚朴、苍术、黄连苦以泻火抑子，茯苓、甘草甘淡、薏苡仁甘寒以泄土湿。

【临证】

太阴司天，客胜则首面胕肿，呼吸气喘；太阴在泉，客胜则足痿下重，便溲不时，湿客下焦，发而濡泻，及为肿，隐曲之疾。

少 阳

1. 司天 火淫所胜。

【选药】

（1）平以酸冷：乌梅、山茱肉（酸平）。

（2）佐以苦甘：苦：黄连、栀子、知母、沙参（苦寒）；黄芩、天冬、芍药、白薇（苦平）。甘：干地黄、桑白皮（甘寒）；甘草、麦冬（甘平）。

（3）以酸收之：乌梅、山茱萸（酸平）。

（4）以苦发之：黄连、栀子、知母、沙参（苦寒）；黄芩、天冬、芍药、白薇（苦平）。

（5）以酸复之：乌梅、山茱萸（酸平）。

【组方】

司天火淫所胜方：乌梅、黄连、麦冬、沙参、芍药、栀子、白薇、桑白皮、甘草、山茱肉、黄芩。

方解：乌梅之酸以泻木及子，黄连、麦冬、沙参、芍药、栀子、黄芩、白薇苦以泻火，发火外越，山茱萸、乌梅之酸以收复。

【临证】

少阳司天，火淫所胜，则温气流行，金政不平。民病头痛，发热恶寒而疟，热上皮肤痛，色变黄赤，传而为水，身面胕肿，腹满仰息，泄注赤白，疮疡，咳唾血，烦心，胸中热，甚则鼽衄，病本于肺。天府绝，死不治。

2. 在泉　火淫于内。

【选药】

（1）治以咸冷：蝉蜕（咸寒）、旋覆花（咸温）、白僵蚕（咸）。

（2）佐以苦辛：苦：黄连、栀子、地榆、秦皮（苦寒）；芍药、黄芩、白薇、竹叶（苦平）。

（3）以酸收之：山茱萸、乌梅。

（4）以苦发之：黄连。

【组方】

少阳在泉方：蝉蜕、黄连、栀子、黄芩、竹叶、地榆、石膏、山茱萸。

方解：蝉蜕咸寒补水以制火，黄连、玄参、栀子、竹叶、地榆苦以泻火，发火外越，石膏辛寒以扶金侮火，山茱萸酸以抑木及子。

【临证】

岁少阳在泉，火淫所胜，则焰明郊野，寒热更至。民病注泄赤白，少腹痛，溺赤，甚则血便。

3. 少阳之胜

【选药】

（1）治以辛寒：石膏。

（2）佐以甘咸：甘：甘草、大枣（甘平）、干地黄（甘寒）。咸：僵蚕。

（3）以甘泻之：桑白皮（甘寒）。

【组方】

少阳之胜方：石膏、地黄、僵蚕、甘草、大枣、桑白皮。

方解：少阳之胜，火胜金，以石膏辛寒扶金制火，甘草、大枣、地黄之甘以泻子盗母，以僵蚕之咸扶水抑火，桑白皮甘寒泻子抑火。

【临证】

少阳之胜,热客于胃,烦心心痛,目赤欲呕,呕酸善饥,耳痛溺赤,善惊谵妄,暴热消烁,草萎水涸,介虫乃屈,少腹痛,下沃赤白。

4.少阳之复

【选药】

(1)治以咸冷:蝉蜕(咸寒)、僵蚕(咸)、旋覆花(咸温)。

(2)佐以苦辛:苦:黄连、栀子、沙参(苦寒);黄芩、芍药、竹叶、白薇、连翘(苦平)。辛:石膏(辛寒)。

(3)以咸软之:蝉衣。

(4)以酸收之:山茱萸。

(5)以辛苦发之:木香(辛苦)。

【组方】

少阳之复方:蝉蜕、黄连、栀子、沙参、黄芩、石膏、山茱萸、木香。

方解:以蝉蜕之咸以养水制火,以黄连、栀子、沙参、黄芩之苦以泻火,以石膏之辛以扶金侮火,以山茱萸之酸以抑母制子,以木香之辛苦以发越火气。

【临证】

少阳之复,大热将至,枯燥燔爇,介虫乃耗,惊瘛咳衄,心热烦躁,便数憎风,厥气上行,面如浮埃,目乃瞤瘛,火气内发,上为口糜,呕逆,血溢血泄,发而为疟,恶寒鼓栗,寒极反热,嗌络焦槁,渴引水浆,色变黄赤,少气脉萎,化而为水,传为胕肿,甚则入肺,咳而血泄。尺泽绝,死不治。

5.火位之主

【选药】

(1)其泻以甘:干地黄(甘寒)。

(2)其补以咸:蝉蜕(咸寒)、僵蚕(咸)。

【组方】

火位之主方:干地黄、蝉蜕、僵蚕。

方解:以干地黄甘寒培土以泻母火,蝉蜕、僵蚕咸以水克火。

【临证】

少阳司天,主胜则胸满咳仰息,甚而有血,手热。

少阳在泉,主胜则热反上行而客于心,心痛发热,格中而呕。少阴同候。

6. 少阳之客

【选药】

（1）以咸补之：蝉蜕（咸寒）、僵蚕（咸）。

（2）以甘泻之：干地黄。

（3）以咸软之：僵蚕。

【组方】

少阳之客方：干地黄、蝉蜕、僵蚕。

方解：以干地黄甘寒培土以泻母火，蝉蜕、僵蚕咸以水克火。

【临证】

少阳司天，客胜则丹胗外发，及为丹熛疮疡，呕逆喉痹，头痛嗌肿，耳聋，血溢，内为瘛疭；少阳在泉，客胜则腰腹痛而反恶寒，甚则下白溺白。

阳　　明

1. 司天　燥淫所胜。

【选药】

（1）平以苦温：沙参、元参、知母（苦寒）；天冬、芍药（苦平）。

（2）佐以酸辛：乌梅、山茱萸（酸平）；石膏（辛寒）。

（3）以苦下之：知母（苦寒）、生地（苦甘寒）。

【组方】

阳明司天方：知母、石膏、山萸肉、沙参、天冬、玄参、生地。

方解：以沙参、天冬、玄参、知母、生地之苦以泻火柔金，以山茱萸之酸侮金制燥，以石膏之辛入金抑燥。

【临证】

阳明司天，燥淫所胜，则木乃晚荣，草乃晚生，筋骨内变。民病左胠胁痛，寒清于中，感而疟，大凉革候，咳，腹中鸣，注泄鹜溏，名木敛，生菀于下，草焦上首，心胁暴痛，不可反侧，嗌干面尘，腰痛，丈夫㿉疝，妇人少腹痛，目昧眦，疡疮痤痈，蛰虫来见，病本于肝。太冲绝，死不治。

2. 在泉　燥淫于内。

【选药】

（1）治以苦温：玄参、知母（苦寒）、芍药（苦）。

（2）佐以甘辛：甘：甘草、麦冬（甘平）、干地黄（甘寒）。辛：木香（辛苦）。

（3）以苦下之：知母。

【组方】

阳明在泉方：玄参、芍药、麦冬、地黄、甘草、木香。

方解：以玄参、知母、芍药之苦泻火柔金，以甘草、麦冬、地黄之甘抑土制子，以木香之辛苦入金敛燥。

【临证】

岁阳明在泉，燥淫所胜，则霿雾清暝。民病喜呕，呕有苦，善太息，心胁痛不能反侧，甚则嗌干面尘，身无膏泽，足外反热。

3. 阳明之胜

【选药】

（1）治以酸温：五味子。

（2）佐以辛甘：辛：石膏（辛寒）、升麻（辛甘）。甘：甘草、麦冬（甘平）。

（3）以苦泄之：沙参、知母（苦寒）。

【组方】

阳明之胜方：五味子、石膏、升麻、沙参、知母、甘草、麦冬。

方解：五味子酸温扶木抑金，升麻、石膏之辛以克燥金之胜，麦冬、甘草之甘抑土生燥金，治母及子，沙参、知母之苦泻火柔金。

【临证】

阳明之胜，清发于中，左胠胁痛，溏泄，内为嗌塞，外发㿗疝，大凉肃杀，华英改容，毛虫乃殃，胸中不便，嗌塞而咳。

4. 阳明之复

【选药】

（1）治以辛温：川芎、桂枝、桔梗（辛温）；木香（辛苦）。

（2）佐以苦甘：栀子（苦寒）、芍药（苦平）、甘草（甘平）。

（3）以苦泄之：栀子（苦寒）。

（4）以苦下之：木香（辛苦）。

（5）以酸补之：山茱萸、乌梅。

【组方】

阳明之复方：川芎、桂枝、桔梗、木香、栀子、芍药、甘草、乌梅。

方解:阳明之复,木侮金,以川芎、桂枝辛温以入金克复,以栀子、芍药、木香之苦入火克胜复之金,以乌梅之酸、侮金之复。

【临证】

阳明之复,清气大举,森木苍干,毛虫乃厉,病生胠胁,气归于左,善太息,甚则心痛痞满,腹胀而泄,呕苦咳哕,烦心,病在膈中,头痛,甚则入肝,惊骇筋挛。太冲绝,死不治。

5. 金位之主

【选药】

(1)其泻以辛: 石膏(辛寒)。

(2)其补以酸: 乌梅(酸辛)。

【组方】

金位之复方: 石膏、乌梅。

方解:以石膏之辛入金柔燥,以乌梅之酸入木侮金。

【临证】

阳明司天,清复内余,则咳衄嗌塞,心膈中热,咳不止而白血出者死。

阳明在泉,主胜则腰重腹痛,少腹生寒,下为鹜溏,则寒厥于肠,上冲胸中,甚则喘不能久立。

6. 阳明之客

【选药】

(1)以酸补之: 五味子。

(2)以辛泻之: 木香(辛苦)、干姜、桂枝、附子(辛温)。

(3)以苦泄之: 厚朴、苍术(苦温);芍药(苦平)。

【组方】

阳明之客方: 五味子、木香、干姜、桂枝、附子、厚朴、苍术、芍药。

方解:以木香、干姜、桂枝、附子辛以入阳明,五味子、芍药酸以扶木侮金,厚朴、苍术、芍药苦以助火克金。

【临证】

阳明在泉,客胜则清气动下,少腹坚满而数便泻。

太　阳

1. 司天　寒淫所胜。

【选药】

（1）平以辛热：桂枝、干姜、附子。

（2）佐以甘苦：苦：黄连、知母（苦寒）。甘：甘草（甘平）。

（3）以咸泻之：僵蚕。

【组方】

太阳司天方：桂枝、干姜、炮附子、炙甘草、知母、黄连、僵蚕。

方解：桂枝、干姜、炮附子辛以治金，佐金以抑生水；甘草之甘扶土克水，黄连、知母之寒，扶火以侮水；僵蚕咸以治水。

【临证】

太阳司天，寒淫所胜，则寒气反至，水且冰，血变于中，发为痈疡，民病厥心痛，呕血血泄鼽衄，善悲，时眩仆，运火炎烈，雨暴乃雹。胸腹满，手热肘挛掖肿，心澹澹大动，胸胁胃脘不安，面赤目黄，善噫嗌干，甚则色炲，渴而欲饮，病本于心。神门绝，死不治。所谓动气，知其藏也。

2. 在泉　寒淫于内。

【选药】

（1）治以甘热：茯苓、甘草（甘平）；当归、山药（甘温）。

（2）佐以苦辛：独活、寄生（苦平）；杜仲、菟丝子（辛平）；干姜、桂枝、附子（辛温）。

（3）以咸泻之：土元（咸平）、僵蚕（咸）、蝉衣（咸寒）。

（4）以辛润之：川芎、桂枝（辛温）；杜仲（辛平）。

（5）以苦坚之：栀子、黄柏、黄连（苦寒）；独活、寄生（辛平）。

【组方】

太阳在泉方：当归、山药、茯苓、甘草、杜仲、菟丝子、桂枝、干姜、土元、川芎、独活、寄生、栀子、黄连。

方解：以茯苓、甘草、当归、山药之甘以助土克水，苦以独活、寄生、栀子、黄连治火侮水，以川芎、杜仲、菟丝子、干姜、桂枝之辛助金克母抑子。

【临证】

岁太阳在泉，寒淫所胜，则凝肃惨栗。民病少腹控睾，引腰脊，上冲心痛，血见，嗌痛颔肿。

3. 太阳之胜

【选药】

（1）治以甘热：山药、当归（甘温）；升麻（甘辛）。

（2）佐以辛酸：辛：桂枝、干姜、附子（辛温）；吴茱萸。酸：五味子（酸温）。

（3）以咸泻之：牡蛎（咸平）。

【组方】

太阳之胜方：山药、当归、升麻、桂枝、干姜、吴茱萸、五味子、牡蛎。

方解：以山药、当归、升麻甘助土克水，桂枝、干姜、吴茱萸辛以抑母制子，以五味子酸养木抑母，以牡蛎入水泻寒。

【临证】

太阳之胜，凝溧且至，非时水冰，羽乃后化，痔疟发，寒厥入胃，则内生心痛，阴中乃疡，隐曲不利，互引阴股，筋肉拘苛，血脉凝泣，络满色变，或为血泄，皮肤否肿，腹满食减，热反上行，头项囟顶脑户中痛，目如脱，寒入下焦，传为濡泻。

4. 太阳之复

【选药】

（1）治以咸热：旋覆花（咸温）、土元（咸寒）。

（2）佐以甘辛：辛：干姜、附子、桂枝。甘：茯苓、甘草、薏米、当归；升麻（甘辛）。

（3）以苦坚之：续断（苦温）。

【组方】

太阳之复方：旋覆花、干姜、桂枝、附子、茯苓、甘草、薏米、当归、升麻、续断。

方解：旋覆花咸温助水散寒，干姜、桂枝、附子辛以抑母制子，茯苓、甘草、当归、薏米、升麻温土克水，续断助火侮水。

【临证】

太阳之复，厥气上行，水凝雨冰，羽虫乃死，心胃生寒，胸膈不利，心痛否满,头痛善悲,时眩仆,食减,腰脽反痛,屈伸不便,地裂冰坚,阳光不治,少腹控睾,引腰脊上冲心,唾出清水,及为哕噫,甚则入心,善忘善悲。神门绝,死不治。

5. 水位之主

【选药】

(1)其治以咸:旋覆花(咸温)、僵蚕(咸)。

(2)其补以苦:麻黄、紫菀(苦温)。

【组方】

水位之主方:旋覆花、僵蚕、麻黄、紫菀。

方解:以旋覆花、僵蚕治水,麻黄、紫菀苦温助火克水。

【临证】

太阳司天,主胜则喉嗌中鸣。

太阳在泉,寒复内余,则腰尻痛,屈伸不利,股胫足膝中痛。

6. 太阳之客

【选药】

(1)以苦补之:狗脊、独活、寄生(苦平)、续断(苦温)、牛膝(苦酸)。

(2)以咸泻之:土元(咸寒)。

(3)以苦坚之:独活、寄生。

(4)以辛润之:桂枝、干姜、附子(辛温)、木香(辛)、杜仲、菟丝子(辛平)。

【组方】

太阳之客方:独活、寄生、牛膝、续断、土元、桂枝、干姜、木香、杜仲。

方解:独活、寄生、牛膝、续断助火克水,土元咸寒泻水,桂枝、干姜、木香、杜仲辛以制金抑水。

【临证】

太阳司天,客胜则胸中不利,出清涕,感寒则咳。

六、基于运气理论的五运六气临证方药

我们根据《内经》理论,从理论上制定了六气临证方药,但是过于繁杂,临证不易实用,在我们的临床实践中,结合五运六气理论,临证方药非常简明实用。

1. 六气临证用方

厥阴风木

用药：柴胡、香附、白芍、当归、乌梅、山茱萸、枣仁等。

代表方：乌梅丸、逍遥丸。

自拟方：

（1）乌萸汤（乌梅、山茱萸）：以乌梅、山茱萸酸抑风木。

（2）乌芍汤（乌梅、芍药）：以乌梅、芍药酸以抑木，芍药之苦以泻子抑母。

（3）乌归汤（乌梅、当归）：以乌梅之酸以抑木，当归甘土侮木。

少阴君火

用药：黄连、黄芩、栀子、竹叶、莲子心、蝉蜕等。

代表方：黄连泻心汤、黄连阿胶汤、栀子豉汤。

自拟方：

（1）黄蝉汤（黄连、蝉蜕）：蝉蜕之咸寒以助水克火，黄连之苦以泻火。

（2）黄胶汤（黄连、阿胶）：黄连之苦以泻火，阿胶之甘以平土生子，以子盗母气。

（3）黄竹汤（黄连、竹叶）：黄连、竹叶苦以泻火。

太阴湿土

用药：苍术、茯苓、陈皮、甘草、厚朴等。

代表方：平胃散。

自拟方：

（1）苍苓汤（苍术、茯苓）：苍术苦温泻母抑子，茯苓甘泻脾土。

（2）苍陈汤（苍术、陈皮）：苍术苦温泻母抑子，陈皮辛温扶子抑母。

（3）苍朴汤（苍术、厚朴）：苍术、厚朴苦温泻母抑子。

少阳相火

用药：柴胡、黄芩、黄柏等。

代表方：小柴胡汤。

自拟方：柴芩汤（柴胡、黄芩）：苦以清火。

阳明燥金

用药：生地、沙参、天冬、玄参、麦冬等。

代表方：增液汤、沙参麦冬汤。

自拟方：麦地汤（生地、麦冬）：生地甘寒、麦冬甘平治母及子。

太阳寒水

用药：桂枝、干姜、附子等。

代表方：附子干姜汤。

自拟方：桂姜汤（桂枝、干姜）：以桂枝、干姜辛温助金温水。

以上方药灵活加减配伍应用，酌选一方，结合运气特点，辨明人体发病之机，只要辨证准确，临证应用，卓有疗效。

2. 五运临证用方

（1）五运太过方

木：乌萸汤（乌梅、山茱萸）：以乌梅、山茱萸酸抑风木，酌加扶土药。

火：连栀汤（黄连、栀子）：苦寒泻火，酌加扶金药。

土：苍苓汤（苍术、茯苓）：苍术苦温泻母抑子，茯苓甘泻脾土，酌加助水药。

金：麦地汤（生地、麦冬）：生地甘寒、麦冬（甘平）抑母生子，酌加扶木药。

水：桂姜汤（桂枝、干姜）：以桂枝、干姜辛温助金温水，酌加入火药。

（2）五运不及方

木：木不及，金乘之。方以沙冬汤，酌加扶木药。

火：火不及，水乘之。方以桂姜汤，酌加助火药。

土：土不及，木乘之。方以乌萸汤，酌加补土药。

金：金不及，火乘之。方以连芩汤（黄连、黄芩）：以芩连苦寒清火，酌加助金药。

水：水不及，土乘之。方以苍苓汤（苍术、茯苓），酌加助水药。

3. 选方用药原则

（1）以客观发病为依据：以人体的发病特点为依据选方用药。中医理论认为："正气存内，邪不可干"，五运六气对人体发病的影响，与人的体质、身体状况密切相关，人体的疾病也不全是运气所致，与情志、环境、饮食、劳倦、气血阴阳失调等多方面因素有关，临证要仔细辨别，方能明确运气因素，酌选方药。

（2）灵活选方：五运六气是对自然现象的表达，根据自然现象对人体的影响灵活选方,不可拘泥。当表现五运为主要发病特点时,酌选五运临证方;当表现六气为主要发病特点时,酌选六气临证方;临证还要考虑五运主客;要考虑六气主客及主客加临后的特点;要考虑司天、在泉,参考六气临证方;要考虑标本中气及郁发胜复等。

（3）合理用药:按照五行生克乘侮规律,合理组方用药。《内经》运气用药是以性味为法则,当今临床多以功效为用药依据,临证应以药物性味为指导,精究用药性味,参考药物功效,组方用药会更加准确。

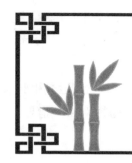

第七讲
古代运气名方选

◯宋代

圣 散 子

昔予览《千金方》"三建散"云，于病无所不治，而孙思邈特为著论，以谓此方：用药节度，不近人情，至于救急，其验特异。乃知神物用灵，不拘常制，至理开惑，智不能知。今予得圣散子，殆此类也。自古论伤寒为急，表里虚实，日数证候，应汗、应下之类，差之毫厘，辄至不救。而用圣散子者，一切不问。阴阳二感，或男子、女子相易，状至危笃，速饮数剂，而汗出气通，饮食渐进，神宇完复，更不用诸药，连服取瘥。其余轻者，心额微汗，正尔无恙。药性小热，而阳毒发狂之类，入口便觉清凉。此药殆不以常理而诘也。若时疾流行，不问老少良贱，平旦辄煮一釜，各饮一盏，则时气不入。平居无事，空腹一服，则饮食快美，百疾不生。真济世卫家之宝也。其方不知所从出，而故人巢君谷世宝之，以治此疾，百不一失。既得之，谪居黄州，连岁大疫，所全活者不可胜数。巢甚秘之此方，指松江水为誓盟，不得传人。予窃隘之，以传蕲水庞君安时。庞以医闻于世，又善著书，故以授之，且使巢君名与此方同不朽也。

续 圣 散 子

圣散子主疾，功效非一。去年春，杭州民病，得此药，全活不可胜数。所用皆中下品药，略计每千钱即得千服，所济已及千人。由此积之，其利甚薄。凡人欲施惠，而力能自办者，犹有所止。若合众力，则人有善利，其行可久。今募信士，楞严院修制，自立春后起，施至来年春夏之交。有人名者，径以施送本院。昔薄拘罗尊者,以诃黎勒施一病比丘,故获报身,身常无众疾。施无多寡,随力助缘。疾病必相扶持,功德岂有限量。仁者恻隐,当崇善因。吴郡陆广秀才,施此方并药,得之于智藏主禅月大师,宝泽乃乡僧也,其陆广见在京施方并药,在麦蠡巷住,出此方。

圣 散 子 方

草豆蔻去皮,面裹炮,十个 木猪苓去皮 石菖蒲 高良姜 独活去芦头 附子炮制,去皮脐 麻黄去根 厚朴去皮,姜汁炙 藁本去穰,土炒 芍药 枳壳去穰,麸炒 柴胡 泽泻 白术 细辛 防风去芦头 藿香 半夏姜汁制,各半两 甘草一两,炙 茯苓半两

上剉碎如麻豆大,每服五钱匕,水一钟半,煮取八分,去滓,热服,余滓两服合为一服,重煎,空心服。

沈括,苏轼《苏沈良方·卷三·圣散子》

圣散子方论选

宣和间(宋徽宗年间),此药盛行于京师,太学生信之尤笃,杀人无数,医顿废之。

宋·叶梦得《避暑录话》

辛未年,永嘉瘟疫,被害者不可胜数,往往顷时,寒疫流行,其药偶中,抑未知方士有所偏宜,未可考也。东坡便谓与三建散同类,一切不问,似太不近人情。夫寒疫,亦能自发狂。盖阴能发躁,阳能发厥,物极则反,理之常然,不可不知。今录以备疗寒疫,用者宜审之,不可不究其寒温二疫也。辛巳年,余尝作《指治》,至癸巳复作此书,见石林《避暑录》亦云:宣和间,此药盛行于京师,太学生信之尤笃,杀人无数,医顿废之。然不妨留以备寒疫,无使偏废也。

宋·陈无择《三因极一病证方论》

圣散子方因东坡先生作序,由是天下神之。宋末辛未年,永嘉瘟疫,服此方,被害者不可胜纪。余阅叶石林《避暑录》云:宣和间,此药盛行于京师,太学生信之尤笃,杀人无数,医顿废之。昔坡翁谪居黄州时,其地濒江多卑湿,而黄之居人所感者,或因中湿而病,或因雨水浸淫而得,所以服此药而多效,是以通行于世,遗祸于无穷也。弘治癸丑年,吴中疫疠大作,吴邑令孙磐,令医人修合圣散子便施街衢,并以其方刊行,病者服之,十无一生。率皆狂躁昏瞀而卒

噫,孙公之意,本以活人,殊不知圣散子方中有附子、良姜、吴茱萸、豆蔻、麻黄、藿香等剂,皆性味燥热,反助火邪,不死何待? 若不辨阴阳二症,一概施治杀人,利于刀剑。有能广此说,以告人人,亦仁者之一端也。

明·俞弁《续医说》

寒疫多病于金水不敛之年,人气应之,以其毛窍开而寒气闭之也……东坡在黄州,以圣散子治疫甚效,亦寒疫挟湿之方也。后永嘉、宣和间服此方殒命者,不知凡几,盖以寒疫之方,误施于温疫者也。

明·张凤逵《增订叶评伤暑全书》

苏轼传《圣散子方》,叶梦得《避暑录话》极论其谬,而不能明其所以然,言亦指其通治伤寒诸证之非,而独谓其方为寒疫所不废,可谓持平。

《四库全书总目提要·子部·医家类》

且也岁运有太过不及之殊,天时有恒雨恒旸之异。是以疫疠之行,亦有表里寒温热湿之分,其可以一概论哉……有寒湿独行,而病在肌皮胸膈者,则东坡圣散子之证也……然而,法不可不备,惟用之者得其当耳。

清·尤在泾《金匮翼·卷一·瘟疫》

坡公圣散子方,盛称功效。庞安常著《总病论》列入寒疫条下。王肯堂曾以活字版印二百部,而序中言: 后人用此者,杀人如麻。若有憾于安常者。然安常实未教人浪施也,即东坡公亦亲见巢谷世用之百不一失,而述之,原非妄语。其云调任黄州连岁大疫,所全活不可胜数,则第就愈者而言,得失参半,未可知也。愚常思之,《内经》云: 天以六为节,地以五为制,五六相合而七百二十气凡三十岁而为一纪,千四百四十气凡六十岁而为一周,不及太过斯可见矣。今宗斯训,扩而大之,以三百六十年为一大运,六十年为一大气,五运六气迭乘,满三千六百年为一大周。天之大运加临于地者,变化难测,地之大气感受于人者,切近易明。自黄帝甲子起,前三十年依厥阴风木司天之例,后三十年依少阳相火在泉之例,至坡公时值六十三甲子,则湿土寒水也。晚年知黄州已交六十四甲子,相火用事。其用圣散子治疫,不无贻误。

清·王丙《伤寒论说辩附余》

公谪居黄州,尚在六十三甲子,湿土运中,方必大效。至五十岁后,又值六十四甲子,相火之运,故至辛未而即有被害者矣。

清·陆懋修《文十六卷·卷六·附: 瘟疫病选方》

邹按：宋元丰年间，苏东坡"谪居黄州，连岁大疫，所全活者不可胜数。""圣散子"为巢元修所藏秘方，授以苏东坡，指松江水为誓盟，不得传人。苏东坡用此方活人无数，为造福民众，违背誓言，将这首"济世之具，卫家之宝"名方，传与当时的名医庞安时，以福天下。殊不知到了后来，此方则成为杀人利器，"辛未年，永嘉瘟疫，被害者不可胜数"，"病者服之，十无一生"，盖运气变迁之因也。清代尤怡提出了中肯的看法："且也岁运有太过不及之殊，天时有恒雨恒旸之异。是以疫疬之行，亦有表里寒温热湿之分，其可以一概论哉……有寒湿独行，而病在肌皮胸膈者，则东坡圣散子之证也。"王丙和陆懋修则从运气大司天的角度进行了分析，认为苏东坡早年正值第六十三甲子太阴湿土在泉，而晚年之时已交六十四甲子，则是相火之运，运气变迁，而方不变，必有古方新病不相能之贻误。"圣散子"之毁誉变迁教给了我们在临床灵活、辨证、客观地运用五运六气理论的方法。

五运时气民病证治方

苓 术 汤

凡遇六壬年，发生之纪，岁木太过，风气流行，脾土受邪，民病飧泄食减，体重烦冤，肠鸣胁支痛，甚则忽忽喜怒，眩冒颠疾。为金所复，则反胁痛而吐，甚则冲阳绝者死。

苓术汤

治脾胃感风，飧泄注下，肠鸣腹满，四肢重滞，忽忽喜怒，眩冒颠晕，或左胁偏疼。

白茯苓　厚朴姜汁炒　白术　青皮　干姜炮　半夏汤泡去滑　草果去皮　炙草，各等分

上(原文右，改上，下同)哎咀。每服四钱，水盏半，姜三片，枣二枚，煎七分，去滓，空心服。

麦 门 冬 汤

凡遇六戊年，赫曦之纪，岁火太过，炎暑流行，肺金受邪，民病疟疟，少气咳喘，血溢泄泻，嗌燥耳聋，中热，肩背热甚，胸中痛，胁支满，背髀并两臂痛，身热骨痛，而为浸淫。为水所复，则反谵妄狂越，咳喘息鸣，血溢泄泻不已；甚则太

渊绝者死。

麦门冬汤

治肺经受邪,上气咳喘,咯血痰壅,嗌干耳聋,泄泻,胸胁满,痛连肩背,两臂膊疼,息高。

麦门冬去心　白芷　半夏　竹叶　甘草　钟乳粉　桑白皮　紫菀去茸　人参　各等分

上咬咀。每服四钱,水盏半,姜二片,枣一枚,煎七分,去滓,空心服。

附子山茱萸汤

凡遇六甲年,敦阜之纪,岁土太过,雨湿流行,肾水受邪,民病腹痛清厥,意不乐,体重烦冤,甚则肌肉痿,足痿不收,胻善瘈,脚下痛,中满食减,四肢不举。为风所复,则反腹胀,溏泄肠鸣;甚则太谿绝者死。

附子山茱萸汤

治肾经受湿,腹痛寒厥,足痿不收,腰膝痛,行步艰难,甚则中满,食不下,或肠鸣溏泄。

附子　山茱萸各一两　干木瓜　乌梅各五钱　半夏　肉豆蔻各三分　丁香　藿香各一分

上咬咀。每服四钱,水盏半,姜七片、枣一枚,煎七分,去滓,空心服。

牛膝木瓜汤

凡遇六庚年,坚成之纪,岁金太过,燥气流行,肝木受邪,民病胁胁小腹痛,目赤背痒,耳无闻,体重烦冤,胸痛引背,胁满引小腹。甚则喘咳逆气,背、肩、尻、阴、股、膝、髀、腨、胻、足痛。为火所复,则暴痛,胠胁不可反侧,咳逆,甚而血溢,太冲绝者死。

牛膝木瓜汤

治肝虚遇岁气,燥温更胜,胁连小腹拘急疼痛,耳聋目赤,咳逆,肩背连尻、阴、股、膝、髀、胁、胻皆痛,悉主之。

牛膝酒浸　木瓜各一两　芍药　杜仲姜汁炒去丝　枸杞　黄松节　菟丝子酒浸　天麻各三分　炙草五钱

上咬咀。每服四钱,水盏半,姜三片、枣一枚,煎七分,去滓,空心服。

注：陈无择《三因极一病证方论》卷三"三因并合脚气治法"四蒸木瓜丸说："黄松节即茯苓中木"。

川连茯苓汤

凡遇六丙年，流衍之纪。岁水太过，寒气流行，邪害心火，民病身热烦心，躁悸阴厥，上下中寒，谵妄心痛，甚则（腹）大，胫肿喘咳，寝汗增寒上气。为土所复，则反腹满，肠鸣溏泄，食不化，渴而妄冒，甚则神门绝者死。

川连茯苓汤

治心虚为寒冷所中，身热心躁，手足反寒，心腹肿痛，喘咳自汗，甚则大肠便血。

黄连　茯苓各一两　麦冬去心　车前子　通草　远志去心，姜汁制，各五钱　半夏　黄芩　甘草炙，各一钱

上咬咀。每服四钱，水盏半，姜七片、枣一枚，煎七分，去滓，空心服。

苁蓉牛膝汤

凡遇六丁年，委和之纪，岁木不及，燥乃盛行，民病中清，肤胁小腹痛，肠鸣溏泄。为火所复，则反寒热，疮疡痤痱痈肿，咳而鼽。

苁蓉牛膝汤

治肝虚为燥热所伤，肤胁并小腹痛，肠鸣溏泄，或发热，遍（偏）体疮疡，咳嗽肢满，鼻鼽。

肉苁蓉酒浸　牛膝酒浸　干木瓜　白芍药　熟地黄　当归　炙草各等分

上咬咀。每服四钱，水盏半，姜三片、乌梅半个，煎七分，去滓，空心服。筋痿脚弱，锉鹿角屑同煎。

黄芪茯苓汤

凡遇六癸年，伏明之纪，岁火不及，寒乃盛行，民病胸满，胁支满，膺背肩胛、两臂肉痛，郁冒，曚昧，心痛，暴喑，甚则屈不能伸髋（宽），髀挛痛。为土所复，则反鹜溏，食饮不下，寒中肠鸣，泄注腹痛，暴挛痿痹，足不能任身。

黄芪茯苓汤

治心虚挟寒，心胸中痛，两胁连肩背，肢满噎塞，郁冒蒙昧，髋（宽）髀挛痛，

不能屈伸。或下利溏泄,饮食不进,腹痛,手足痿痹,不能任身。

黄芪　茯苓　远志肉姜汁炒　紫河车　枣仁炒,等分

上㕮咀。每服四钱,水盏半,姜三片,枣一枚,煎七分,去滓,空心服。

白术厚朴汤

凡遇六己年,卑监之纪,岁土不及,风气盛行,民病飧泄霍乱,体重腹痛,筋骨繇併,肌肉瞤酸,喜怒。为金所复,则反胸胁暴痛,下引小腹,善太息,气客于脾,食少失味。

白术厚朴汤

治脾虚风冷所伤,心腹胀满疼痛,四肢筋骨重弱,肌肉瞤动酸庮(髓),善怒,霍乱吐泻;或胸胁暴痛,下引小腹,善太息,食少失味。

白术　厚朴炒　半夏　桂心　藿香　青皮各三两　炮姜　炙草各五钱

上㕮咀。每服四钱,水盏半,姜三片,煎七分,去滓,食前服之。

紫 菀 汤

凡遇六乙年,从革之纪,岁金不及,火乃盛行,民病肩背瞀重,鼽嚏,便血注下。为水所复,则反头脑户痛,延及脑顶,发热,口疮,心痛。

紫菀汤

治肺虚感热,咳嗽喘满,自汗衄血,肩背瞀重,便血注下;或脑户连脑顶痛,发热,口疮,心痛。

紫茸　白芷　人参　甘草　黄芪　地骨皮　杏仁　桑皮炙,各等分

上㕮咀。每服四钱,水盏半,枣一枚,姜三片,煎七分,去滓,空心服。

五 味 子 汤

凡遇六辛年,涸流之纪,岁水不及,湿乃盛行,民病肿满身重,濡泄寒疡,腰、䐈、腨(踹)、股、膝痛不便,烦冤足痿,清厥,脚下痛,甚则跗肿,肾气不行。为木所复(胜),则反面色时变,筋骨并臂肉瞤瘛,目视䀮䀮(荒荒),肌肉胗发,热并膈中,痛干心腹。

五味子汤

治肾气虚,坐卧湿地,腰膝重着疼痛,腹胀,濡泄无度,行步艰难,足痿清

厥,甚则浮肿,面色不常,或筋骨并臂䐜瘦,目视脘脘(荒荒),膈中及咽痛。

五味子　附子　巴戟去心　鹿茸燎去毛,酥炙　山茱萸　熟地黄　杜仲姜汁炒,各等分

上㕮咀。每服四钱,水一盏,姜七片,盐少许,煎七分,去滓,食前服,以效为度。

六气时行民病证治方

静　顺　汤

辰戌之岁,太阳司天,太阴在泉,气化运行先天。初之气,少阳相火加临厥阴木,民病瘟疬,身热头疼,呕吐,肌腠疮疡;二之气,阳明燥金加临少阴君火,民病气郁中满;三之气,太阳寒水加临少阳相火,民病寒,反热中,痈疽注心,中热瞀闷。四之气,厥阴风木加临太阴湿土,风湿交争,民病肉痿、足痿,注下赤白。五之气,少阴君火加临阳明燥金,民迺舒。终之气,太阴湿土加临太阳寒水,民病惨凄。治法,宜用甘温以平水,酸苦以补火,抑其运气,扶其不胜。

静顺汤

治辰戌岁,太阳司天,太阴在泉,病身热头痛,呕吐,气郁中满,瞀闷少气,足痿,注下赤白,肌腠疮疡,发为痈疽。

白茯苓　木瓜各一两　附子　牛膝酒浸,各三分　防风　诃子炮去核　炙草　炮姜各五钱

上㕮咀。每服四钱,水盏半,煎七分,去滓,空心服。其年自大寒至春分,宜去附子,加枸杞五钱;自春分至小满,依前入附子、枸杞;自小满至大暑,去附子、木瓜、干姜,加人参、枸杞、地榆、香白芷、生姜各三分;自大暑至秋分,依正方,加石榴皮五钱;自秋分至小雪,依正方;自小雪至大寒,去牛膝,加当归、芍药、炒阿胶各三分。

审　平　汤

卯酉之岁,阳明司天,少阴在泉,气化运行后天。初之气,太阴湿土加临厥阴风木,此下克上,民病中热,胀,面目浮肿,善眠,鼽衄,嚏欠,呕吐,小便黄赤,甚则淋;二之气,少阳相火加少阴君火,此臣居君位,民病疬大至,善暴死。(四

库本：少阳相火燥合交，民病寒热。此处四库本有问题，据现本）三之气，阳明燥金加少阳相火，此下克上，民病燥热交合，凉风间发，寒热头痛作，渴。四之气，太阳寒水加太阴湿土，此下土克上水，民病暴仆，振慄谵妄，谵妄少气，咽干引饮，心痛，痈肿疮疡，骨痿，便血。五之气，厥阴风木加阳明燥金，民病气餲。终之气，少阴君火加临太阳寒水，此下克上，民病温疟。治法，宜咸寒以抑火，辛甘以助金，汗之，清之，散之，安其运气。

审平汤

治卯酉之岁，阳明司天，少阴在泉，民病中热，面浮，鼻肿，鼽嚏，小便黄赤，甚则淋，或疠气行，善暴仆，振慄，谵妄，寒疟，痈肿，便血。

远志肉姜制炒 紫檀香各一两 天门冬去心 山茱萸各三两 白芍药白术 炙草 生姜

上㕮咀。每服四钱，水盏半，煎七分，去滓，食前服。自大寒至春分，加白茯苓、半夏、紫苏、生姜各五钱；自春分至小满，加玄参、白薇各五钱；自小满至大暑，去远志、山萸、白术，加丹参、泽泻各五钱；自大暑至秋分，去远志、白术，加酸枣仁、车前子各五钱；自秋分直至大寒，并依正方。

升 明 汤

寅申之岁，少阳相火司天，厥阴风木在泉，气化运行先天。初之气，少阴君火加厥阴木，民病温，气拂于上，血溢目赤，咳逆头痛，血崩胁满，肤腠中疮；二之气，太阴湿土加少阴君火，民病热郁，咳逆，呕吐，胸膈不利，头痛，身热，昏愦，脓疮；三之气，少阳相火加少阴君火，民病热中，聋瞑，血溢，脓，咳，呕，鼽嚏，衄，渴，呵欠，喉痹（痹），目赤，善暴死；四之气，阳明金加太阴湿土，民病腹满，身重；五之气，太阳寒水加阳明燥金，民避寒邪，君子周密。终之气，厥阴风木加太阳寒水，民病开闭不禁，心痛，阳气不藏而咳。治法，宜咸寒以平其上，辛温以治其内，宜酸，渗之，泄之，清之，发之。

升明汤

治寅申之岁，少阳相火司天，厥阴风木在泉，病者气郁，血溢目赤，咳逆头痛，呕吐，胸臆不利，耳聋瞑，渴，身重，心痛，阳气不藏，疮疡，烦躁。

紫檀香 车前子炒 青皮 半夏 酸枣仁 蔷蘼 生姜 甘草炙，各等分上㕮咀。每服四钱,水盏半,煎七分,去滓,空心服。自大寒至春分,加白薇、玄参各五钱;自春分至小满,加丁香一钱;自小满至大暑,加漏芦、升麻、赤芍药各五钱;自大暑至秋分,加茯苓五钱;自秋分至小雪,依正方;自小雪至大寒,加五味子五钱。

备　化　汤

丑未之岁,太阴湿土司天,太阳寒水在泉,气化运行后天。初之气,厥阴风木加风木,民病血溢,筋络拘强,关节不利,身重筋痿;二之气,少阴君火加君火,民病温疬盛行,远近咸若;三之气,太阴湿土加少阳相火,民病身重跗肿,胸腹满;四之气,少阳相火加太阴湿土,民病腠理(里)热,血暴溢,疟,心腹膨胀,甚则跗肿;五之气,阳明燥金加阳明燥金,民病皮肤寒气及体;终之气,太阳寒水加太阳寒水,民病关节禁固,腰椎痛。治法,用酸以平其上,甘温以治其下,以苦,燥之、温之,甚则发之、泄之,赞其阳火,令御其寒。

备化汤(化备汤)

治丑未之岁,太阴湿土司天,太阳寒水在泉,病者关节不利,筋脉拘急,身重痿弱,或温疬盛行,远近咸若,或胸腹满闷,甚则浮肿,寒疟,血溢,腰椎痛。

干木瓜　茯神去木,各一两　牛膝酒浸　附子炮,去皮脐,各三分　干地黄　覆盆子各五钱　甘草一分　生姜三分

上㕮咀。每服四钱,水盏半,煎七分,去滓,食前服。自大寒至春分,依正方;自春分至小满,去附子,加天麻、防风各五钱;自小满至大暑,加泽泻三分;自大暑直至大寒,并依正方。

正　阳　汤

子午之岁,少阴君火司天,阳明燥金在泉,气化运行先天。初之气,太阳寒水加厥阴风木,民病关节禁固,腰椎痛,中外疮疡;二之气,厥阴风木加少阴君火,民病淋,目赤,气郁而热;三之气,少阴君火加少阳相火,民病热厥,心痛,寒热更作,咳喘,目赤;四之气,太阴湿土加太阴湿土,民病黄疸,衄蔑,嗌干,吐饮;五之气,少阳相火加阳明燥金,民乃安康,伏邪于春,为虐;终之气,阳明燥金加太阳寒水,民病上肿,咳喘,甚则血溢,下连小腹,而作寒中。治法,宜咸以平其上,苦热以治其内,咸以软之,苦以发之,酸以收之。

正阳汤

治子午之岁，少阴君火司天，阳明燥金在泉，民病关节禁固，腰痛，气郁热，小便淋，目赤，心痛，寒热更作，咳喘；或衄衊，嗌咽吐饮，黄疸，甚则连小腹而作寒中，悉主之。

白薇　玄参　川芎　桑皮炙　当归　芍药　旋覆花　甘草　生姜各五钱

上㕮咀。每服四钱，水盏半，煎七分，去滓，空心服。自大寒至春分，加杏仁、升麻各五钱；自春分至小满，加茯苓、车前子各五钱；自小满至大暑，加杏仁、麻仁各一分；自大暑至秋分，加荆芥、茵陈蒿各一分；自秋分至小雪，依正方；自小雪至大寒，加苏子五钱。

敷 和 汤

巳亥之岁，厥阴风木司天，少阳相火在泉，气化运行后天。初之气，阳明燥金加厥阴风木，民病寒于右胁下；二之气，太阳寒水加少阴君火，民病热中；三之气，厥阴风木加少阳相火，民病泪出，耳鸣掉眩；四之气，少阴君火加太阴湿土，民病黄疸，跗肿；五之气，太阴湿土加阳明燥金，燥湿相胜，寒气及体；终之气，少阳相火加太阳寒水，此下水克上火，民病瘟疠。治法，宜辛凉平其上，咸寒调其下，畏火之气，无妄犯之。

敷和汤

治巳亥之岁，厥阴风木司天，少阳相火在泉，民病热中，而反右胁下寒，耳鸣，泪出，掉眩，燥湿相搏，黄疸，浮肿，时作瘟疠。

半夏　枣肉　五味子　枳实麸炒　茯苓　诃子去核　炮姜　橘皮　炙草各五钱

上㕮咀。每服四钱，水盏半，煎七分，去滓，空心服。自大寒至春分，加鼠粘子(牛蒡子)一分；自春分至小满，加麦冬、山药各一分；自小满至大暑，加紫菀一分；自大暑至秋分，加泽泻、山栀仁各一分；自秋分直至大寒，并依正方。

陈无择《三因极一病证方论》

邹按：三因司天方为陈言所创制，陈氏以五运六气理论为指导，制五运时气民病证治方十首，六气时行民病证治方六首，计十六方。清代缪问依据内经理论，根据自己的理解对运气方十六首做了方解，条分而缕析之，论病悉本诸《内经》，议药尽归之《本草》，虽然许多可取之处，但没有依据陈氏制方本原，对后学多有误导。其后王旭高作《运气证治歌诀》认为："揆其大旨，不出《内经》六淫治例，与夫五脏苦欲补泻之意"，其作歌诀及方解亦未能揆度陈氏制方之本意。

陈无择曰："夫五运六气，乃天地阴阳运行之常道也。五运流行，有太过不及之异；六气升降，则有逆从胜复之差。凡不合于德化政令者，则为变眚，皆能病人。"其在《三因极一病证方论·纪用备论》中说："顾兹气运，与万物虽种种不齐，其如成象效法，无相夺伦；一一主对，若合符契……古之治法，遇岁主脏害，虽平治之不同，必以所胜而命之，故《经》曰：上淫于下，所胜平之，平天气也；下淫于内，所胜治之，治地气也。故司天之气，风淫所胜，平以辛凉；诸气在泉，风淫于内，治以辛凉，此之谓也。"说明了陈氏深谙《内经》五运六气之理，运气之异象，虽临床表现种种不同，但与司天、在泉、五运、六气一一相对，总能符合。

五运时气民病证治方临床表现取自《素问·气交变大论》，以苓术汤为例。原文：凡遇六壬年，发生之纪，岁木太过，风气流行，脾土受邪，民病飧泄，食减体重，烦冤肠鸣，胁支满。甚则忽忽善怒，眩冒癫疾。为金所复，则反胁痛而吐，甚则冲阳绝者死。《素问·气交变大论》："岁木太过，风气流行，脾土受邪。民病飧泄食减，体重烦冤，肠鸣腹支满，上应岁星。甚则忽忽善怒，眩冒巅疾。化气不政，生气独治，云物飞动，草木不宁，甚而摇落，反胁痛而吐甚，冲阳绝者死不治，上应太白星。"

陈无择依据《内经》五（性）味理论制方。陈氏曰："凡六壬、六戊、六甲、六庚、六丙岁，乃木火土金水太过，五运先天；六丁、六癸、六己、六乙、六辛岁，乃木火土金水不及，为五运后天，民病所感，治之，各以五味所胜调和，以平为期。"又曰："夫五味各随其喜攻，酸先入肝，苦先入心，甘先入脾，辛先入肺，咸先入肾"。

苓术汤：制方以茯苓、甘草甘平、白术甘温以入土理脾；以半夏辛平，青皮、姜、草果之辛温以助金克木，以厚朴之苦温助火扶土制金为治。陈氏制方之分依据了六壬年风木太过，风气流行为病因，脾土受邪为病机，制方没有以祛风、理脾为据，而充分体现了五味生克规律。

六气时行民病证治方临床表现取自《素问·六元正纪大论》，以升明汤为例。原文：寅申之岁，少阳相火司天，厥阴风木在泉，气化运行先天。初之气，少阴君火加厥阴木，民病温，气拂于上，血溢目赤，咳逆头痛，血崩胁满，肤腠中疮；二之气，太阴土加少阴火，民病热郁，咳逆呕吐，胸臆不利，头痛身热，昏愦脓疮；三之气，少阳相火加相火，民病热中，聋瞑，血溢脓疮，咳呕衄蚴，渴，嚏欠，喉痹目赤，善暴死；四之气，阳明金加太阴土，民病满，身重；五之气，太阳水加阳明金，民避寒邪，君子周密。终之气，厥阴木加太阳水，民病开闭不禁，心痛，阳气不藏而咳。治法宜咸寒平其上，辛温治其内，宜酸渗之，泄之，渍之，发之。

《素问·六元正纪大论》："凡此少阳司天之政，气化运行先天，天气正，地气扰，风乃暴举，木偃沙飞，炎火乃流，阴行阳化，雨乃时应，火木同德，上应荧惑岁星。其谷丹苍，其政严，其令扰。故风热参布，云物沸腾，太阴横流，寒乃时至，凉雨并起。民病寒中，外发疮疡，内为泄满。故圣人遇之，和而不争。往复之作，民病寒热疟泄，聋瞑呕吐，上怫肿色变。初之气，地气迁，风胜乃摇，寒乃去，候乃大温，草木早荣。寒来不杀，温病乃起，其病气怫于上，血溢目赤，咳逆头痛，血崩胁满，肤腠中疮。二之气，火反郁，白埃四起，云趋雨府，风不胜湿，雨乃零，民乃康，其病热郁于上，咳逆呕吐，疮发于中，胸嗌不利，头痛身热，昏愦脓疮。三之气，天政布，炎暑至，少阳临上，雨乃涯，民病热中、聋瞑血溢、脓疮咳呕、衄蚴渴嚏欠、喉痹目赤，善暴死。四之气，凉乃至，炎暑间化，白露降，民气和平，其病满身重。五之气，阳乃去，寒乃来，雨乃降，气门乃闭，刚木早雕，民避寒邪，君子周密。终之气，地气正，风乃至，万物反生，霿雾以行。其病关闭不禁，心痛，阳气不藏而咳。抑其运气，赞所不胜，必折其郁气，先取化源，暴过不生，苛疾不起。故岁宜咸辛宜酸，渗之泄之，渍之发之，观气寒温以调其过，同风热者多寒化，异风热者少寒化，用热远热，用温远温，用寒远寒，用凉远凉，食宜同法，此其道也。有假者反之，反是者，病之阶也。"

六气时行民病治法：陈氏认为，"世谓之时气者，皆天气运动之所为也。今先次地理本气，然后以天气加临为标，有胜有复，随气主之，则表见病源也……凡一气所管六十日八十七刻半为本气，后以天之气临御，观其逆从，以药调和，便上下合德，无相夺伦。"又曰："司气以热，用热无犯；司气以寒，用寒无犯；司气以凉，用凉无犯；司气以温，用温无犯。司气同其主，亦无犯；异主，则少犯之，是谓四畏。若天气反时，可依时，及胜其主，则可犯，以平为期，不可过也。"说明了六气之中，主气为本气，客气为标气，观其逆从；用热远热，用温远温，用寒远寒，用凉远凉，六气顺时，依天气；天气反时，依时气，以药调和，以平为期，不可过用。充分体现了《内经》治法。

　　陈氏六气时行民病证治制方,则是在《内经》五味胜复理论的基础上,依据《素问·六元正纪大论》治则而设,以升明汤为例。陈氏曰:"宜咸寒平其上,辛温治其内,宜酸渗之,泄之,渍之,发之。"《素问·六元正纪大论》:"故岁宜咸辛宜酸,渗之泄之,渍之发之。"升明汤方以酸枣仁之酸平其上以泄之;紫檀香咸微辛以奥之,蔷薇味辛苦甘平,半夏、青皮、生姜之辛温苦平治其内以渍之、发之;甘草甘平、车前子甘寒以渗之、泄之、缓之。全方体现了宜咸辛,宜酸的治则。自大寒至春分,少阴君火加厥阴木,加白薇苦平、玄参苦咸微寒以清火;自春分至小满,太阴土加少阴火,加丁香味辛温以治内,发越内火;自小满至大暑,少阳相火加相火,加漏芦苦咸寒、升麻甘苦平微寒、赤芍药甘温以清火,泄之,发之;自大暑至秋分,阳明金加太阴土,加茯苓甘平以入土渗之;自秋分至小雪,根据正方;自小雪至大寒,厥阴木加太阳水,加五味子酸温以温水清木。渗之,泄之,渍之,发之毕见。

　　陈氏制五运六气方十六首,具有明显的针对性。五运时气民病证治方即是针对《素问·气交变大论》所论述的五运之化,太过不及之年而制;六气时行民病证治方即是针对《素问·六元正纪大论》所论述的六个司天之政而设制。

　　其局限性显而易见。五运六气理论探讨的是天地人交感而产生的各种表现,司天、在泉、六气胜复、客主之胜复、地理之影响、标本中气的互相作用、郁气、常与变、正化异化等复杂多变,单纯十六首方剂不可能概治各种病证,因此临床应用要详加辨析。

　　陈氏制五运六气时行民病证治方十六首,充分依据了《内经》运气理论和五味生克规律,是对五运六气理论临床应用的大胆突破,我们要充分认识其论治规律和局限性,学习其制方法度,合理应用于临床。

◉ 金元

普济消毒饮

　　泰和二年,先师以进纳监济源税,时四月,民多疫疠,初觉憎寒体重,次传头面肿盛,目不能开,上喘,咽喉不利,舌干口燥,俗云大头天行,亲戚不相访问,如染之,多不救。张县承佟亦得此病,至五六日,医以承气如蓝根下之,稍缓。翌日,其病如故,下之又缓,终莫能愈,渐至危笃。或曰李明之存心于医,可请治之。遂命诊视,具说其由。先师曰:夫身半以上,天之气也;身半以下,地之气也。此邪热客于心肺之间,上攻头目而为肿盛,以承气下之,泻胃中之实热,是诛罚无过,殊不知适其所至为故。遂处方,用黄芩、黄连苦寒,泻心肺间热以为君;橘红苦平,玄参苦寒,生甘草甘寒,泻火补气以为臣;连翘、鼠黏子、薄荷叶苦辛平,板蓝根味苦寒,马勃、白僵蚕味苦平,散肿消毒、定喘以为佐;新升麻、柴胡苦平,行少阳、阳明二经不得伸;桔梗味辛温为舟楫,不令下行。共为细末,半用汤调,时时服之;半蜜为丸,嚼化之,服尽良愈。因叹曰:往者不可追,来者犹可及。凡他所有病者,皆书方以贴之,全活甚众,时人皆曰,此方天人所制,遂刊于石,以传永久。普济消毒饮子:

黄芩君　黄连各半两,君　人参三钱　橘红去白,臣　玄参臣　生甘草各二钱,臣　连翘　鼠粘子　板蓝根　马勃各一钱　白僵蚕炒,七分　升麻七分　柴胡二钱　桔梗二钱　上件为细末,服饵如前法,或加防风、薄荷、川芎、当归身,㕮咀,如麻豆大,每服秤五钱,水二盏,煎至一盏,去滓,稍热,时时服之。食后加大便硬,加酒煨大黄一钱或二钱以利之,肿势甚者,宜砭刺之。

金·李杲《东垣试效方·卷九·杂方门》

邹按:此方为李杲所创,可见李东垣精于运气之理。李杲,字明之,晚号东垣老人。泰和二年(公元1202)为壬戌年,中运为太角,太阳寒水司天,太阴湿土在泉,时值四月,二之气,主气为少阴君火,客气为阳明燥金,天火盛行,民病疫疬。其症见憎寒壮热,体重,次传头面肿盛,目不能开,上喘,咽喉不利,舌干口燥。李东垣抓住了身半以上为天气,邪热客于心肺之间,上攻头目的病机特点,制普济消毒饮。黄芩、黄连苦寒,泻心肺间热以为君;橘红苦平,玄参苦寒,生甘草甘寒,泻火补气以为臣;连翘、鼠黏子、薄荷叶苦辛平,板蓝根味苦寒,马勃、白僵蚕味苦平,散肿消毒、定喘以为佐;新升麻、柴胡苦平,行少阳、阳明二经不得伸;桔梗味辛温为舟楫,引药上行。主治身半以上,少阴君火为患,制方以性味、功效论理,活法《经》论,效彰后世。

张从正六气用方

大寒子上初之气

初之气为病,多发咳嗽,风痰,风厥,涎潮痹塞,口喝,半身不遂,失音,风癫。风中妇人,胸中留饮,两脐腹微痛,呕逆恶心,旋运,惊悸,狂惕,心风,搐搦,颤掉。初之气病,宜以瓜蒌散吐之,在下泄之。

春分卯上二之气

二之气为病,多发风温、风热。经曰:风伤于阳,湿伤于阴。微头痛身热,发作风温之候。风伤于卫气也,湿伤于脾气也。是以风温为病,阴阳俱自浮,汗出,身重,多眠,鼻息,语言难出。此已上二证,不宜下。若与巴豆大毒丸药,热证并生,重者必死。二之气病,宜以桂枝麻黄汤,发汗而已。

小满巳上三之气

三之气为病,多发热,皆传足经者多矣。太阳、阳明、少阳、太阴、少阴、厥阴。太阳者,发热恶寒,头项痛,腰脊强;阳明者,身热目疼,鼻干,不得卧;少阳者,胸胁痛,耳聋,口苦,寒热往来而呕。此三阳属热。太阴者,腹满咽干,手足自温,自利不渴,或腹满时痛;少阴者,故口燥舌干而渴;厥阴者,腹满囊缩,喘热闷乱,四肢厥冷,爪甲青色。三之气病,宜以清凉,上温下养,不宜用巴豆丸下之。

大暑未上四之气

四之气为病,多发暑气,头痛,身热,发渴。不宜作热病治,宜以白虎汤。得此病不传染,次发脾泄、胃泄、大肠泄、小肠泄、大瘕泄、霍乱吐泻,下痢及赤白相杂,水谷不分消,肠鸣切痛,面浮足肿,目黄口干,胀满气痞,手足无力。小儿亦如此。四之气病,宜渗泄,五苓散之类也。

秋分酉上五之气

五之气为病,多发喘息,呕逆,咳嗽及妇人寒热往来,瘄虐,痔痔,消渴,中满,小儿斑瘹疮疱。五之气病,宜以大、小柴胡汤,宜解治表里之类。

小雪亥上终之气

终之气为病,多发风痰,风寒湿痹四肢。秋收多,冬水复旺,水湿相搏,肺气又衰,冬寒甚,故发则收,则痿厥弱,无以运用。水液澄清冷,大寒之疾;积滞瘕块,寒疝,血瘕,凡气之疾。终之气病,宜破积发汗之类。

张从正《儒门事亲》

　　邹按：金元四家，子和亦尚运气，《儒门事亲》作天地六位藏象之图，认为从其气则和，违其气则病。子和作六气用方，方取仲景。初之气病，宜以瓜蒌散吐之，在下泄之；二之气病，宜以桂枝麻黄汤，发汗而已；三之气病，宜以清凉，上温下养；四之气病，宜渗泄，五苓散之类也；五之气病，宜以大、小柴胡汤，宜解治表里之类；终之气病，宜破积发汗之类。

　　需要指出的是，张元素在《医学启源》也提出六气主治要法用方，除初之气提出治则没给明确方剂之外。其他与《儒门事亲》基本相同，张从正与张元素为同时代生人，两者谁是原创成为疑问，个人认为张元素首创的可能性较大。

◎明代

五　瘟　丹

　　戊年楚春温，人不相吊，予以五瘟丹投泉水，率童子分给，日起数百人。

《韩氏医通·卷下·悬壶医案章第六》

　　五瘟丹　此方自制，冬至日修合。

　　黄芩（乙庚之年为君）　黄山栀（丁壬年君）　黄柏（丙辛年君）　黄连（戊癸年君）　甘草（甲己年君）

　　此五味，各随运气为君者，多用一倍也。余四味又与香附子、紫苏为臣者，减半也。

　　上七味，皆生用，为细末，用锦纹大黄三倍，煎浓汤，去渣，熬膏，和丸如鸡子大，用朱砂、雄黄等分为衣，贴金。每用一丸，取泉水浸七碗，可服七人。凡天行温病去处，有力之家，合以施给，阴德无量。

《韩氏医通·卷下·方诀无隐章第八》

后　世　医　论

　　万密斋云：嘉靖甲午春，痘毒流行，死者十八九，乃一厄也。时有预服三豆子汤、丝瓜辰砂散。凡方书所载，预解痘毒之法，用之无效。予思痘疹疫疠之毒，因岁运灾眚之变，难以药解，而人事未尽，又不可委之天数也。于是检阅右方，于《韩氏医通》得五瘟丹，以五运为主。喜曰：此解毒神药也。依方修合施售与人,但服之莫不轻疏,人皆神之,因命之曰代天宣化丸。

甘草(甲己年为君土)、黄芩(乙庚年为君金)、黄柏(丙辛年为君水)、山栀(丁壬年为君木)、黄连(戊癸年为君火)、连翘(佐)、山豆根(佐)、牛蒡子(佐)。

先见其年所属者,为君,次四味为臣,君药倍用,臣药减半,佐视臣又减半,共为细末,于冬至日修合,取雪水煮升麻汁,打面糊为丸,辰砂为衣,竹叶煎汤下。

《续名医类案·卷三十九·痘疫疬》

疹之根由既悉,则疹之变故宜参。疹之情状既明,其疹之治法宜备。大约发热之时,审知必是出疹,急与疏散透肌,固已,但必明乎岁气所属,辨乎时令所宜,而后用之以配君、臣、佐、使。盖所谓岁气所属者,人中黄属土(甲己年为君),黄芩属金(乙庚年为君),黄柏属水(丙辛年为君)、黄连属火(戊癸年为君)、栀子黄属木(丁壬年为君) ,既以其年所属为君,即以余年所属为臣,而荆、防、苏、翘、苦参、牛蒡、山豆根,皆其佐也使也。所谓时令攸宜者,如温暖时必用辛凉(宜防风解毒汤),暄热时必用辛寒(宜黄连解毒汤),大寒时必用辛温(宜桂枝解毒汤),时寒时暖必用辛平(宜升麻解毒汤),不得妄施汗下,此即师韩飞霞修造五瘟丹之意。

《杂病源流犀烛·卷二·疹子源流》

五瘟丹(《韩氏医通》治瘟疫)

甘草(甲己年土运,甘草为君) 黄芩(乙庚年金运,黄芩为君) 黄柏(丙辛年水运,黄柏为君) 栀子(丁壬年木运,栀子为君) 黄连(戊癸年火运,黄连为君) 紫苏 香附

上七味,俱生用,各等分,凡为君者多一倍(如甲己年甘草二两,余各一两)。于冬至日择净室,避妇女、鸡、犬,研为末,用锦文大黄二两,浓煎去渣熬膏和药为丸。如嫌干,少加蒸饼糊捣丸,如弹子大,朱砂、雄黄为衣,再加金箔外护,凡病瘟疫,用一丸冷水磨服。并治诸疮肿毒,以次外敷,无不神效。

歌诀 五瘟丹紫苏香附,黄柏芩连栀草临,大黄煮汁丸如弹,外护雄朱更贴金。甲己之年君甘草,丁壬栀子乙庚芩,戊癸黄连丙辛柏,除却为君等分饮。

方解 旭高曰:运气错杂,不得其正。人在气交之中,受其不正之气,则瘟

病生。瘟之为病，虽有五运之分，要皆必有热毒。盖瘟疠郁蒸则成热，互相传染则成毒也。故喻嘉言、张路玉、叶天士辈，治疗瘟疫，清理三焦，均必佐以解毒。此方即黄连解毒汤合香附饮加味为丸，其分两则随五运而增减，以治五种瘟疫，义亦精矣。盖香附、紫苏，芳香辛散，足以辟邪，朱砂、雄黄、金箔，得天地阴阳精灵之气，足以正不正之气，余五味，总言其功，清热解毒，分言其妙，则甘草入脾，用以为君，能领诸药，泻土中之火。黄芩入肺，用以为君，能领诸药泻金中之火。故甲己土运，甘草为君；乙庚金运，黄芩为君。余可类推也。

王旭高《运气证治歌诀·附方》

瘟疫，初起恶寒神昏，舌苔如积粉，口渴咽干，秽气满口，大小便闭，狂惑闷乱，甚则发狂发黄，斑疹喘呃接踵而至。并有头项粗者，一经发热，面色红黑，即不再恶寒，俗称蛤蟆瘟。疙瘩瘟传染甚速，宜预为修药救济。此证多由亢旱既久，骤遇春雨，湿热蒸熏，或饮不洁之水所致。沿门比户，大小咸若，发于春夏交为甚。大毒内盛，急宜表里兼治，攻伐并行，方用运气五瘟丹。

《集成良方三百种》

邹按：韩氏制"五瘟丹"，主治热毒瘟疫，所选药物，用其功效：栀子清肝经热，黄连清心经热，黄芩清肺经热，黄柏清肾、膀胱经热，甘草主治五脏六腑寒热邪气。据每年运气，倍量以为君药。王旭高曰："此方即黄连解毒汤合香附饮加味为丸，其分两则随五运而增减，以治五种瘟疫，义亦精矣。"此方所制甚妙，可据方理扩大临床应用，不拘于瘟疫。如以此方治疗瘟疫，由于每年运气特点不同，五运各年，断不敢一方以统治之，临证还需辨虚实寒热病机，以运气之理，据大运、小运、司天、在泉，客主加临灵活加减，方能全面。

汪机六气主病治例方

风胜燥制火并汤

天南星二两半　北桔梗七钱半　小栀子一两　取仁。已上三味入太阴肺经，助燥化制其风　川黄连八钱五分，此一味入少阴心经，泻火抑母之甚。母者，木也。此实则泻子也　青皮二钱半，引诸药至风胜之地　防风三钱，去芦　薄荷一钱，此二味散风之势。

上制为粗末，每服七钱半，姜三片，水一大钟，煎至七分，去滓温服。

水胜湿制风并汤

苍术二两,米泔浸　白术二两半,麦壳炒,去麦壳　甘草五钱,炙。已上三味入足太阴脾经,助土以制水甚　吴茱萸五钱　乾姜五钱七分,此二味入厥阴肝经,泻水,少抑母甚。母者,水也,此实则泻子也　附子一钱乙字,引诸药至水胜之地锉

上锉为粗,每服七钱,大枣一枚,水一钟,煎至七分,去滓温服。

火胜寒制湿并汤

黄柏二两半,盐水炒　知母一两,去毛。已上二味入少阴肾经,助寒化以制火甚　片黄芩五钱,酒炒　栀子仁小红者,此二味入太阴脾经,助湿化抑母甚　黄连一钱,姜汁炒,引诸药至火胜之地

上锉为粗末,每服七钱,灯心七根,莲子五枚,水一碗,煎至七分,去滓温服。

土胜风制燥并汤

川芎一两,去芦,米醋炒。经云:木位之主,其补以辛,川芎味辛气温　当归一两半,酒洗。此二味入厥阴肝经,助风化,以制其温　南星一两,汤泡一次　桑白皮七钱,蜜炙,去皮土。此二味泻燥夺母　大枣五枚,引诸药至湿胜之地　川草薢八钱,以散其湿

上锉为粗末,每服七钱,姜五大片,水一碗,煎至七分,去滓温服。

热制寒并汤

肉桂二两,去粗皮,此味入少阴心经,助热化以制金甚　当归一两,半酒洗。此味助木生火以制燥甚。泽泻一两,去毛。此味入少阴肾经,泻寒以抑母甚。独活六钱,此味与泽泻颇同　桔梗三钱半,引诸药至燥胜之地

上锉为粗末,每服六钱,水一碗,煎七分,去滓温服,燥易即止。

火胜阴精制雾沤溃并汤

天门冬三两,蜜汤浸,去心　生地黄二两半,酒洗,此二味入阴经助水化以制热甚　柴胡五钱　连翘　黄芩各三钱,此三味入雾沤溃抑甚　地骨皮　黄柏各二钱半,此二味引诸药至热胜之地。

上锉为粗末,每服七钱,灯心一撮,水一碗,煎至七分,去滓温服。

汪机《运气易览》

229

邹按：明代汪机对运气理论卓有贡献，六气主病治例方载其《运气易览》。以六气主病治例制方，抓住了运气临证的关键。六首方剂制方深谙《内经》运气之理，如土胜风制燥并汤，根据《素问·至真要大论》："木位之主，其补以辛。"其用药能充分运用五味五行理论制方谴药，如风胜燥制火并汤川黄连一味，泻火抑母之甚，母者，木也，此实则泻子也。六气主病治例方用药还能考虑药物归经、功效和药物的炮制方法，如热制寒并汤肉桂去粗皮，此味入少阴心经，助热化以制金甚；风胜燥制火并汤，防风三钱，去芦，薄荷一钱，此二味散风之势。六气主病治例方6首，颇值得品味。

◯清代

清瘟败毒饮

乾隆戊子年，吾邑疫疹流行，一人得病，传染一家，轻者十生八、九，重者十存一、二，合境之内，大率如斯。初起之时，先恶寒而后发热，头痛如劈，腰如被杖，腹如搅肠，呕泄兼作，大小同病，万人一辙。有作三阳治者，有作两感治者，有作霍乱治者。迨至两日，恶候蜂起，种种危症，难以枚举。如此而死者，不可胜计。此天时之疠气，人竟无可避者也。原夫至此之由，总不外乎气运。人身一小天地，天地有如是之疠气，人即有如是之疾疾，缘戊子岁少阴君火司天，大运主之，五、六月间，又少阴君火，加以少阳相火，小运主之，二之气与三之气合行其令，人身中只有一岁，焉能胜烈火之亢哉？医者不按运气，固执古方，百无一效。或有疑而商之者，彼即朗诵陈言，援以自证。要之执伤寒之法以治疫，焉有不死者乎？是人之死，不死于病而死于药，不死于药而竟死于执古方者之药也。予因运气，而悟疫症乃胃受外来之淫热，非石膏不足以取效耳！且医者意也，石膏者寒水也，以寒胜热，以水克火，每每投之百发百中。五月间余亦染疫，凡邀治者，不能亲身诊视，叩其症状，录受其方，互相传送，活人甚众。癸丑京师多疫，即汪副宪、冯鸿胪亦以予方传送，服他药不效者，俱皆霍然。故笔之于书，名曰清瘟败毒饮，随症加减，详列于后，并付治验。

（余师愚《疫疹一得·卷上·论疫疹因乎气运》）

清瘟败毒饮

清瘟败毒饮（《一得》）治一切火热，表里俱盛，狂躁烦心。口干咽痛，大热干呕，错语不眠，吐血衄血，热盛发斑。不论始终，以此为主。后附加减。

生石膏大剂六两至八两,中剂二两至四两,小剂八钱至一两二钱　小生地大剂六钱至一两,中剂三钱至五钱,小剂二钱至四钱　乌犀角大剂六钱至八钱,中剂三钱至四钱,小剂二钱至四钱　真川连大剂六钱至四钱,中剂二钱至四钱,小剂一钱至一钱半　生栀子　桔梗　黄芩　知母　赤芍　玄参　连翘　竹叶　甘草　丹皮

疫证初起,恶寒发热,头痛如劈,烦躁谵妄,身热肢冷,舌刺唇焦,上呕下泄。六脉沉细而数,即用大剂;沉而数者,用中剂;浮大而数者,用小剂。如斑一出,即用大青叶,量加升麻四、五分引毒外透。此内化外解、浊降清升之法,治一得一,治十得十。以视升提发表而愈剧者,何不俯取刍荛之一得也。

此十二经泄火之药也。斑疹虽出于胃,亦诸经之火有以助之。重用石膏直入胃经,使其敷布于十二经,退其淫热;佐以黄连、犀角、黄芩泄心、肺火于上焦,丹皮、栀子、赤芍泄肝经之火,连翘、玄参解散浮游之火,生地、知母抑阳扶阴,泄其亢甚之火,而救欲绝之水,桔梗、竹叶载药上行;使以甘草和胃也。此皆大寒解毒之剂,故重用石膏,先平甚者,而诸经之火自无不安矣。

余师愚《疫疹一得·卷下·疫疹诸方》

乾隆癸丑春夏间,京中多疫。以张景岳法治之,十死八九;以吴又可法治之,亦不甚验。有桐城一医,以重剂石膏治鸿胪星石之姬,人见之骇异。然呼吸将绝,应手辄痊。踵其法者,活人无算。有一剂用之八两,一人服至四斤者。虽刘守真之《原病式》、张子和之《儒门事亲》,专用寒凉,亦未敢至是,实自古所未闻也。

纪晓岚《阅微草堂笔记·姑妄听之》

清瘟败毒饮

生石膏大剂六两至八两、中剂二两至四两、小剂八钱至一两二钱　小生地大剂六钱至一两、中剂三钱至五钱、小剂二钱至四钱　乌犀角大剂六钱至八钱、中剂三钱至五钱、小剂二钱至四钱　真川连大剂四钱至六钱、中剂二钱至五钱、小剂一钱至一钱半　栀子　桔梗　黄芩　知母　赤芍　元参　连翘　甘草　丹皮　鲜竹叶。先煮石膏数十沸,后下诸药,犀角磨汁和服。

此十二经泄火之药也。凡一切火热,表里俱盛,狂躁烦心,口干咽痛,大热干呕,错语不眠,吐血衄血,热甚发斑,不论始终,以此为主方。盖斑疹虽出于胃,亦诸经之火有以助之。重用石膏,直入胃经,使其敷布于十二经,退其淫热;佐以黄连、犀角、黄芩,泻心肺火于上焦;丹皮、栀子、赤芍,泄肝经之火;连翘、元参,解散

浮游之火；生地、知母，抑阳扶阴，泄其亢甚之火而救欲绝之水；桔梗、竹叶，载药上行；使以甘草和胃，此大寒解毒之剂。重用石膏，则甚者先平，而诸经之火自无不安矣。若疫证初起，恶寒发热，头痛如劈，烦躁谵妄，身热肢冷，舌刺唇焦，上呕下泄，六脉沉细而数，即用大剂；沉而数者，即用中剂；浮大而数者，用小剂。如斑一出，即加大青叶，并少佐升麻四五分，引毒外透。此内化外解，浊降清升之法，治一得一，治十得十。以视升提发表而加剧者，何不俯取刍荛之一得乎。雄按：观此说，则初起不必用剪爪牙之法也。又秦皇士治斑，用升麻、黄连、生地、丹皮、甘草、木通，名升麻清胃汤，轻清凉血，亦是透化斑疹之妙法。误食荤腥者，加山楂、砂仁。乾隆甲申，余客中州，先君偶染时疫，为群医所误，抱恨终天，曷其有极！思于此证，必有以活人者，公之于世，亦以稍释余怀。因读《本草》，言石膏性寒，大清胃热，味淡气薄，能解肌热，体沉性降，能泄实热。恍然大悟，非石膏不足以治热疫，遇有其证辄投之，无不得心应手。三十年来，颇堪自信。《活人》所不治者，笔难罄述。然一人之治人有限，因人以及人无穷，因著为《疫疹一得》公之于世。使天下有病斯疫者，起死回生，咸登寿域，余心庶稍安焉。桐城余霖漫识。

吴种芝曰：甲寅夏，久无雨，暑气盛行，人多疾病，病则必死，医家齐束手不治。师愚辄予以石膏、黄连等剂，无不立效。其得之则生，不得则死者，不可更仆数。而余门下奎氏兄弟，一存一夭，尤属明征，然存活日多，而谤者日益，众谓师愚非石膏不立剂，是诬人，甚至以谤师愚之故，并谓石膏为断不可用，岂不更诬药哉？诬人既已不可，诬药而愚者信焉，妄者传焉。虽遇热证凶危，仍以柴、葛当之，不效，则投以丹、芩，又不效，则投以人参、桂、附。雄按：粗工伎俩大率如此。至于一误再误，死而后已，医者犹诩诩得意曰：非我也，命也。是以谤师愚之故，而累及无辜，置人之生死于弗顾也，岂不大可叹哉！

庄制亭曰：此方分量太重，临证时不妨量裁一二味，或减轻分两。如石膏由三五钱，以致二三两，皆可取效。汪按：石膏体重，若止用三五钱，似嫌太少。

雄按：余君治祁某案后云：此方医家不敢用，病家不敢服，甚至药肆不敢卖。有此三不敢，疫证之死于误者，不知凡几。纪文达公于癸丑年曾目击师愚之法活人无算，而谓其石膏有一剂用至八两，一人服至四斤，因而疑为司天运气所值，未可执为通例。余氏书中，亦罗列运气之说。然则甲子、甲申、戊子、丙午、癸丑、甲寅等年，岁运并不同，何以案中治法皆同乎？此司天在泉之不可泥，但察其时之旱潦，见证之宜否为可凭也。道光中，归安江笔花治一时疫发斑,用石膏至十四斤而斑始透,盖深得师愚之法者。而王予中太史《白田集》,有"石膏辨"云:目击受石膏之害者甚多,深以缪仲淳、袁体庵为不可法。贤者尚尔,无怪乎庸耳俗目之谤师愚也。夫停食不消,因而致死者多矣,岂可归罪于五谷?以为神农、后稷作俑,而令天下人辟谷耶?况物性之中和,莫如谷矣。而霍乱痧胀,一口米汤下咽,即难救治。盖一病有一病之宜忌,用得其宜,硝、黄可称补剂,苟犯其忌,参、术不异砒、硇。故不可舍病之虚实、寒热而不论,徒执药性之纯以分良毒也。补偏救弊,随时而中,贵于医者之识病耳。先议病后议药,中病即是良药。汪按:凡药治病者,误用即能杀人,参、术与硝、黄无异也,贵于中病而已。乃世人无病者偏好服药,及有病者又不议病而议药。医者欲其道之行,藉以谋生,相率阿世取容。偶有特立之士,力排众论,别出心裁,如师愚者,且群目为怪物矣。欲求医学之昌明,何可得乎?此数语乃医者之良箴,处方之轨范。吾愿世之医人,取而三复之。然读书以明理,明理以致用。苟食而不化,则粗庸偏谬,贻害无穷,非独石膏为然矣。搢绅先生,博览之余,往往涉猎岐黄家言。或笔之于书,或参赞亲友之病。世人因信其知儒,遂并信其知医。孰知纸上谈兵,误人不浅,吕晚村是其尤者也。安得如徐洄溪者,一一而砭之哉。汪按:洄溪有"涉猎医书误人论",言皆切中,可以垂戒,而《医贯砭》一书,尤极有功于医学,无如世之庸耳俗目推尊晚村者,终不肯信也,可叹!

王孟英《温热经纬·卷五·方论》

邹按:余师愚创制清瘟败毒饮认为:"人身一小天地,天地有如是之疠气,人即有如是之疠疾,缘戊子岁少阴君火司天,大运主之,五、六月间,又少阴君火,加以少阳相火,小运主之,二之气与三之气合行其令,人身中只有一岁,焉能胜烈火之亢哉?"方以石膏为君,"因运气,而悟疫症乃胃受外来之淫热,非石膏不足以取效耳!且医者意也,石膏者寒水也,以寒胜热,以水克火,每每投之百发百中"。师愚以运气之理,悟脏腑经络之应,可谓圆机活法,活用运气之楷模。

黄元御六气治法方

治厥阴风木法

桂枝苓胶汤

甘草　桂枝　白芍　茯苓　当归　阿胶　生姜　大枣
上热加黄芩。下寒加干姜、附子。

治少阴君火法

黄连丹皮汤

黄连　白芍　生地　丹皮

少阴病,水胜火负,最易生寒。若有下寒,当用椒、附。

治少阳相火法

柴胡芍药汤

柴胡　黄芩　甘草　半夏　人参　生姜　大枣　白芍

治太阴湿土法

术甘苓泽汤

甘草　茯苓　白术　泽泻

治阳明燥金法

百合五味汤

百合　石膏　麦冬　五味

治太阳寒水法

苓甘姜附汤

甘草　茯苓　干姜　附子

太阳病,最易化生湿热,以化气于丙火,而受制于湿土也。若有湿热,当用栀、膏之类。

黄元御《四圣心源·六气治法》

邹按:黄元御为清代医学大家,传统文化功底深厚,其对运气理论认识独到,如厥阴风木:风者,厥阴木气之所化也,在天为风,在地为木,在人为肝。足厥阴以风木主令,手厥阴心主以相火而化气于风木,缘木实生火,风木方盛,而火令未旺也。寥寥数语,画龙点睛,道出了厥阴风木天地人运气之机。其六气治法非常到位,处方用药充分体现了运气之机。

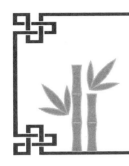

第八讲
古代运气医案选

◎ 宋代

许叔微医案1则

伤寒刚痉案

宣和戊戌,表兄秦云老病伤寒,身热,足寒,颈项瘈疭。医作中风治,见其口噤故也。予诊其脉实而有力,而又脚挛、啮齿、大便不利、身燥无汗。予曰:此刚痉也。先以承气汤下之,次以续命汤调之,愈矣。

论曰:《五常政大论》曰:赫曦之纪,上羽与正徵同,其收齐,其病痉。盖戊,太阳寒水,羽也;戊,火运,正徵也。太过之火,上见太阳,则天气且刚,故其收齐,而人病痉者,过气然耳。火木遇,故年病此证多刚痉。(南宋·许叔微《伤寒九十论》)

邹按:戊戌年,赫曦之纪,中运太徵,火运太过。太阳寒水司天,太阴湿土在泉,水克火,司天克大运,为天刑之年,齐化为火运平气,经曰"上羽与正徵同"。上羽指太阳寒水司天,正徵指火运平气之年。

齐化平气,与正常情况下的火运平气之年不完全相同,司天克大运为天刑,天刑年的气令变化剧烈,很容易发生某一类疾病。《素问·五常政大论》:"赫曦之纪,是谓蕃茂。阴气内化,阳气外荣,炎暑施化……其动炎灼妄扰,其德暄暑郁蒸,其变炎烈沸腾……其味苦辛咸,其象夏,其经手少阴太阳、手厥阴少阳,其藏心肺……上羽与正徵同,其收齐,其病痉,上徵而收气后也。"火刑金,金为火所克而木不得制,即许氏所说"火木相遇",即易发生刚痉。刚痉,《金匮要略》:"病者,身热足寒,颈项强急,恶寒,时头热,面赤,目赤,独头动摇,卒口噤,背反张者"。其治以苦辛咸,方以承气汤下之,次以续命汤调之。

◎金元

张从正医案1则

飧　泄

赵明之,米谷不消,腹作雷鸣,自五月至六月不愈。诸医以为脾受大寒,故并与圣散子、豆蔻丸,虽止一二日,药力尽而复作。诸医不知药之非,反责明之不忌口。戴人至而笑曰:春伤于风,夏必飧泄。飧泄者,米谷不化,而直过下出也。又曰:米谷不化,热气在下,久风入中。中者,脾胃也。风属甲乙,脾胃属戊己,甲乙能克戊己,肠中有风,故鸣。《经》曰:岁木太过,风气流行,脾土受邪,民病飧泄。诊其两手脉皆浮数,为病在表也,可汗之。直断曰:风随汗出。以火二盆,暗置床之下,不令病人见火,恐增其热。给之入室,使服涌剂,以麻黄投之,乃闭其户,从外锁之,汗出如洗。待一时许开户,减火一半。须臾汗止,泄亦止。(张子和《儒门事亲·卷六》)

邹按:子和临证,精于《内经》,指出飧泄病机为岁木太过,风气流行,脾土受邪。用运气之理以指导治疗,风从汗解,土舒泄止,效如桴鼓。

朱丹溪医案1则

吞　酸　吐　酸

丹溪治一人,因心痛久,服热药多,兼患吞酸,以二陈汤加芩、连、白术、桃仁、郁李仁、泽泻服之,累涌出酸苦黑水如烂木耳者。服久,心痛既愈,酸仍频作,有酸块自胸膈间筑上,咽喉甚恶,以黄连浓煎,冷,俟酸块欲上,与数滴饮之,半日许下数次而愈,乃罢药,淡粥调之一月。时已交春节旬余,中脘处微胀急,面带青,气急喘促,时天尚寒,盖脾土久病衰弱,木气行令,此肝凌脾也,急以素矩六和汤与之,四日而安。(江瓘《名医类案·卷四·吞酸吐酸》)

邹按:丹溪此案,虽未明发病之岁,但表正月之症,见中脘处微胀急,面带青,气急喘促。时已交春节旬余,时天尚寒,说明初之气主气厥阴风木行令,扶土疏木,为运气之治。

◎明代

薛己医案1则

胎　毒

薛己治少参史南湖孙,乙未生,丙申正月阴囊赤肿,薛作胎毒治之而瘥。后患发热痰盛等症,诊其母,有郁火血热,用解郁凉血之药,子母俱服而愈。至六月初,患吐泻,小便赤涩,两眼眴动。投参、术之类,不应。或以为慢惊,欲用附子之药,请薛议。视其寅卯关脉赤,此风热伤脾。用柴胡清肝散加钓钩藤、木贼草,一剂即愈。至丁酉正月初旬,颈患热毒,溃而脓出,感风发热,翌日头面黯肿如斗大,两耳厚寸许。此风热上攻,血得热而然。急砭两额,出黑血二盏许,次砭面额,亦如之,随用清热化毒汤,肿黯十退七八。翌日又砭各处,血不甚黑,乃止,仍用前药去牛蒡子加熟地黄而愈。此症若砭缓,则血凝滞,或为破伤风,皆致死。(江瓘《名医类案》卷十二·胎毒)

邹按:此症病发丙申正月,中运为太羽,少阳相火司天,厥阴风木在泉,值初之气,主气为厥阴风木,客气为少阴君火。患儿初岁,阴囊赤肿,薛作胎毒治之而瘥,从火论治,符合运气之理。

后患发热痰盛等症,诊其母,有郁火血热,用解郁凉血之药,子母俱服而愈。亦从运气之治,母子俱服药,乃薛之高明。

六月初,患吐泻,小便赤涩,两眼眴动。投参、术之类,不应。或以为慢惊,欲用附子之药,请薛议。视其寅卯关脉赤,此风热伤脾。用柴胡清肝散加钓钩藤、木贼草,一剂即愈。此时为三之气,少阳相火司天,主气、客气均为少阳相火,柴胡清肝散加钓钩藤、木贼草,治少阳相火,切运气之机,效如桴鼓。

丁酉正月初旬,颈患热毒,溃而脓出,感风发热,翌日头面黯肿如斗大,两耳厚寸许。是年中运为少角,阳明燥金司天,少阴君火在泉,此时主气厥阴风木,客气太阴湿土。急砭两额出血,用清热化毒汤,肿黯十退七八,再砭各处至血不甚黑乃止,仍用前药去牛蒡子加熟地黄而愈。砭两额出血,乃从肝经放血治肝风,以清热化毒汤疏风热,风热缓加熟地以从土调。运气之理昭然。

江汝洁医案1则

崩　漏

江汝洁治叶延杰之内,十月病眼,若合即麻痹,甚至不敢睡,屡易医,渐成崩疾。江诊得左手三部举之略弦,按之略大而无力,右手三部举按俱大而无力。经曰:血虚,脉大如葱管。又曰:大而无力,为血虚。又曰:诸弦为饮。又曰:弦为劳。据脉观症,由气血俱虚,以致气不周运而成麻痹。时医不悟而作火治,药用寒凉过多,损伤脾胃,阳气失陷而成崩矣。以岁运言之,今岁天冲主运,少角,东宫震位,乃无冲司也。九星,分野之名。风木在泉,两木符合,木盛而脾土受亏,是以土陷而行秋冬之令。以时候言之,小雪至大雪之末冬至小寒,六十日有奇,太阳寒水主令,少阴君火。厥阴风木,客气加临其上,木火胜矣。经曰:甚则胜而不复也。其脾大虚,安得血不大下乎?且脾裹血,脾虚则血不归经而妄下矣。法当大补脾为先,次宜补气祛湿,可得渐愈矣,以人参三钱、黄芪二钱,甘草四分,防风、荆芥、白术各一钱,陈皮八分,水煎,食远服,一剂分作三服,不数剂而安。(江瓘《名医类案·卷十一·崩漏》)

邹按:是年天冲主运,天冲五行属木,岁运少角。厥阴风木在泉,少阳相火司天。木气胜而火妄行,木克土而脾虚不能摄血,而致崩漏,以运气之理治之,效如桴鼓。

程仑医案1则

痢　疾

永平太守徐公讳廷松,掖县人,壬戌秋感痢。医以人参补剂投之,睡不宁,食鲜思,小便秘,病增剧。逆予治,神气倦怠,自告以为危笃。予胗脉浮取似微,重按至骨滑实有力。笑曰:宜乎,时医以为重证也! 公问其故,予曰:经云脉肥人责浮,瘦人责沉。责者,言其不相宜。肥人脉不宜浮,瘦人脉不宜沉也。公体肥,所以脉浮取似微,然重按则滑实而有力,此实证非虚证也。疾转笃,非真病也,治之误耳! 公问何以治? 予曰:公恙感本实,又投补剂,是为重实。重实者,不下则死。公称谢。予遂用大黄、黄连、黄芩、枳壳、槟榔、白芍药、厚朴两下之始快利,再用调脾豁痰而愈。或问痢后何以用痰药,予曰:古人验证以制方,审疾以投药,如圣人持一理以应万情。今徐公原脉滑,实痰脉也,兼之手臂阻滞,痰证也。予何因其痢后,舍痰药而不用者哉?使惑信浮言,证脉不审,则与前孙相国二证皆相左矣。

夫病,众人有传染同患者,运气使然。其中有似异而实同者,又在体认之何如耳。癸亥岁,予在渝关幕府,六月中旬多霪雨,同三四仆人俱患痢。予于本月二十八日感痢证,多白色,脉弦紧而实,日二三十行。是年为厥阴风木司天,少阳相火在泉。时值四之气为太阴湿土,木土相刑,法宜清凉。然土郁者反宜加硝、黄以夺之。贱体虽弱,今脉颇实,用苍术、厚朴、陈皮、枳壳、黄连、白芍药、木香、槟榔、大黄、芒硝一剂。次日,痢减至七八行,再照上方去硝黄再一剂即愈。诸仆人痢,皆以燥湿药治之而愈。(程仑《程原仲医案》医按卷五)

邹按:厥阴风木司天,少阳相火在泉。时值四之气,主气为太阴湿土,木土相刑,法宜清凉。程仑用运气之理,通因通用之法,燥湿清火之药以治痢疾,一剂而见奇效。

汪石山治验

天行咳嗽、头痛

一人旅寓北方,夏秋久雨,天行咳嗽、头痛,用益元散(滑石六两、甘草一两)姜葱汤调服,应手取效,日发数十斤。此盖甲己土运,湿令痰雍肺气上窍,但泻膀胱下窍而已,不在咳嗽例也。(汪石山《运气易览》)

邹按:甲己土运之岁,夏秋为太阴湿土主运、主气,久雨之候。虽未交待年支,但患者咳嗽、头痛为天行外感,湿痰在上,而以益元散泻膀胱利小便,给湿以出路也。邪在上而之下,非深明天地之机,不能为也。

王肯堂运气医案5则

木　运　年

案1:郑姓二十七,感冒风邪,燥热无汗。脉象浮数无力,两尺沉细。注:两尺不应岁气也。

案:此肺感风而脾虚热也,里虚表实,故毒郁于内矣。

茯苓二钱　麦冬二钱　大生地三钱　广木香一钱　秦芄二钱　前胡一钱　柴胡二钱　甘草钱半

释:此壬子年立秋后五日方也。去岁在泉之右间,升为今岁司天之左间,应属太阴间气主事,奈为天冲所窒,郁而不前,故中宫虚而致疾。肺为风袭,邪凑于虚而手足太阴俱病,固非传经之说所得拘也。内郁则生热,宜用甘寒以治内热。表实则阳陷,宜用辛散苦泄以祛表邪。生地本太阴中土之味。经云:作汤,治寒热积聚。佐以木香者,非特恐生地之沉滞,亦以舒足太阴之郁,使之升而至天也。秦艽,前胡,世俗但传为肝胆之药,抑之艽者,交也,禀天地阴阳交感之气,能使阴交于阳,阳交于阴也。柴胡,一名地薰,是禀太阴坤土之气,而外达于太阳也。仲祖于伤寒中风不从表解,太阳之气逆于中土,不能枢转外出,则用小柴胡汤达太阳之气于肌表,何尝有引邪入少阳之疑哉?然谓其必不可用于肝胆,则又非也。　(殷宅心《医学穷源集》)

邹按:壬子年立秋后五日,岁运为太角,少阴君火司天,厥阴风木在泉,时值四之气,主气、客气均为太阴湿土。患者感冒风邪,燥热无汗,肺感风而脾虚热,里虚表实,毒郁于内,念西以秦艽、前胡辛散苦泄解表,茯苓、甘草甘平以健脾,麦冬、生地甘寒润燥清热,木香、柴胡通达表里,念西崇性味,尚对证发药。而两尺沉细,以沉脉为不应岁气之脉,念西之说从王冰,有待商榷。

火 运 年

案2:罗氏廿五,每至经期,头运身热,两膝上下起紫晕如斑,服药不效。脉细软而数。

案: 此湿热也。

青盐一钱　防风二钱　紫地丁二钱　荆芥一钱　银花一钱　红花一钱
地骨皮钱半　苏梗一钱　淡竹叶二十片　石斛一钱　青蒿一钱

释: 此癸丑年夏至前八日方也。月建丁火,天运在太宫、少商之交,气行太阴司天之令。病本出于湿热。而病标乃血虚生风之象。方用荆、防,从太阴以去湿也;用青盐、地骨、苏梗、银花,从少商以治风虚也;用红花、紫花,从丁火以清血热也;用石斛、青蒿、竹叶,清肌肤之虚热也。脉象细微,而师不用补剂者,因前医补之不当,脉象未起,故但用调木胜湿清热之法。盖调木即所以生火,胜湿即所以固土,清热即所以保金也。如此等不补而补之法,集中甚多,惜乎不能执俗医之裙而告之也。(殷宅心《医学穷源集》)

邹按:癸丑之年,中运少徵,太阴湿土司天,阳明燥金在泉。病发夏至前八日,值三之气,主气为少阳相火,客气为太阴湿土。患女每值经期发热,两膝上下起紫晕如斑。念西抓住其湿火病机,恰湿土、相火之令,以运气之理标本兼治,可谓圆机活法。

土 运 年

案3:李子三岁,痰喘痉厥,久治不效,势已垂危。脉伏。

案:观其神色,系风邪郁滞牢固,邪炽正虚之候也。

紫苏二钱　广木香五分　泽泻一钱　干姜一钱　郁金一钱　淡豆豉一钱　姜汁三匙

释:此甲寅年谷雨前五日方也。土齐木化之年,又逢水归土库之月,加以太阴湿土主事,太阴之土不顺承,而太阳之水欠健运,风邪无从得解,此邪之所以炽,正之所以虚也。幸有天运之少商,犹可借其金气以泄土而生水,故用为此方之关键。其用胃药者,应辰月也。

后三日换方。

案:雪山朱子曰:内证稍平,但湿热犹未清也。

陈佛手五分　干葛一钱　泽泻一钱　白茯苓二钱　大麦冬一钱　神曲一钱　砂仁五分　生姜皮四分　藕节二钱

释:二方皆有兼理阳明之意。盖阳明属戊土,乃月建之主气,况与少商之金相配偶,而又与太阴之土为表里,故亦为此证之枢纽。藕生水土之中,性能和心气而散血,用其节以行血分之结滞,以脾胃俱兼统血气也。又火为土母,藕节、神曲皆有火能生土之意,火以燥之,金以泄之,而湿热有不平者乎!(殷宅心《医学穷源集》)

邹按:甲寅中运太宫,少阳相火司天,厥阴风木在泉。谷雨前五日,值二之气,主气为少阴君火,客气为太阴湿土。患儿痰喘痉厥,久治不效,势已重威。念西初诊以扶金气泻土而生水法,再以理气散血泻金助火生土为法,扶母以生子,泻子以助母,体现了运气治法。

金 运 年

案4:戈姓廿九,腰疼,头痛,恶寒发热,胸膈不宽。脉浮紧,两寸不应。注:岁气也。

案:此时令之气感于皮毛也。

淡豆豉三钱　川郁金钱半　防风一钱　羌活一钱　独活一钱　泽泻二钱　金银花钱半　建神曲三钱　苍术一钱　枳壳一钱

释：此乙卯年小暑后三日方也。月建未土，天运少角，客气逆行，太阴主事。方用太阳以配太阴，因邪气初感，从皮毛而入也。用防风而益以二活，风能胜湿，香能舒脾也。且少角属风木。借木气以疏土，却合形证之宜。非若世医不问运气，不讲配合，而一概用之者也。

后二日换方。

案：灵山王子曰：天气郁蒸，土气不舒，感干湿热者多矣。用前方去苍术、独活、加赤苓一钱，黄柏一钱，再服二剂。

释：此初起之证，不甚犯手，似与集中不类。载此以备一格，欲人知浅近之中，却有深意也。（殷宅心《医学穷源集》）

邹按：乙卯中运少商，病发小暑后三日，值三运，主运为太宫，客运为太角。初诊借木疏土，以运气之理昭然。本案从小运论治，不从六气，运气论治，以临床表现为本。原释少角有误。

水　运　年

案5：凌氏四十，胸腹绞痛欲绝，自言食穄屑饼过多，渴极饮水数碗，遂致此病。脉左寸钩，右关濡涩，两尺俱伏。

案：运气之火与主令之金土相克而不相生，故有忤缴不安之象。宜和解而开散之，然亦须兼滑润清理之意。

丹皮四钱　生楂肉五钱　香薷三钱　香附米三钱　白薇一钱　红曲一钱　竹茹五钱　竹沥一钱

阴阳水煎服二剂。

释：此处暑后二日方也。月建申金，主气太阴、客气少阴主事。火为土母，因为客感饮食之气所郁，郁火上冒，不能为釜底之用，故有未济之象。以卦义论之，即先天之否也。方用丹皮清散少阴炎上之火，而使之下济。山楂味酸，色赤，借木味以疏土，即用火性以生土也。白薇味苦而咸，苦者火而咸者水也，土兼水化之年，水气本弱，故用以启水天之精气，生升于火位而调剂之，兼以达阳明申金之气，而清散风邪也。竹沥取其寒滑，阴阳水取其和也。余皆清理胃阳之品，人所易晓。

前药煎熟，已身僵口噤，心觉微温，勉用银簪撬口，缓缓灌之，至中夜将尽一剂，身动噤开。因再服一剂，狂惑不知人事如故。

肉苁蓉二钱　白芍五钱　丹皮五钱　鲜首乌二钱　楂肉四钱　枸杞子二钱　天门冬二钱　茯苓二钱　白鹅翎一钱　飞蛾一钱，去头翅　胆星四分　山栀一钱　青皮一钱　海蛤粉二钱　淡竹叶一钱　竹沥二钱　竹茹钱半服八剂。

释：少阴为客气，申金为月建，太阴为主气。故以芍药、丹皮、楂肉为首重。苁蓉感马精而生，马为火畜，精为水阴，故禀少阴水火之气。枸杞冬熟而色红，是禀少阴之水气，而又兼君火之化者也。天冬禀寒水之气而上通于天，水气通天则天气下降。首乌苦涩，能养手少阴之血，而又能敛足少阴之精者也。凡此四味，皆因土兼水化之年，而用以滋水者也。飞蛾由湿热腐化而生，故用为火土相生之意，白鹅翎禀秋金清肃之气，能辟除狂惑，发扬胃气，而清浮游上越之邪也。茯苓、蛤粉去湿除逆，故用之以应庚金之气。胆星、山栀、二竹、青皮治病标之痰热，兼清少阳之相火，亦防其君、相同恶相济耳。（殷宅心《医学穷源集》）

邹按：辛亥中运少羽，厥阴风木司天，少阳相火在泉。处暑后二日，值四之气，主气为太阴湿土，客气为少阴君火。念西初诊用清火济水，扶木疏土法，再诊则以水火相济，扶土养金滋水法，标本兼治，水火同济，非运气之理，不能其思也。

◉ 清代

喻嘉言医案1则

为顾梅先议失血证治并论病机

顾梅先年二十余岁，身躯肥大，平素嗜酒，迩来鳏居郁郁。壬午孟夏患失血证，每晚去血一二盏。至季夏时，去血无算。面色不见憔悴，肌肉不见消瘦，诊其脉亦不见洪盛，昼夜亦不见寒热。但苦上气喘促，夜多咳嗽，喉间窒塞，胸前紧逼，背后刺胀，腹中闷痛，躁急多怒。医以人参、阿胶治失血成法，用之月余，逾增其势。更医多方，以图用膏子之润上，而气时降也；用牛膝、黄柏之导下，而血时息也。及服酒研三七少许，则血止而咳亦不作。但未久血复至，咳复增。又以为龙雷之火所致，思用八味丸中之些微桂、附，以引火归原。总由未识病情也,请因是证而益广病机焉!

人身血为阴,男子不足于阴,故以血为宝。是以失血之证,阴虚多致发热,面色多致枯黑,肌肉多致消瘦。今病者不然,岂其有余于血哉?以病为饮醇伤胃,胃为水谷之海,多气多血,二十余年水谷充养之精华,以渐内亏而外不觉也。胃脉从头至足,本下行也。以呕血之故,逆而上行,则呼吸之音必致喘急矣。胃之气传入大小肠、膀胱等处,亦本下行也,以屡呕之,故上逆而不下达,则胸腹之间必致痛闷矣。胃气上奔,呕逆横决,则胸中之气必乱。至于紧逼痛楚,则乱之甚矣。胸中之位舍有限,其气无处可容,势必攻入于背,以背为胸之府也。至于肩髃骨空,钻如刀刺,则入之深矣。

故一胃耳,分为三脘,上脘气多,下脘血多,中脘气血俱多,今胃中既乱,气血混矣。不但胃也,胃之上为膈,其心烦多怒者,正《内经》所谓血并于膈之上,气并于膈之下致然,气血倒矣。所以《内经》又言:血并于阳,气并于阴,乃为热中。又言:瘅成为消中。瘅即热也,消中者,善食多饥,而肌肉暗减也。病者之嗜饮,为热积胃中,其不病消中,而病呕血者,何耶?

《内经》又以胃脉本宜洪盛,反得沉细者,为胃气已逆。若人迎脉盛,则热聚于胃,而内生痈。今胃脉已见沉细,其不成胃痈,而成呕血者,又何耶?不知病者呕血之源,与此二者同出异名耳!热积于中即为消,血积于中即为痈,而随积随呕,则为此证。揆其致此之由,必以醉饱入房而得之。盖人身气动则血动,而构精时之气,有乾坤鼓铸之象,其血大动。精者血之所化也,灌输原不止胃之一经。独此一经所动之血,为醉饱之余所阻,不能与他经之血绩续于不息之途,是以开此脱血一窦,今者竟成熟路矣!欲治此病,不如此其分经辨证,何从措手乎?岂惟经也,络亦宜辨。胃之大络贯膈络肺,不辨其络,亦熟知膈间紧迸,肺间气胀痰胶,为胃病之所传哉?当此长夏土旺,不惟母病而子失养,抑且母邪尽传于子。至三秋燥金司令,咳嗽喘满之患必增,不急治之,则无及矣!今岁少阴司天,少阴之上,热气主之,运气热也;夏月适当暑热,时令热也,而与胃中积热,合煽其虐,不知其热,血必不止。然不难于血之止也,第患其止而聚也。聚于中为蛊,为痈,犹缓也;聚于上为喘为厥,则骤也。惟遵《内经》热淫血溢治以咸寒之旨为主治。咸能走血,寒可胜热,庶于消渴、痈疽两患可无妨碍。然必先除经病,务俾经脉下走,经气下行,后乃可除络中之病,譬沟渠而行潦始消也,未易言也。

病者呕血经久,无法可止,父兄敦请仆往救治,告以必须议病不议药,方能用,予乃定是案。用玄明粉化水煮黄柏,秋石化水煮知母,以清解蕴热,而消瘀化疽,加甘草以调其苦,独取咸寒气味,进四剂而血止,可谓神矣!医者果然破药性太寒,渠家果不终其用。延至八月,病者胸胁高肿数围,肺内生痈,寒热大作,喘咳不休,食饮不入,俯几不敢动移,以致臂肉磨穿,危在呼吸。百计强与医治,断不应命,父兄因生仇恨,再求为其所难,以曲尽人情。只得极力治之,变证蜂出,通计免于五死而得五生。病者不戒,兼啖生冷,肺复生痈。一夕呕痰如猪胆状者,百十余枚。一脏两伤,竟至不起,仆焦劳百日,心力俱殚,第无如末流难挽,何哉!(喻嘉言《寓意草》)

邹按:壬午年中运太角,少阴君火司天,阳明燥金在泉。病发孟夏,至季夏,迁延至八月。此案诊治思路,堪称缜密。喻氏以经析机,以运气言理,用玄明粉化水煮黄柏,秋石化水煮知母,以清解蕴热,而消瘀化疽,加甘草以调其苦,独取咸寒气味,进四剂而血止,可谓神矣!然而病家,听信他医之言以药性太寒,不终其用而贻误病情,竟致命殒。可谓患不信医,则病不治也!

叶天士医案1则

中　风

某妪　今年风木司天,春夏阳升之候,兼因平昔怒劳忧思,以致五志气火交并于上,肝胆内风鼓动盘旋,上盛则下虚,故足膝无力。肝木内风壮火,乘袭胃土,胃主肌肉,脉络应肢,绕出环口,故唇舌麻木,肢节如痿,固为中厥之萌。观河间内火召风之论,都以苦降辛泄,少佐微酸,最合经旨。折其上腾之威,使清空诸窍毋使浊痰壮火蒙蔽,乃暂药权衡也。至于颐养工夫,寒暄保摄,尤当加意于药饵之先。上午服:

金石斛三钱,化橘红五分,白蒺藜二钱,真北秦皮一钱,草决明二钱,冬桑叶一钱,嫩钩藤一钱,生白芍一钱。

又　前议苦辛酸降一法,肝风胃阳已折其上引之威,是诸症亦觉小愈,虽曰治标,正合岁气节候而设。思夏至一阴来复,高年本病,预宜持护,自来中厥最防于暴寒骤加,致身中阴阳两不接续耳。议得摄纳肝肾真气,补益下虚本病。

九制熟地先用水煮半日,徐加醇酒、砂仁,再煮一日,晒干再蒸,如法九次,干者炒存性,八两,肉苁蓉用大而黑色者,去甲切片,盛竹篮内,放长流水中浸七日,晒干,以极淡为度,四两,生虎膝骨另捣碎,研,二两,怀牛膝盐水蒸,三两,制首乌四两,烘,川萆薢盐水炒,二两,川石斛八两,熬膏,赤白茯苓四两,柏子霜二两。

上药照方制末,另用小黑穞豆皮八两煎浓汁,法丸,每早百滚水服三钱。

议晚上用健中运痰,兼制亢阳。火动风生,从《外台》茯苓饮意。

人参二两,熟半夏二两,茯苓四两,生,广皮肉二两,川连姜汁炒,一两,枳实麸炒,二两,明天麻二两,煨,钩藤三两,白蒺藜鸡子黄拌煮,洗净炒,去刺,三两,地栗粉二两。

上末,用竹沥一杯,姜汁十匙,法丸,食远开水服三钱。

又 近交秋令,燥气加临,先伤于上,是为肺燥之咳。然下焦久虚,厥阴绕咽,少阴循喉,往常口燥舌糜,是下虚阴火泛越,先治时病燥气化火,暂以清润上焦,其本病再议。

白扁豆勿研,三钱,玉竹三钱,白沙参二钱,麦冬去心,三钱,甜杏仁去皮尖,勿研,二钱,象贝母去心,勿研,二钱,冬桑叶一钱,卷心竹叶一钱。

洗白糯米七合,清汤煎。

又 暂服煎方:

北沙参三钱,生白扁豆二钱,麦冬三钱,干百合一钱半,白茯神一钱半,甜杏仁去皮尖,一钱半。

又 痰火上实,清窍为蒙。于暮夜兼进清上方法。

麦冬八两,天冬四两,苡米八两,柿霜四两,长条白沙参八两,生白扁豆皮八两,甜梨汁二斤,甘蔗浆二斤。

水熬膏,真柿霜收,每服五钱,开水送下。

又 夏热秋燥,阳津阴液更伤,口齿咽喉受病,都属阴火上乘,气热失降使然。进手太阴清燥甘凉方法甚安。其深秋初冬调理大旨,以清上实下,则风熄液润,不致中厥。至冬至一阳初复再议。

燕窝菜洗净,另熬膏,一斤,甜梨去皮核,绢袋绞汁,熬膏,二十个,人参另熬收,三两,九制熟地水煮,四两,天冬去心,蒸,二两,麦冬去心,四两,黄芪皮生用,四两,炙黑甘草二两,五味二两,蒸,云茯神三两,蒸。

又 左关尺脉独得动数,多语则舌音不清,麻木偏着右肢,心中热炽,难以明状。此阴阳脉中空乏，而厥阴之阳夹内风以纠扰，真气不主藏聚，则下无力以行动，虚假之热上泛，为喉燥多咳，即下虚者上必实意，冬至后早服方，从丹溪虎潜法。

九制熟地照前法制，八两，肉苁蓉照前制，四两，天冬去心，蒸、烘、四两，当归炒焦，二两，生白芍三两，川斛熬膏，八两，黄柏盐水炒，二两，怀牛膝盐水蒸，三两。

上为末，另用虎骨胶三两溶入，密捣丸，服五钱，滚水送。

又　太太诸恙向安，今春三月，阳气正升，肝木主乎气候，肝为风脏，风亦属阳，卦变为巽，两阳相合，其势方张，内风夹阳动旋，脂液暗耗而麻痹不已。独甚于四肢者，风淫末疾之谓也。经云：风淫于内，治以甘寒。夫痰壅无形之火，火灼有形之痰，甘寒生津，痰火风兼治矣。

天冬四两，麦冬八两，长白沙参八两，明天麻四两，煨，白蒺藜照前制，四两，甜梨汁一斤，芦根汁流水者可用，八两，青蔗浆一斤，鲜竹沥八两，柿霜四两。

先将二冬、沙参、天麻、白蒺藜加泉水煎汁滤过，配入四汁同熬成膏，后加柿霜收，每日下午食远服五钱，百滚水调服。

又　下虚上实，君相火亢，水涸液亏，多有暴怒跌扑之虞。此方滋液救焚，使补力直行下焦，不助上热。议铁瓮申先生琼玉膏方。

鲜生地水洗净，捣自然汁二斤，绵纸滤清，随和入生白沙蜜一斤。另置一铅罐或圆铅球，盛前药封坚固，用铁锅满盛清水，中做井字木架，放罐在上，桑柴火煮三昼夜，频添水，不可住火，至三日后，连器浸冷水中，一日顷取出，入后项药。

人参蒸，烘，研细末，六两，白茯苓蒸，研粉，十六两，真秋石银罐内煅，候冷研，一两。

三味拌入前膏，如干豆沙样，收贮小口磁瓶内，扎好，勿令泄气，每日早百滚水调服五六钱。

又　立冬后三日，诊得左脉小弦动数，右手和平略虚。问得春夏平安，交秋后有头晕，左目流泪，足痿无力，不能行走，舌生红刺，微咳有痰。此皆今年天气大热已久，热则真气泄越，虚则内风再旋。经言痿生大热，热耗津液，而舌刺、咳嗽、流泪者，风阳升于上也，上则下焦无气矣。故补肝肾以摄纳肾气为要，而清上安下，其在甘凉不伤脾胃者宜之。

制首乌四两,杞子炒,一两半,天冬去心,二两,茺蔚子蒸,二两,黄甘菊一两半,黑稆豆皮二两,茯苓蒸,二两,川石斛熬膏,八两,虎骨胶二两,水溶。

上末,以川斛膏同溶化,虎骨胶捣丸,早上滚水服三四钱。

又　久热风动,津液日损,舌刺咳嗽。议以甘药养其胃阴,老年纳谷为宝。

生扁豆四两,麦冬四两,北沙参三两,天花粉二两,甘蔗浆十二两,柿霜二两,白花百合四两。

熬膏,加饴糖两许,每服时滚水调服三四钱,晚上服。

又　液燥下亏,阳夹内风上引,阴不上承,舌络强则言謇,气不注脉则肢痿乏力步趋。凡此皆肝肾脏阴本虚。镇补之中,微逗通阳为法,以脏液虚,不受纯温药耳。

水制熟地四两,阿胶二两,女贞实二两,稆豆皮二两,淡肉苁蓉一两,茯神二两,旱莲草二两,川石斛三两。

用精羯羊肉胶为丸,早上滚水服四五钱。

又　暂服煎方:

生地、沙参、茺蔚子、黑稆豆皮、川斛、牛膝。

又　晚服丸方:

九蒸桑叶八两,三角胡麻四两,九制首乌三两,白茯神三两,人参二两,炙甘草一两,酸枣仁二两,炒,苡仁二两。

上为末,桂圆肉三两煎汤,法丸,每服三钱,百滚水下。

又　今年天符岁会,上半年阳气大泄,见病都属肝胃,以厥阴为风脏而阳明为盛阳耳。阴阳不肯相依,势必暴来厥中。过大暑可免,以暑湿大热,更多开泄,致元气不为相接耳。然此本虚标实,气火升腾所致,经旨以苦寒咸润酸泄,少佐微辛为治,议讲补阳明泄厥阴法。

人参一钱,生牡蛎五钱,生白芍二钱,乌梅肉四分,川黄连盐水炒,六分,熟半夏醋炒,清水漂洗,一钱。

上午服。

丸方　人参二两,茯苓二两,生,盐水炒黄连五钱,半夏醋炒,水洗净,一两半,盐水炒广皮二两,枳实麸炒,一两半,白蒺藜鸡子黄制,一两半,生白芍一两半,乌梅肉蒸,一两。

为末,竹沥法丸,早上服三钱,百滚汤下。

又　夏月进酸苦泄热,和胃通隧,为阳明厥阴治甚安。入秋凉爽,天人渐有收肃下降之理。缘有年下亏,木少水涵,相火内风旋转,薰灼胃脘,逆冲为呕。舌络被薰,则绛赤如火。消渴便阻,犹剩事耳。凡此仍属中厥根萌,当加慎静养为宜。

生鸡子黄一枚,阿胶一钱半,生白芍三钱,生地三钱,天冬去心,一钱,川连一分,生。

上午服。

又　心火亢上,皆为营液内耗,先以补心汤理心之用。

人参同煎,一钱,川连水炒,六分,犀角二钱,镑,玄参二钱,鲜生地五钱,丹参一钱,卷心竹叶二钱。

又　苦味和阳,脉左颇和,但心悸少寐,已见营气衰微。仿《金匮》酸枣仁汤方,仍兼和阳,益心气以通肝络。

酸枣仁炒黑,勿研,五钱,茯神三钱,知母一钱,川芎一分,人参六分,同煎,天冬去心,一钱。

(叶天士《临证指南医案·卷一·中风》)

邹按:叶天士首诊该患者,值厥阴风木司天,春夏阳升之时,结合病和运气特点,以苦降辛泄,少佐微酸之法;二诊适夏至,考虑患者高年,给予摄纳肝肾真气,补益下虚,健中运痰,兼制亢阳之治;三诊近交秋令,考虑燥气加临,先伤于上,是为肺燥之咳,结合下焦久虚,先清润上焦,后虑夏热秋燥,阳津阴液更伤,进手太阴清燥甘凉方法甚安,其深秋初冬调理大旨,以清上实下。再诊患者出现下虚上实之证,冬至后以丹溪虎潜法。经治半年有余,患者诸恙向安,来春三月,患者四肢麻痹症状加重,考虑阳升风动,经云:风淫于内,治其甘寒,以甘寒生津,痰火风兼治之。又虑患者下虚上实,君相火亢,水涸液亏,用药直行下焦,不助上热。来年立冬后三日,结合脉证补肝肾以摄纳肾气为要,其后患者咳嗽,给以甘药养其胃阴,老年纳谷为宝。患者出现液燥下亏,风阳上亢证,皆对证施治。考虑年天符岁会,按照经旨以苦寒咸润酸泄,少佐微辛为治,以补阳明泄厥阴法。因患者夏月进酸苦泄热,入秋后天人之气收肃下降,结合患者体质,考虑患者中厥根萌,嘱患者静养为宜,调补营血,并兼和阳,益心气,通肝络并治。该患者前后经治一年多,其本病为肝风内火,老年体弱,叶天士诊治过程中充分考虑了本病、标病、体质、运气四个方面,值得我们临床借鉴。

吴鞠通医案1则

伏 暑

巴 二十二岁 面目青黄,其为湿热无疑;右脉单弦,其为伏饮无疑;脘痞胸痛,合之脉弦,其为肝郁无疑。上年夏日曾得淋症,误服六味酸甘化阴,致令其湿热稳伏久踞,故证现庞杂无伦,治法以宣通三焦,使邪有出路,安胃能食为要。

生石膏八钱 半夏五钱 旋覆花三钱 滑石一两 蚕砂三钱 香附三钱 生苡仁五钱 茯苓皮五钱 郁金三钱 通草二钱 杏仁泥三钱 萆薢四钱

初六日,其人本有饮症,又加内暑外凉,在经之邪,似疟而未成,在腑之邪泄泻不止,恐成痢疾,急以提邪外出为要。按六脉俱弦之泄泻,古谓之木泄,即以小柴胡汤为主方,况加之寒热往来乎?六脉俱弦,古谓脉双弦者寒也,指中焦虚寒而言,岂补水之生熟地所可用哉!现在寒水客气,燥金司天,而又大暑节气,与柴胡二桂枝一法。

柴胡六钱 炙甘草一钱 桂枝三钱 黄芩二钱 半夏六钱 生姜三钱 焦白芍二钱 大枣二钱 藿梗三钱 广皮二钱 青蒿二钱

寒热止即止。

初八日 寒暑兼受,成疟则轻,成痢则重。前用柴胡二桂枝一法,现在面色青,热退,痰多而稀,舌之赤者亦淡,脉之弦劲者微细,不渴,阳虚可知,与桂枝柴胡各半汤,减黄芩加干姜。

桂枝二钱 半夏六钱 柴胡三钱 黄芩一钱,炒 白芍钱半,炒 生甘草二钱 干姜三钱 生姜五钱 大枣三钱

煮三杯,分三次服。

初九日 内暑外寒,相搏成疟,大便溏泄,恐致成痢。口干不渴,经谓自利不渴者属太阴也,合之腹痛则更可知矣。仲景谓表急急当救表,里急急当救里。兹表里无偏急象,议两救之。救表仍用柴胡桂枝各半法,以太、少俱有邪也,救里与理中法。

桂枝四钱 黄芩炭二钱 生苡仁五钱 白芍二钱,炒 干姜三钱 炙甘草钱半 川椒炭三钱 柴胡四钱 良姜二钱 半夏六钱 白蔻仁钱半 生姜五钱 大枣二个

初十日　昨用两救表里,已见小效,今日仍宗前法而退之,脉中阳气已有生动之机故也。不可性急,反致偾事。

桂枝三钱　黄芩钱半,炒　厚朴二钱　白芍二钱,炒　干姜二钱　炙甘草钱半　川椒炭二钱　柴胡三钱　煨草果一钱　半夏六钱　生姜五钱　大枣二个

十一日　内而痰饮蹯踞中焦,外而寒暑扰乱胃阳。连日已夺去成痢疾之路,一以和中蠲饮为要。盖无形之邪,每借有形质者以为依附也。

青蒿三钱　小枳实三钱　黄芩炭钱半　杏仁泥三钱　茯苓皮五钱　柴胡三钱　半夏一两　广皮二钱　白蔻仁钱半　生苡仁五钱　桂枝三钱　炒白芍二钱　生姜三片

十二日　杂受寒暑,再三分析,方成疟疾,寒多热少,脉沉弦,乃邪气深入,与两分阴阳之中偏于温法。

青蒿三钱　半夏八钱　槟榔一钱　柴胡三钱　厚朴三钱　良姜二钱　黄芩炭钱半　枳实二钱　藿梗三钱　生姜五片　栝蒌皮二钱　大枣二个

十四日　寒热少减,胸痞甚,去甘加辛,去枣加生姜。

十六日　脉弦细,指尖冷,阳微不及四末之故。兼之腹痛便溏,痰饮咳嗽,更可知矣。

以和胃阳、温中阳、逐痰饮立法。

半夏六钱　良姜二钱　杏仁三钱　川椒炭三钱　干姜二钱　炒广皮三钱　桂枝三钱　蔻仁二钱　生苡仁五钱　生姜三片

（吴鞠通《吴鞠通医案·卷一·伏暑》）

邹按:此案充分考虑了运气特点,阳明燥金司天之政,适患者病发四之气,主气为太阴湿土,客气为太阳寒水,内暑外凉之季,寒湿之机,吴鞠通用表里同救之法,寒温并用方,观邪入深浅,日思更方,体现了既顾运气,又虑邪气,深究病机,预判病势的临证思维。

雷丰医案1则

时 行 疫 疟

己卯夏五,患寒热者甚众,医者皆以为疟。所用咸是小柴胡汤、清脾饮,及何人饮、休疟饮等方,未有一方奏效。殊不思经谓:夏伤于暑,秋必痎疟,疟每发于秋令,今于芒种夏至而发者何也?考岁气阳明加于少阳,天政布凉,民病

寒热,斯时病疟者,尽是时行疫疟也。有建德钱某来舍就医,曰:患疟久矣,请先生截之。丰曰:此乃时行疫疟。遂用宣透膜原法加豆卷、干姜治之,其效捷于影响。后来求治者,皆与钱病无异,悉以此法治之,莫不中窾。可见疫疟之病,不拘疫疟之病,不必拘疟门一定之方,又不必拘一定之证,更又不必拘一定之时,但其见证相同,而用药亦相同者,断断然矣。(雷丰《时病论·卷五·时行疫疟》)

邹按:己卯中运为少宫,阳明燥金司天,少阴君火在泉。病发芒种夏至,值三之气,主气少阳相火,客气阳明燥金,阳明加于少阳,民病寒热,发时行疫疟,用宣透膜原法加豆卷、干姜治之,运气之效彰。雷丰总结经验:"可见疫疟之病,不拘疫疟之病,不必拘疟门一定之方,又不必拘一定之证,更又不必拘一定之时,但其见证相同,而用药亦相同者,断断然矣。"信然!

孙东宿医案1则

疫 疠

孙东宿治张孝廉患疫,头大如斗,不见项。唇垂及乳,色如猪肝,昏愦不知人事,见者骇而走。孙诊其脉,皆浮弦而数。初以柴胡一两,黄芩、元参各三钱,薄荷、连翘、葛根各二钱,甘草一钱,服三剂。寒热退,弦脉减,但洪大,知其传于阳明也。改以贯众一两,葛根、花粉各三钱,甘草一钱,黑豆四十九粒,三剂而愈。

震按:疫疠之行,必由运气。《内经》原有刚柔失守,三年化疫之说。盖阳干为刚,阴干为柔。凡阳干司天,则阴干在泉……各以其合。如甲与己合,为刚柔得位也。失守者,如甲子岁少阴司天,若上年癸亥天数有余者,年虽交得甲子,厥阴犹未退位,而地之阳明己卯,已经迁正,是以癸亥年之司天,临甲子之在泉,上癸下巳为刚柔失守。后三年,化成土疫。或少阴已交司天,而地未迁正,上年之戊寅少阳犹在泉,是甲与戊对,亦不相合。后三年,化成土疫。依此例以推之,丙辛失守者化水疫,庚乙失守者化金疫,丁壬失守者化为木疫,戊癸失守者化火疫,其四疠亦照前例,经文可考也。窃意此义太浅,未必能验。王肯堂曰:运气之说,《内经》几居其半。盖泥其常,不通其变,则以为无验。夫运气所主者,常也。异气所主者,变也。常则如本气,变则无所不至,而各有所占,故其候有从逆。淫郁、胜复、太过、不及之变,其发皆不同。若厥阴用事,多风而草木荣茂,是之谓从。天气明洁,燥而无风,此之谓逆。太虚埃昏,流水不冰,此之谓淫。大风折木,云物浊扰,此之谓郁。山泽焦枯,草木凋落,此之谓胜。大暑燔燎,螟蝗为灾,此之谓复。山崩地震,埃昏时作,此之谓太过。阴森无时,重云昼昏,此之谓不及。随其所变,疾疠应之,皆视当时常处之候。虽数里之间,但气候不同,而所应全异,岂可胶于一定。熙宁中,京师久旱,祈祷备至。连日重阴,人谓必雨。一日骤晴,炎日赫然。沈括因事入对,上问雨期。沈对曰:雨候已见,期在明日,众以为频日晦溽,尚且不雨,如此阳燥,岂复有望,次日果大雨。是时湿土用事,连日阴者,从气已效,但为厥阴所胜,未能成雨。后日骤晴者,燥金入候,厥阴当折,则太阴得神,明日运气皆顺,以是知其必雨。呜呼!安得如存中者,而与之言运气哉。震思此等推测,实有至理,聪明者精心探索,能得疫疠之所由来,即得所以治之之道。圣散子,为东坡存中应验之方,故刊布以救人,想亦适合是年之运气耳。普济消毒饮并刻诸石。龚云林于明万历寓大梁,值大头瘟大作,用秘方二圣救苦丸,百发百中,今皆不尽应验也。以是知病无板方,医无呆法,总贵乎神而明之耳。(余震《古今医案按》卷二　大头瘟)

邹按:余震所按,很有道理。震深得疫疠之机,运气之理,对三年化疫、天地甲子、刚柔失守颇有心得,对灵活运用运气理论治病也深有研究。

孙御千医案1则

痢　疾

季二世兄谐禹,赘于赵室,伊妻六小姐,年十七,患利极重,乃翁韶度乘请入城,时戊子七月十九也。利已五六日,始纯红,继白色相杂,今下纯白粘腻,昼夜四五十行,后重窘迫,多在腰尻尾闾之间,少腹不过微痛,胃口不能纳食,阅前方并未解,用硝黄重剂增剧,外邪暑热凝结,下焦无从解散,先通其壅。

川连　生姜　秦艽　枳壳　木香汁　槟榔汁　查肉　神曲　桔梗　荷叶　陈仓米煎汤

服一剂,次日坠痛少减,腹中喧响,矢气甚臭,滞未尽而有粪,色赤,且喜知饥纳粥。书谓下痢气者,当利其小便。急开支河以通之。

滑石　茯苓　甘草　川连　青皮　扁豆花　广皮　荷叶　阿胶　白芍

初二日　早诊,痢已减半,谷食渐增而安寝,脉皆和缓,右尺独劲大不平,浊邪陷于大肠之分未清。拟将欲降之,必先升之之法。

羌活　升麻醋炒　柴胡醋炒　滑石　甘草　防风根　茯苓　广皮　查肉　槟榔　荷叶炒　南沙参　陈米煎汤

晚进末药一服　地榆　银花　木香　查肉　麦芽　茯苓　广皮　甘草　以肠胃病必渣质有形,宜散不宜汤也。

初三日　痢止便溏,肌润泽有汗,神思清爽,谷食顿加,脉细弱而数,痢后阴亏宜和。

阿胶　白芍　炙草　扁豆　建莲　砂仁　广皮　茯苓

按:戊子少阴君火主气,小满后三之气,正属司天客气,亦属君火加临。二火盘于太虚,风自火出,日日大风亢旱,自春至秋,逢风息之日,即炎蒸异常。立秋之后,上自湖广,下至江浙,皆患疫痢,色赤或五色相杂,虚者受之,不必噤口而入藏肢冷,五六日告毙矣。轻者由赤转白乃愈,疟疾绝少。夫火盛之年,木能生土旺胃,因木火同性,肝胆肆横,挹取胃中津液,肠胃中被窃空虚,暑毒乘虚内袭,故患痢者多疟疾,乃少阳经病,木旺邪不入,故少治痢之法。用往年败毒散芍药汤香连泻心等法,俱不效。因肝为刚藏,宜制以柔,阿胶、芍药。胃属阳土,喜通恶塞,人参、茯苓、炙草、陈仓米。因所伤在胃,与脾无与也。荷叶升清,广皮利气,银花清少阴君火而解毒,肠中壅滞,少加槟榔汁,本年治痢之药如此。

（珍本医书集成·龙砂八家医案）

邹按:龙砂医派,起于江南,八家医案,多崇运气,是以运气理论指导临证成为龙砂医派的特色。孙御千先生据运气理论治疗痢疾,并自写按语,畅运气临证思维,颇值品味。

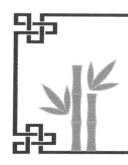

第九讲
历代运气理论发挥

〇 汉代

张仲景五运六气学术贡献

五运六气理论的推广得益于王冰补入七篇大论，而运气理论的临床应用则是肇源于仲景。

张仲景（约150—219年）非常重视运气学说，《伤寒杂病论》原序中说："夫天布五行，以运万类，人禀五常，以有五脏，经络腑俞，阴阳会通，玄冥幽微，变化难极……"桂林古本《伤寒杂病论》载《六气主客第三》，论述了五运六气的基本规律。

成无己《注解伤寒论》中录"图解运气图"，并引用《素问·五运行大论》并指出："经曰：夫天地之气，胜复之作，不形于证诊。诊脉法曰：天地之变，无以脉诊，此之谓也……仆亦留入式之法，加临五运六气、三阴三阳、标本、南北之政、司天在泉、主病，立成图局，易晓其义，又何不达于圣意哉！"张志聪云："所谓六经伤寒者，病在六气而见于脉，不入于经俞，有从气分而入于经者，什止二三，此《伤寒论》三大关目，学者所当体认者也。"

《伤寒杂病论》各篇以六气论治，六气即太阳、少阳、阳明、太阴、少阴、厥阴，乃人身之六气，与天之六气相应。成无己在《注解伤寒论》中说："六经传变，三阴三阳之气皆和，大邪之气皆去，病人精神爽慧也。"三阴三阳贯穿于《伤寒论》始终。三阴三阳学说发源于《黄帝内经》成书之前，在《内经》中已成熟并灵活运用。仲景《伤寒论》是对《内经》三阴三阳学说的继承和发展。《伤寒杂病论》的三阴三阳源于《内经》。《素问·热论》云："今夫热病者，皆伤寒之类也……伤寒一日,巨阳受之,故头项痛腰脊强。二日阳明受之……三日少阳受之……四日太阴受之……五日少阴受之……三阴三阳,五脏六府皆受病,荣卫不行,五藏不通。"因此,《伤寒杂病论》的三阴三阳是人体内六气。

运气三阴三阳的气化学说思想在仲景《伤寒杂病论》中是有具体体现的。如伤寒之"寒"即是天之六气之"寒",因"寒"而致病,全书论述了伤于寒的各种病。仲景在《伤寒杂病论》研究的就是因寒而引发的一切外感疾病,人感天之寒后,三阴三阳、荣卫气血、阴阳、表里、寒热、虚实变化,形成了一部集理、法、方、药为一体的经典巨著。天之六气三阴三阳的运动变化对人体是直接影响的,与人之三阴三阳有区别,但有内在的相通和联系。仲景对运气理论没有创新,但对运气理论的临床应用确为先萌。

桂林古本《伤寒杂病论》论述了外感六淫脉证并治,开治六元本气之先。

仲景认为:"风为百病之长,中于面,则下阳明,甚则入脾;中于项,则下太阳,甚则入肾;中于侧,则下少阳,甚则入肝。"风伤肝,用小柴胡汤;风流腑,用柴胡枳实芍药甘草汤;风邪乘心,用黄连黄芩麦冬桂枝甘草汤;风邪乘脾,用桂枝去桂加茯苓白术汤;风邪乘肺,用桔梗甘草枳实芍药汤;风邪乘肾,用柴胡桂枝汤;风流大肠,桔梗甘草枳实芍药加地黄牡丹汤。

"寒之为病,肾先受之,其客于五脏之间,脉引而痛。"寒邪干肾用桂枝加葛根汤,著者用甘草干姜茯苓白术汤;寒邪乘肝用小柴胡汤,著者用柴胡黄芩芍药半夏甘草汤;寒邪乘心用通脉四逆汤,其著者用甘草泻心汤;寒邪乘脾用理中汤,其著者用枳实白术茯苓甘草汤;寒邪乘肺用甘草干姜汤,著者用枳实橘皮桔梗半夏生姜甘草汤。

"伤暑肺先受之。"暑伤元气用竹叶石膏汤;中暍用白虎加人参黄连阿胶汤;暑伤肺液用百合地黄加牡蛎汤;暑邪干心用黄连半夏石膏甘草汤等。

"湿气为病,内外上下,四处流行,随邪变化,各具病形。"湿气在上用黄芪桂枝茯苓细辛汤主之;湿气在下用桂枝茯苓白术细辛汤;湿气在内,中满用白术茯苓厚朴汤,泄泻宜理中汤,上干肺用小青龙汤,下移肾宜五苓散,流于肌肉用麻黄茯苓汤;风湿用麻黄杏仁薏苡甘草汤、防己黄芪汤等。

仲景最早论述了伤燥脉证并治,认为:"伤燥,肺先受之,出则大肠受之,移传五脏,病各异形。"燥邪干肺用竹叶石膏杏子甘草汤,燥移大肠用麻仁白蜜煎方,燥邪乘心用栀子连翘甘草瓜蒌汤,燥邪乘肝用黄芩牡丹皮瓜蒌半夏枳实汤,燥邪乘脾用白虎汤,燥邪移肾用地黄黄柏茯苓瓜蒌汤。

仲景对于温病的认识也是很有见地,认为:"温病有三,曰春温、曰秋温、曰冬瘟。此皆发于伏气……气不当至而至,初冬乃大寒,燥以内收,其气伏于厥阴,冬至后,天应寒而反温,发为温病,此名冬瘟。"

病春温,用小柴胡加黄连牡丹汤;病秋温,用地黄知母黄连阿胶汤;病冬温,用石膏黄连黄芩甘草汤、大黄黄芩地黄牡丹皮汤;病风温,用黄连黄芩栀子牡丹芍药汤;病湿温,用猪苓加黄连牡丹皮汤;温邪犯心,用黄连黄芩阿胶甘草汤;温邪乘肺,用黄芩石膏杏子甘草汤;温邪移肾,用地黄黄柏秦皮茯苓泽泻汤;温在上焦宜栀子汤,温在中焦宜白虎加地黄汤,温在下焦宜百合地黄牡丹皮半夏茯苓汤等。仲景对温病的认识和治疗非常丰富和完备。

◎ 唐代

王冰五运六气学术贡献

王冰(约720—805年),号启玄子。唐代医学家,对五运六气的发扬做出了伟大的贡献。王冰潜心研究《素问》12年,分类编次,通释补缺,补七篇大论,载于林乙等校正《重广补注黄帝内经素问》,其功绩,如日月之辉不可掩瑜。王冰别撰《玄珠密语》《天元玉册》《元和纪用经》,阐发《内经》五运六气理论。其作《玄珠密语》十卷,"可见天之令,运之化,地产之物,将来之灾害,可以预见之。《素问》中隐奥之言,可以直而申之。"

1. 发展平气理论,阐发观气方法　王冰认为:"运者,动也,转动也,即轮流运动往来不歇也。于是太极始判,横五运于中,轮流至今,终而复始……故五运六气,上合于天……又不及者,谓其中有平气也。其平气者,假令丁卯岁木运,故曰平气也。"平气的原因是,如卯为木相佐于丁木之柔也,故得平气。

王冰发展了《内经》观平气之法,提出见干德符为平气。王冰曰:"假令丁年交司之日,遇日朔为壬日,丁得壬名曰干德符也。符者,合也,便为平气也。若过此一日,纵遇皆不相济也。若交司之时遇时直符,见壬亦然,过此亦不相济也。其余皆类也。"见干德符日为平气之说,是王冰对《内经》理论的发挥,其提法有无科学依据,尚无人探究。

王冰在《玄珠密语·太过运二十四法》中云:"运交时,面向寅,望先有青气见,见毕次有黄气,自甲横流至子乃终,其气深明,别无间色,以表上气之盛也。"王冰对每一运交都提出了观测方法,是否科学,后世没有实践。

2. 提出正化、对化　在运气理论中,王冰首次引入正化、对化概念。正化、对化起源于古人之对冲认识。《五行大义》引《太玄经》云:"子午九者,阳起于子,讫于午,阴起于午,讫于子,故子午对冲,而阴阳二气之所起也。寅为阳始,申为阴始,从所起而左数,至所始而定数,故自子数至申,数九,自午数至寅,亦九,所以子午九也。丑未为对冲,自丑数至申,数八,自未数至寅,亦八,所以丑未八也。寅申为对冲,自寅数至申,数七,自申数至寅,亦七,所以寅申七也。卯酉为对冲,自卯数至申,数六,自酉数至寅,亦六,所以卯酉六也。辰戌为对冲,自辰数至申,数五,自戌数至寅,亦五,所以辰戌五也。巳亥为对冲,自巳数至申,数四,自亥数至寅,亦四,所以巳亥四也。"此文不见于《四库全书》之《太玄经》书中,但《五行大义》为隋代萧吉所作,其书旁博引证,非常严谨,书中所引,应为杨雄原文。

《玄珠密语·卷三》云:"厥阴所以司于巳亥者,何也?谓厥阴木也,木生于亥,故正司于亥。对化于巳也,虽有卯为正位,木之分,谓阳明金,对化之所以从所生而顺于司也。"正化,即指产生六气本气的一方;对化,指其对面受作用或相互影响的一方。以时位正对六气,进一步阐发了《素问·五运行大论》"非其时则邪,当其位则正"之奥。王冰指出:"正化为本,对化为标","正化者,即天令正化,其令正,正邪化,天气实故也。""对化者,即对位冲化也,对化即天虚令易其正数,乃从成也。"丰富和发展了运气理论的内涵。

3. 观象应天　王冰认为,运气变异,皆在五星形象。《玄珠密语·观象应天纪篇》云:"凡六气之降升得位,气至观之,有候气之盛衰,逆顺吉凶,皆在五星形象之变异,日月气候,天象预报之,皆自司天之气,候占应者也……下合上符,应之明显,万化民病,时令并未来之灾祥。"

王冰阐发《内经》观象之法,民病灾害、社会国家太平祸乱、稳定与丰登、凶吉灾害等皆以观天占候,超出了医学领域。

4. 交运时刻　王冰发展了《内经》交运时刻。《玄珠密语·太过运二十四法》云:"诸运来有日,气运至有时刻,故太过来早十三日,不及来晚十三日,平气运与司天同日,天刑运与司天后五日,地刑运与司天后六日。籌数自有时刻,并算法也。"王冰提出了交运时刻,占运方法,诸种运气,所论甚详。王冰还在《天元玉册》中详细交代了五运六气理论中各种交司求法、算法，进一步发展了运气理论。

王冰在《玄珠密语》和《天元玉册》中，明确指出：岁交、运气交司取大寒日，而立春日，则是地气交司日。厘清了《重广补注黄帝内经素问》对运气交司时刻不清之处。《天元玉册·求六气升降法》云："凡岁交者，即以每岁大寒日，取四六天数。应漏刻者，即气交者，刻也。气交者，即是天地二气升降也。"《玄珠密语》云："于司天后十五日，即地交也。是立春也，亦从天数也，即天交司后，一千五百刻乃交地也。"天地之交是否如王冰所云，有待科学的验证。

5. 天地甲子　王冰引入了天地甲子概念。《五行大义》引《太玄经》云："甲己九者，甲起甲子，从子故九，己为甲配，故与甲俱九"。《玄珠密语·三原配轮纪篇》云："甲午，对取地下甲子，当见己酉也，即天甲子为甲，地甲子为己，甲与己合，是天地配偶也"。《天元玉册·求天地二甲子五运配三元法》云："天甲子，地己卯，生土运。甲与己合，子与卯配。上见太阴司天，下见太阳在泉，中见土运。"王冰对天地甲子的阐发，发《内经》之未发，为三年化疫理论提供了依据。

6. 发运气易理　《素问》运气七篇多有易理，王冰阐发其义并做发挥。《玄珠密语·天元定化纪篇》云："凡化之令，风木为何化三八？火热为何化二七？土雨为何化五？燥金为何化四九？寒水为何化一六？此谓五行之数也，各有生成之数也。即水一、火二、木三、金四、土五也，此皆五行之生数也。其有成数者，何也？即于本数上各加五是也，即水六、火七、木八、土十是也。土所以无成数者，谓土王四季，不得正方也。又数至十而到行，即复归五也。天有九宫，不可至十也，至九而回也。"

对于不至化令，应不应时日之气，相生、相克、相乘之理，以易卦述之。如《天元玉册·卷十三》云："冬至，十一月中，起阳遁用坎卦，上元上局，一中局，七下局四。"并作进迁九局八门图、退逆九宫八门图，全用易理以阐发医理。

7. 运气脉法　王冰在《天元玉册》详细讨论了运气脉法，以其自己的理解用运气之理阐述诸如南政、北政，妇人男子反背等脉，并作诊司天命脉六十首，虽其论有待商榷，丰富了运气脉理。

8. 彰针刺之法　古之治病，首论针法。王冰以五运之理彰迎随补泻之法，所论甚详。如《玄珠密语·迎随补泻纪篇》云："五行之气，各有胜复。故木将行胜也……十二月先取其化源也，此谓迎面取之也。迎者于未来而先取之也，故取者泻也,用针泻其源也。即木气将欲胜者,即先泻肝之源,出于太冲……是引天气而得地气也。"

9. 运气方药 王冰在《元和纪用经》阐六气用药增损,提出了六气用药的治则、治法和药物。如《元和纪用经·六气用药增损上章六法》云:"厥阴风木,辛凉为治。以辛调上,以咸调下,必先胃主,必先荣卫……己巳、己亥:上厥阴辛凉,中土运甘和,下少阳咸寒。"王冰认为,"岁主药食,五味所宜,""五味入胃,各归所喜。物化之常,久而增气……药不具五味、不备四气而久服之,虽且获胜,益久流变,必致横夭。"谨察五味用药,不可久用过用。

王冰认为,五味之用,是治病之枢。《元和纪用经》云:"《神农药经》:五味寒、热、温、凉、平性,配合五行,内应五入,五气、五宜,参酌岁运,太过不及,处用有殊,六气标本,治病之枢。"明确指出了运气治病的方法。

王冰在《元和纪用经》列出了八味丸、保真丸等许多方剂,虽未明运气治法,但如能以运气之理用之,亦可为运气方。

在药物应用方面,王冰指出:"厥阴司天,风火同德。调下者宜以酸寒,宣解易处,辛凉焕然,众或可知。若病当补,宜用:车前子、鸡肶胵……皆岁主所宜,随证命方。"

王冰是一位伟大的中医理论家,但在运气理论的阐发中如南政北政、标本中气等的认识之异,运气交司时刻不同等,对后世也有误导或迷惑,其许多理论甚至有错误,全面认识王冰,正确运用五运六气理论,是我们当代人应该做出的努力。

◯ 宋代

《太医局诸科程文格》运气方解

《太医局诸科程文格》(简称《程文》),为宋代何大任整理、编辑,于宋宁宗嘉定五年(1212)颁布并全国实施的宋代国家医学考试试题集。书中列运气9题,方9首。9首方剂灵活运用了《内经》理论为组方治则。

1. 宗《内经》,明运气治则 《程文》云:"岁之运气何自而明,调之正味何自而知矣。考之《内经》有曰:'先立其年,以明其气'。"

甲子年,上见少阴君火司天,中行太宫土运,下临阳明燥金之在泉。为太过之年,土运有余,名敦阜之纪。《素问·五常政大论》云:"其经足太阴阳明,其脏脾肾,其病腹满四肢不举,大风迅至,邪伤脾也。"

《程文》云:"详此之岁,乃同地者温热化,宜用温热之药,治其一岁之过衍。"《素问·六元正纪大论》云:"甲子、甲午,其运阴雨,其化柔润时雨,其变震惊飘骤,其病中满身重……同地气者温热化。"

甲子年其运阴雨,中行太宫土运,同地气,故宜温热化,宜用温热之药。可见,其制方治则源于内经理论。

2. 方制君臣　《素问·至真要大论》云:"方制君臣何谓也?"岐伯曰:"主病之谓君,佐君之谓臣,应臣之谓使,非上下三品之谓也。"

《程文》严格遵守了《内经》君臣佐使理论。如甲子年附子汤:附子为正,地胆为使;干姜为辅,术为辅,秦椒、防风、地榆为之使。癸丑年人参汤:人参为正,茯苓为之使;术为辅,防风、地榆为之使;甘草为辅,术、干漆、苦参为之使。

3. 遵奇偶大小之制　《素问·至真要大论》云:"君一臣二,奇之制也;君二臣四,偶之制也;君二臣三,奇之制也;君二臣六,偶之制也……君一臣二,制之小也;君一臣三佐伍,制之中也;君一臣三佐九,制之大也。"

《程文》九首方剂,全为奇方,且为中、小之剂。如乙丑年附子汤:正一辅二奇方,君1臣2使药4,其7味药物为中之制;癸酉年升麻汤:正一辅二奇方,君1臣2仅3味药物。

4. 用本草,法《本经》《证类》　《程文》对《神农本草经》和《证类本草》非常重视,其命题中有3题《神农本草经》、2题《证类本草》,9首运气方所用药物悉出于以上两本本草著作。

5. 以《内经》性味理论指导制方　以己巳年运气方细辛汤为例。《程文》云:"己巳之年,上见厥阴风木司天,下见少阳相火在泉,中行少宫土运……宜以辛调上,以咸调下。"细辛汤:细辛为正,味辛、温,无毒;防风为辅,味甘、辛、温、无毒;泽泻为辅,味甘、咸、寒,无毒。组方用药充分体现了《内经》性味理论。

附　《太医局诸科程文格》运气一道

问:甲子年五运六气所在、所宜、处方为对?

对:太极未判之先,则名为混沌,太极既判之后,则气有阴阳。清阳上积以为天,浊阴下辟以为地,寒暑燥湿风火,由是而布于穹窿,木火土金水火,于斯而列于磅礴,五运经横于气交,至神宰制于橐籥。司天在泉者,即年辰而可考,统运主气者,自支干而乃明。阳年则为于太过,应阳道而常饶;阴年则为于不及,应阴道而常乏。或天与运符,而谓之天符,或岁与运会,而谓之岁会。苟三合平治之年,为太一天符之纪。其平和也,则德化政令,及于物而应于人,或过减也,则胜复盛衰,及于人而见于物。要当察其所在而施于药物,审其所宜而施于方治,和其运而调其化,折其郁而资其源。高者抑之,而不致于太盛;下者举之,而不致于太衰。使上下而无相夺伦,俾气运而得于平治。自非圣人,存仁民恻隐之心,更相问难,著而为书,则岁之运气何自而明,调之正味何自而知矣。考之《内经》有曰:"先立其年,以明其气"。今观甲子之年,甲为诸干之先,故天气始于甲;子为众支之首,故地气始于子,子甲相合而岁纪始立,君臣答问而气运方明。是岁也,上见少阴君火之司天,中行太宫之土运,下临阳明燥金之在泉,以阳干复遇于阳支,两阳相配,故为太过之年。经曰阳年为太过,正此谓也。土运有余,名曰敦阜之纪。经曰:"敦阜之纪,是谓广化,厚德清静,顺长以盈,至阴内实,物化充成,烟埃瞑郁,见于厚土,大雨时行,湿气乃用,燥政乃辟,其化圆,其气丰,其政静,其令周备,其动濡积并稸,其德柔润重淖,其变震惊飘骤崩溃。""其经足太阴阳明,其脏脾肾,其病腹满四肢不举,大风迅至,邪伤脾也。"详此之岁,乃同地者温热化,宜用温热之药,治其一岁之过愆。夫天气运动而不息,则为之客,地气镇静而守位,则为之主,左右间气,以显于其间,上下加临,必布于其内。且初之气,自癸亥年大寒节寅初一刻交入。甲子年初之气分,终六十日而余八十七刻半,至春分日子丑时夜半止。上见太阳寒水为之客,下临木位为之主。地气迁,燥将去,寒乃始,蛰复藏,水乃冰,霜乃降,风乃至,阳气郁,民乃周密,关节禁固,腰脽痛,炎暑将起,中外疮疡,宜用甘热之药治其气尔。二之气,自春分节子中之左交入。二之气分,终六十日而余八十七刻半,至小满日戌之后四刻止。上见厥阴风木为之客,下临君火为之主。阳气布,风乃行,春气以正,万物应荣,寒气时至,民乃和,其病淋,目瞑目赤,气郁于上而热,宜用辛凉之药治其气尔。三之气,自小满节亥初一刻交入。三之气分,终六十日而余八十七刻半,至大暑日酉正止。上见少阴君火为之客,下临火位为之主。天政布,大火行,庶物蕃鲜,寒气时至,民病气厥,心痛,寒热更作,咳喘目赤,宜用咸寒之药治其气尔。四之气,自大暑节酉中之北交入。四之气分,终六十日而余八十七刻半,至秋分日未后四刻止。上见太阴湿土为之客,下临土位为之主。溽暑至,大雨时行,寒热互至,民病寒热,嗌干,黄瘅,鼽衄饮发,宜用苦热之药治其气尔。五之气,自秋分节申初一刻交入。五之气分,终六十日而余八十七刻半,至小雪日午正止。上见少阳相火为之客,下临金位为之主。畏火临,暑反至,阳乃化,万物乃生乃长乃荣,民乃康,其病温,宜用咸冷之药治其气尔。终之气,自小雪节午中之右交入。终之气分,终六十日而余八十七刻半,至大寒日辰正之后四刻止。上见阳明燥金为之客,下临水位为之主。燥令行,余火内格,肿于上,咳喘,甚则血溢,寒气数举,则霜雾翳,病生皮腠,内舍于胁下,连少腹而作寒中,地将易也,宜用苦温之药治其气尔。由是抑其运气,资其岁胜,折其郁发,先取化源,使暴过不生,苛疾不起。治六气之药,已布于前,调一岁之方,今附于后。

治甲子年五运六气,正一辅二奇方—附子汤。附子为正,味辛、甘、温、大热、有大毒。生犍为山谷及广汉。地胆为之使,恶蜈蚣,畏防风、黑豆、甘草、黄芪、人参、乌韭。炮微裂,去皮脐,用一两,剉。干姜为辅,味辛、温、大热、无毒。生犍为川谷及荆州、扬州。秦椒为之使,恶黄芩、黄连、无鼠粪。炮微裂,用半两,剉。术为辅,味苦、甘、温,无毒。生郑山山谷,汉中南郑。防风、地榆为之使,用半两,剉。上三味,㕮咀,每服三钱,水一盏半,煎至八分,去渣,温服,不拘时候。谨对。

刘温舒五运六气学术贡献

刘温舒,宋代元符时人,著《素问入式运气论奥》,成书于宋哲宗元符二年（1099）。刘氏以《素问》运气七篇为依据,参考《重广补注黄帝内经素问》及《玄珠密语》,"括上古运气之秘文,撮斯书阴阳之精论",述五运六气之奥义。

刘温舒对运气理论的贡献在于作图以阐运气之理。据《四库全书提要》,刘温舒在书中作图实为二十九,十干起运、十二支司天二图书中曰诀,如不以图,则二十七图。刘氏图解,简明扼要,通俗易懂,便于运气理论的学习,其缺点也显而易见,五运六气理论是天、地、人的动态变化,上下交互,图以平面形式出现,割裂了运气的动态立体思维,于后人深入学习五运六气理论反为不利。

《素问入式运气论奥》首创十干起运诀和十二支司天诀,以图文形式将十干建运、司天推算运于掌中,堪称创举,是对运气理论学习的推动。

刘温舒首次以自然之义释五行,以史书之理阐干支。《素问入式运气论奥·论五行生死顺逆第一》云："木主于东，应春。木之为言，触也，冒也。阳气触动冒地而也生。水流趋东，以生木也。木上发而复下，乃自然之质也。"《素问入式运气论奥·论干支第二》云："盖甲乙其位木，行春之令。甲乃阳内而阴尚包之，草木始甲而出也；乙者阳过中，然未得正方，尚乙屈也。又云：乙，轧也。万物皆解孚甲，自抽轧而出之。"《史记·律书》云："甲者，言万物剖符甲而出也。乙者，言万物生轧轧也。"

《内经》许多篇章论及音律，但没有深入，七篇大论以五音建运，但没有说明道理，《素问遗篇》全面嵌入了音律内涵，在《素问入式运气论奥》，刘温舒全面论述了音律，并做纳音之图，把五音纳入六十甲子，详论其理，略论其法。刘氏认为："纳言之法，乃旋相为宫之法也，正与律吕之用同。而一辰之中，又含五音十二辰，共纳六十音也。如子之一辰，甲子金，丙子水，戊子火，庚子土，壬子木是也。按《汉志》：'同类娶妻，隔八生子' 者，此纳音法也。"以《汉志》言，形象描绘了周甲之气，运气之理。

刘氏做四时气候之图，将十干、十二月、二十四节气、物候融为一图，推月之盈闰，以毕天度，指出："天亦无候，以风、雨、霜、露、草、木之类应期，可验而测之，曰候。言一候之日，亦五运六气相生而值之，即五日也。"

以易理释标本，为刘温舒所倡。《素问入式运气论奥》云："太阴湿土，少阳相火，为标本同。至于少阴君火，太阳寒水，则阴阳寒热，互相不同。义从何来，岂不知出于自然，而非人意之所能名邪。古今之论，阳则顺行，又以进为盛，自先太阳而后少阳也；阴则逆行，又以退为盛，自先少阴而后太阴也，此易爻卜筮之所同。是以君火司于午，午者，一阴生之位。火本热，而其气当阴生之初，故标本异，而君火属少阴也；水居北方子，而子者，一阳生之位。水本寒，而其气当阳生之初，故标本异，而寒水属太阳也。"

《素问遗篇》首载入《素问入式运气论奥》，我们考证认为《遗篇》为刘温舒所作，补《素问遗篇》是刘氏对五运六气理论的巨大贡献。

陈无择五运六气学术贡献

陈无择（约1121—1190年）精研《内经》运气理论，宗经论道，不流时弊，大胆创新，制运气方。

陈言认为：五运六气，是天地阴阳运行升降之常道，疾病的发生，在于德化政令灾变,治之各以五味所胜调和,以平为期。《三因极一病症方论·五运论》云:"夫五运六气,乃天地阴阳运行升降之常道也。五运流行,有太过不及之异;六气升降,则有逆从胜复之差。凡不合于德化政令者,则为变眚,皆能病人。故经云:六经波荡,五气倾移。太过不及,专胜兼并……凡六壬、六戊、六甲、六庚、六丙岁,乃木火土金水太过,五运先天;六丁、六癸、六己、六乙、六辛岁,乃木火土金水不及,为五运后天。民病所感,治之各以五味所胜调和,以平为期。"

六气即风寒暑湿燥火,与三阴三阳相配,分别为厥阴风木,少阴君火,太阴湿土,少阳相火,阳明燥金,太阳寒水。按照五行相生之序运行。以上下二气而配手足三阴三阳,是其发挥。《三因极一病症方论·脏腑配天地论》云:"至于五行六气,第相资生,亦莫不有自然之序。如厥阴风木生少阴君火,君火生太阴湿土,湿土生少阳相火,相火生阳明燥金,燥金生太阳寒水,顺天道而右旋,所谓运行也……至于风暑湿燥寒,谓之揆度,鲜有能明其状者。故以木比风,以火比暑,以土比湿,以金比燥,以水比寒,仍以上下二气而配手足三阴三阳,则谓之奇度。"

陈无择认为时气是天地有余不足违戾之气,随人脏气虚实而为病,与感冒中伤、瘟疫不同。《三因极一病症方论·五运论》云:"所谓治化,人应之也,或遇变眚,聿兴灾沴,因郁发以乱其真常,不德而致折复,随人脏气虚实而为病者,谓之时气。与夫感冒中伤,天行疫沴,颖然不同。前哲知夫天地有余不足违戾之气,还以天地所生德味而平治之。"《三因极一病症方论·六气叙论》云:"世谓之时气者,皆天气运动之所为也。"

对"疫疠之气"的认识,《三因极一病证方论》有《叙疫论》《四季疫症治》《料简诸疫症治》《凡例》四篇。

疫病是四时兼有不正之气。其发病特点:一方之内,长幼相类,症状相同,也叫天行病。其原因可以是:沟渠不泄,潴其秽恶;地多死气,郁发而成;官吏妄抑,怨讟而成。病名有天温、地温、山温、海温、伤温、墓温、庙温、杜温、岁温、狱温、家温、灶温等。四时瘟疫的发生:冬合寒,遇温暖之气,春必温疫;春合温,遇清凉之气,夏必燥疫;夏合热,遇寒气折之,秋必寒疫;秋合清,而反淫雨,冬必湿疫。发挥了《内经》疫病理论。

陈无择阐发六气外因认为:天行六气,可以是疾病外因,六淫即是寒暑燥湿风热,六化本乎一气,以运变而分阴阳,反则为六淫。

《三因极一病症方论·外所因论》云:"夫六淫者,寒暑燥湿风热是也。以暑热一气,燥湿同源,故《上经》收而为四,即冬伤寒,春温病;春伤风,夏飧泄;夏伤暑,秋痎疟;秋伤湿,冬咳嗽。此乃因四时而序者,若其触冒,则四气皆能交结以病人……以是观之,则知四气本乎六化,六化本乎一气,以运变而分阴阳,反则为六淫。故经曰:阴为之主,阳与之正。逆之则为病,乃乱生化之常矣,常则天地四塞矣。"

陈无择倡五味合天地运气之用认为:阴阳运五气,物类禀五行,药物有功能气味性用,酸苦甘辛咸为百药之味,与天地运气相合,古人临床应用离不开功能气味。陈言批评当时医风"略去功用气味,随其性用,以应治法"的方式,提倡贤明之士不能局限于药物功用。五味应用,陈无择在《三因极一病证方论·纪用备论》中曰:"五味各随其所喜攻,酸先入肝,苦先入心,甘先入脾,辛先入肺,咸先入肾,久而增气,则脏气偏胜,偏胜则有偏害,偏害则致偏绝,夭之由也。"

陈无择在《内经》运气理论的基础上,总结了五运时气发病和六气发病特点,宗《内经》治则治法,创制运气方十六首,分别是:苓术汤、麦门冬汤、附子山茱萸汤、牛膝木瓜汤、川连茯苓汤、苁蓉牛膝汤、黄芪茯神汤、白术厚朴汤、紫菀汤、五味子汤;静顺汤、审平汤、升明汤、备化汤、正阳汤、敷和汤。是陈无择对五运六气临床应用的巨大贡献。

◯金元

刘完素五运六气学术贡献

刘完素(1120—1200年),字守真,金代河间府人,人送号"河间居士"或尊之为"河间先生",后人习称刘河间。一生研读《内经》,二十五岁至六十岁之间,日夜研读,著书立说并效之于临床。河间认为:医学的"法之与术,悉出内经之玄机"。河间阐发《内经》病机十九条,并补充发挥,重视五运六气理论并灵活运用。

1.大运、小运论　五运六气理论认为,运气有大运和小运。大运即中运,主治一岁之气;小运指一岁之中的五运,各治七十三日零五刻。在《原病式》中,河间只承认有小运、有主气,肯定自然界的气候变化的规律是客观存在。

至其论及主病,只举五脏之属五运,实即五行;论及为病,亦但举五脏六腑之应六气,与统岁加临全不相干。

元代医家薛时平在《注释素问玄机原病式》一书中指出:"五运有大小,六气有主客,大运统治一年,小运各治七十三日,主气有定位之常,客气有加临之变。为民病者小运主气,断然可凭,不中亦不远,其人受客气,经虽有言,难于准用,守真所以独取小运主气,而不及大运客气者,诚有见严此也。"

任应秋教授对此有不同见解:"刘氏所著《图解素问要旨论》中分彰释元机,五行司化,六气变用,抑怫郁发,元相胜复,六步气候,通明形气,法明标本,守正防危九篇;并列五行生成数,五运正邪二化,六气司天司地,推天符岁会,六气正对比,入宫等三十五图,无论大运小运,主气客气之化之变,无不毕具。"

金氏认为:"所以在其《内经运气要旨论》中,尚存大运、客气之说而不废,晚年作《原病式》,乃独取小运、主气,不取大运、客气。"

那么,为什么河间早年讲大运,而晚年却专注小运呢?这是因为《内经运气要旨论》是河间早年学习之作,经其弟子马宗素重编、补充而成《新刊图解素问要旨论》。河间学习《内经》《太史天元册》等著作,"则考圣经,撮其枢要,集而岁久,集就斯文……乃号《内经运气要旨论》。"(《新刊图解素问要旨论·刘序》)。其内容是河间对《内经》运气理论的解读。而《素问玄机原病式》则是河间的创新之作。河间集毕生的临床经验和学习体会,以运气理论为指导,以"病机十九条"为纲领,对疾病的病机加以阐发,河间在此只讲小运不讲大运,既是经验的总结,更是对《内经》理论的阐发。

2. 病机十九条 病机十九条源于《素问·至真要大论》,刘氏阐发《内经》之机,认为"诸风掉眩,皆属肝木;诸痛痒疮疡,皆属心火;诸湿肿满,皆属脾土;诸气膹郁病痿,皆属肺金;诸寒收引,皆属肾水"为五运主病。如对风的认识:"如春分至小满,为二之气,乃君火之位;自大寒至春分七十三日,为初之气,乃风木之位,故春分之后,风火相搏,则多起飘风,俗谓之旋风是也,四时皆有之。由五运六气,千变万化,冲荡击搏,推之无穷。"河间对五运主病病机的认识,歪曲了《内经》理论之本义。

十九条中的其他条文病机,则属于六气为病,并补充了"诸涩枯涸,干劲皲揭,皆属于燥",发展了《内经》病机理论。

河间对六气为病的认识,不但扩展了病症,更能结合运气理论,并与脏腑经络相联属。如"诸暴强直,支痛惯戾,里急筋缩,皆属于风。"为"厥阴风木,乃肝胆之气也。"河间对病机的阐释基于人体气血阴阳基础,结合运气特点,阐释象机。如肿胀:"热胜于内,则气郁而为肿也。阳热气甚,则腹胀也。火主长而茂,形茂彰显,升明舒荣,皆肿胀之象也。"

李庆生指出:"河间病机分析方法的主要特点是,以五运六气之风、暑火(热)、湿土、燥金、寒水为总纲,力专小运,将五运(五脏) 六气(六淫) 发病之特点联系起来,据此分析认识各种各类复杂的病证,充实和发展了病机分析的理论依据和方法。"

3. 火热论与五运六气　火热论是刘完素主要的学术思想,主张用药寒凉,以至后世将刘氏定为"寒凉学派"。

竺可桢先生《中国近五千年来气候变迁的初步研究》提出:中国近5000年来气候呈现出寒暖交替的变化规律,包括四个温暖期、四个寒冷区。刘完素所处的年代处于第四个温暖期,强调火热之害。

按照五运六气学说"六气大司天"理论,时值六十五甲子,为燥火用事,阳明燥金司天,少阴君火在泉。因此,河间主张火热病机,治用寒凉,就不足为奇了。陆懋修《世补斋医书》认为:"设守真而遇湿寒,绝不偏于寒凉。"

河间在《原病式》中,把《内经》病机十九条中属热属火的病,从《内经》的22种推衍为57种。如:呕:胃痛热甚,火气炎上之象;颤栗动摇:心火热甚,亢极而战,反兼水化,故作寒栗;吐酸:由火胜制金不能平木,则肝木自甚,风火同病;悲属燥金,由心神烦热燥乱所致;耳聋:水衰火实,热郁于上而使听户壅塞,神气不得通泄所致。

刘氏认为六气之中除火热外,其他四气也能转化为火热。言风如"风本生于热,以热为本,以风为标,凡言风者,热也";言燥如"金燥虽属秋阴,而其性属于寒湿,仅同于风火也";言湿如"湿病本不自生,由于火热怫郁,水液不能宣行,即停滞而生水湿也。风病湿者,多为热生";言寒如"人之伤于寒者,则为病热。"

4. 亢害承制论　"亢害承制" 理论基于五运六气更胜克制关系,源于《素问·六微旨大论》:"亢则害,承乃制,制则生化。外列盛衰,害则败乱,生化大病。"河间阐发其义,指出:"亢则害,承乃制。谓己亢过极,则反似胜己之化也。"(《素问玄机原病式·序》)。造化之所以生生不息,正是由于五运相互承制,若"夫五行之理,甚而无以制之,则造化息矣。如风木旺而多风,风大则反凉,是反兼金化,制其木也。大凉之下,天气反温,乃火化承于金也。"(《原病式·寒类》)。

刘氏还指出:"微则当其本化,甚则兼有鬼贼……以火炼金,热极反化为水,及身热极,则反汗出也,水体柔顺,而寒极则反冰如地也。土主湿,阴雨,雨而安静,土湿过极,则反为骤注、烈风、雨淫溃也……皆所谓过极则反兼鬼贼之化,制其甚也。"

亢害承制理论贯穿于河间认识疾病、临床思辨的方方面面。

金氏认为:"河间所讲的亢害承制,与《内经》的精神有未尽合之处。《内经》之言亢害承制,是说五行以更胜而相平,在正常的情况下,承制的关系虽然存在,但不可得而觅,假如一气偏亢为害,则所承者起而制之。有亢必有承,既然看到亢害的一面,承制的一面也必定迟早可以看到。河间之言亢害承制,实际只是指出六气病变在亢盛到一定程度时所出现的一种假象,其本质还是一种亢害,而不是亢害已经得到了承制。"

5. 标本逆从论 刘氏认为:"大凡治病,必先明其标本,标者末也;本者根元也。故经言:先病为本,后病为标,标本相传,先以治其急者。又言:六气为本,三阴三阳为标,故病气为本,受病经络脏腑谓之标也。夫标本微甚,治之逆从,不可不通也。""凡不明病之标本者,由未知此变化之道也。"

标本、逆从理论源于《素问·至真要大论》,是五运六气理论的重要内容,从六气标本逆从理论论治具体病证,河间发其微义也。

河间对标本中气理论亦有阐发,认为"中气者,人气也",则与《内经》本义不符。

6. 六气兼化 河间认为:脏腑经络不必本气兴衰而能为其病。刘氏曰:"所谓五行之理,过极则胜己者反来制之,故火热过极,则反兼于水化。""凡人风病,多因热甚,而风燥者,为其兼化,以热为其主也。又曰:欲知病有兼风者,阴阳变化之道也。故阴阳相搏,刚柔相摩,五行相错,六气相荡,变而为病,则无穷矣。"

六气变乱,五行正常的制约关系受到破坏,往往相兼为病,而疾病之所以千变万化,就是因为这种"兼化"关系。

7. 气宜论 河间尊《内经》"谨候气宜,无失病机",《素问病机气宜保命集》

云:"治病必明六化分治,五味、五色所主……五行之运行数,六气之临御化,然后明阴阳三才之数。"河间认为:"病机者,寒暑燥湿风,金木水火土,万病悉由此而生矣。""不明六气五行之所宜,气味厚薄之所用,人身为病之所由,而能必获其效者,鲜亦哉!"

8. 六气所胜用药 《新刊图解素问要旨论》云:"厥阴之胜,木旺,当先补其不胜。木旺者,先补其脾土,然后方泻其肝木也。治以甘清者,甘味和其脾;清者,春木旺,凉为用,可以甘清。佐以辛苦者,脾苦湿,急食苦以燥之,以辛润之,以酸泻之,使酸泻肝之旺气也。"河间从五味胜复理论深入解释了《素问·至真要大论》"厥阴之胜,治以甘清,佐以苦辛,以酸泻之"的治则,发经之未发,通经之妙道。河间同时指出:"适主客之胜而补泻也。所以,妙道不可以不通矣。"

9. 六气脉象 河间在《伤寒直格论方》述六气脉象:"初之气……脉乍大、乍小、乍短、乍长,时物及风木之象也。二之气……脉弦也。三之气……脉洪大而长,天气万物人脉与造化同。四之气……脉缓大而长。或云紧大而长者,传写之误也。湿土主缓大而长,燥金主紧细而短濇,以万物干湿明可见焉。时湿土盛,肤腠开通,汗液时泄,故脉虽大长而力缓,不能紧也。至秋后气衰,寒凉乍闭,故虽微细而力紧也。五之气……脉紧细而微。终之气……脉沉短以敦敦。"是对运气脉学理论的发展。

张元素五运六气学术思想

张元素,字洁古,易州(今河北易县)人。生卒年代不详,大约与刘完素同时而年辈略晚,27岁考进士落第而潜心医学,李杲、王好古是其入室弟子。其五运六气学术思想主要体现在《医学启源》,任应秋先生指出:"张元素运用五运六气,则专从制方遣药的理论来发挥。"

1. 阐发脏腑天地观 张元素在《医学启源》卷首作天地六位脏象图,以天人合一观念阐发脏腑天地观。肺为太虚,属金,金火合德,燥金主清,肺上焦象天,下络大肠;心包络为天面,属火,君火主热,下络小肠;肝为风云之路,属木,木火合德,风木主温,肝中焦象人,下络胆经;胆为万物之路,属火,相火主极热;脾为地面,属土,水土合德,湿土主凉,脾下焦象地,下络胃;肾为黄泉,属水,寒水主寒,旁络膀胱。

2. 重视五运六气病机　《医学启源·卷之中》论述了五运主病、六气为病、五运病解、六气病解等内容，完全吸收了刘完素的论述，足见张元素对五运六气发病病机的重视。郑洪新等研究认为：《医学启源》"六气为病""六气病解"内容与《素问玄机原病式》几乎相同，张元素所谓梦中所得《内经主治备要》实即此篇文字，至于原创出于谁手，已很难考证。

3. 发展了运气治法　张元素提出五运六气治法纲要。《医学启源·卷之下》："凡治病，必求其所在，病在上者治上，在下者治下，故中外脏腑经络皆然。病气热，则除其热；病气寒，则退其寒，六气同法。"

张元素对五郁之病提出了治法。木郁之病，肝酸木风；火郁之病，心苦火暑；土郁之病，脾甘土湿；金郁之病，肺辛金燥；水郁之病，肾咸水寒。

4. 丰富了五运六气临床用方　张元素提出了六气主治要法用方，较刘完素有较大的发展。初之气依《内经》在上者宜吐，在下者宜下；二之气病，宜以桂枝麻黄汤发汗而已；三之气病，宜下清上凉及温养，不宜用巴豆热药下之；四之气病宜渗泄，五苓散之类是也；五之气病，宜以大柴胡汤解治表里；终之气病，宜破积发汗之药是也。

张元素对六气发病选取了许多方剂，为五运六气的临证选方做出了贡献。风病选方12首：防风通圣散、灵妙丹、神仙换骨丹、不换金丹、花蛇续命汤、加减冲和汤、防风天麻散、祛风丸、大通圣白花蛇散、活命金丹、至宝丹、牛黄通膈汤；暑热病方10首：白虎汤、桂苓甘露饮、桂苓白术散、益元散、竹叶石膏汤、化痰玉壶丸、四君子汤、白术散、小柴胡汤、升麻葛根汤；湿土方9首：葶苈木香散、白术木香散、大橘皮汤、桂苓白术丸、六一散、五苓散、赤茯苓丸、人参葶苈丸、海藻；火病方10首：凉膈散、黄连解毒汤、三一承气汤、八正散、洗心散、调胃承气汤、大承气汤、柴胡饮子、白虎汤、桃仁承气汤、神芎丸；燥病方10首：脾约丸、润肠丸、当归润燥汤、橘杏丸、七宣丸、麻仁丸、神功丸、厚朴汤、七圣丸、犀角丸；寒水方11首：大己寒丸、四逆汤、附子理中丸、胡椒理中丸、理中丸、铁刷汤、桂附丸、姜附汤、加减白通汤、二姜丸、术附汤。

张从正五运六气学术思想

张从正（约1156—1228年），字子和，自号戴人，金代睢州考城（今河南民权县）人。其著作有《儒门事亲》《张子和心境别集》《张子和医案拾遗》。其主要学术思想和对五运六气的认识见于《儒门事亲》。

1. 重视运气发病病因　《儒门事亲·卷二·汗吐下三法该尽治病诠十三》云："天之六气,风暑火湿燥寒;地之六气,雾露雨雹冰泥;人之六味,酸苦甘辛咸淡。故天邪发病多在乎上,地邪发病多在乎下,人邪发病多在乎中。"

2. 对运气发病的认识　《儒门事亲·卷三》云："夫天地之气常则安,变则病。而况人禀天地之气,五运迭侵于其外,七情交战于其中。"

对于六气发病,《儒门事亲·卷四》云："夫风者,厥阴风木也……夫暑者,为少阴君火之主也……夫湿者,为太阴湿土之主也……夫火者,少阳相火之主也……夫燥者,是阳明燥金之主也……夫寒者,是太阳寒水之主也。"

对风的认识,《儒门事亲·卷一》云："夫风之为状,善行而数变。《内经》曰:诸风掉眩,皆属肝木。掉摇眩运,非风木之象乎?纡曲劲直,非风木之象乎?手足瘛颤,斜目喎口,筋急挛搐,瘨疾惊痫,发作无时,角弓反张,甚则吐沫,或泣或歌,喜怒失常,顿僵暴仆,昏不知人,兹又非风木之象乎?故善行而数变者,皆是厥阴肝之用也。夫肝木所以自甚而至此者,非独风为然。盖肺金为心火所制,不能胜木故也。此病之作,多发于每年十二月,大寒中气之后,及三月四月之交,九月十月之交。何以言之?大寒中气之后,厥阴为主气,巳亥之月,亦属厥阴用事之月,皆风主之时也。故三月四月之交,多疾风暴雨,振拉摧拔,其化为冰雹。九月十月之交,多落木发屋之变。故风木郁极甚者,必待此三时而作。凡风病之人,其脉状如弓弦而有力,岂敢以热药投之,更增其势哉!"

子和以运气理论阐发消渴发病病机。《儒门事亲·卷三·三消之说当从火断二十七》云："阳明司天,四之气,嗌干引饮,此心火为寒水所郁故然。少阳司天,三之气,炎暑至,民病渴。太阳司天,甚则渴而欲饮。水行凌火,火气郁故然。少阴之复,渴而欲饮。少阳之复,嗌络焦槁,渴饮水浆,色变黄赤。又伤寒五日,少阴受之,故口燥舌干而渴。肾热病者,苦渴数饮。此皆燥热之渴也。"

对痿的认识。《儒门事亲·卷一》云："故痿之作也,五月、六月、七月,皆其时也。午者,少阴君火之位;未者,湿土庚金伏火之地;申者,少阳相火之分。故痿发此三月之内,以为热也。"

3. 以运气理论提出了疾病的治则治法　张子和提出从其气则和,违其气则病的论点。《儒门事亲·卷十》云："天之邪,感则害人五脏,肝心脾肺肾实而不满,可下之而已也;地之湿气感则害人皮肉筋脉肌肤,从外而入,可汗之而已也。"

子和提出了六气治则治法。风木肝酸,达针;暑火心苦,发汗;湿土脾甘,夺针;燥金肺辛,清针;寒水肾咸,折针。如《儒门事亲·卷十》云:"诸风掉眩,皆属于肝,木主动。治法曰:达者,吐也。其高者,因而越之。可刺大敦,灸亦同。"

对于岁运不常,子和亦提出治则。《儒门事亲·卷十一》云:"岁火太过,炎暑流行,火气太剧,肺金受邪,上应荧惑,大而明现。其病热郁,可用辛凉之剂,万举万全。"《儒门事亲·卷十四》作运气歌:"病如不是当年气,看与何年运气同。只向某年求治法,方知都在至真中"。

对小儿疮疱瘾疹等火热为病,子和根据运气理论提出了治则治法。《儒门事亲·卷十一》云:"凡小儿疮疱瘾疹,麸疮丹熛等疾,如遇火运胜时,荧惑乱行之者,不可便用升麻散解之。升麻汤味辛性温,《内经》曰:积温而成热是谓重火。止可以辛凉之剂解之。如遇平时,可以辛温,盖平时无事,便同水化。然而更宜审察病机,甚者亦不可以辛温。但发散之后,便以凉膈散加当归,及白虎汤、玉露散煎服之。更甚者,解毒汤、调胃散下之。古人云:斑疹疮疱,首尾俱不可下,皆误矣。岂不闻扬汤止沸,不如抽薪。《内经》曰:五寅五申之岁,多发此病者,盖明相火之所为也。又曰:少阳客气胜,丹疹外发。"

子和重视标本之治。在《儒门事亲·卷十三·刘河间先生三消论》中指出:"故处其方,必明病之标本,达药之所能,通气之所宜,而无加害者,可以制其方而已……又云:六气为本,三阴三阳为标。盖为病,脏病最急也。又云:六气为胃之本。假若胃热者,胃为标,热为本也……夫标本之道,要而博,小而大,可以言一而知百。"

《儒门事亲·卷十四》作标本运气歌:"少阳从本为相火,太阴从本湿上坐;厥阴从中火是家,阳明从中湿是我;太阳少阴标本从,阴阳二气相包裹;风从火断汗之宜,燥与湿兼下之可。万病能将火湿分,彻开轩岐无缝锁。"

4.子和运气用方 针对天之六气风、暑、湿、火、燥、寒(六淫)发病,子和提出了临证用方。《儒门事亲·卷四》云:"夫风者……防风通圣散、防风天麻汤、防风汤、祛风丸、排风汤、小续命汤、消风散……夫暑者……白虎汤、桂苓甘露散、化痰玉壶丸、益元散、玉露散、石膏散……夫湿者……五苓散、葶苈木香散、白术木香散、益元散、大橘皮汤、神助散 桂苓白术丸……夫火者……凉膈散、黄连解毒汤、泻心散、神芎丸、八正散、调胃散、调胃承气汤……夫燥者……

神功丸、脾约丸、麻仁丸、润体丸、四生丸……夫寒者……姜附汤、四逆汤、二姜汤、术附汤、大已寒丸、理中汤。"

张子和六淫用方与张元素亦有很多相似之处,但两人用方也各有区别,由于二人几乎处于相同时代,很难鉴别谁是原创。

子和对六之气为病,亦有用方:初之气病,宜以瓜蒂散吐之,在下泄之;二之气病,宜以桂枝麻黄汤,发汗而已;三之气病,宜以清凉,上温下养,不宜用巴豆丸下之;四之气病,宜渗泄,五苓散之类;五之气病,宜以大、小柴胡汤,宜解治表里之类;终之气病,宜破积、发汗之类。如《儒门事亲·卷十》云:"初之气为病,多发咳嗽,风痰风厥,涎潮痹塞,口喎,半身不遂,失音,风癫。风中妇人,胸中留饮,两脐腹微痛,呕逆恶心,旋运,惊悸,狂惕,心风,搐搦,颤掉。初之气病,宜以瓜蒂散吐之,在下泄之。"

但子和所论六之气为病治法用方,除初之气选方瓜蒂散之外,其他与张元素所论基本相同。因为张元素对初之气病,提出"在上者宜吐,在下者宜下"(《医学启源》)的治则而没有用方;子和提出"初之气病,宜以瓜蒂散吐之,在下泄之",补充了吐之方瓜蒂散,据此分析,可能张元素为原创者。

对于脏毒下血的治疗,子和论曰:"《内经》曰:少阳客气胜,则丹熛疮疡发于外也。盖余热不解,故脏毒下血。治以黄连解毒汤、白虎汤、凉膈散,临证选而用之。所谓白虎,旧说秋冬勿用,皆误也。但有此证便用之。盖其证属相火故也。大人亦同"(《儒门事亲·卷十一》)。

5. 对运气用药的认识　《儒门事亲·卷二·汗吐下三法该尽治病诠十三》云:"《至真要大论》等数篇,言运气所生诸病,各断以酸、苦、甘、辛、咸、淡,以总括之……如辛补肝,咸补心,甘补肾,酸补脾,苦补肺。若此之外,乃所以发腠理、致津液、通血气。"

朱丹溪五运六气学术思想

朱震亨(1281—1358年),字彦修,号丹溪翁。一生著述颇丰,亲撰主要有《格致余论》《局方发挥》《本草衍义发挥》等,《丹溪心法》《脉因证治》等是其弟子传人总结其学术思想和临床经验而成。

1. 重视运气发病　丹溪对运气发病非常重视,认为疾病的发生,不出五运六气。《丹溪心法·亢则害承乃制》云:"气之来也,既以极而成灾,则气之乘也,必以复而得平,物极则反,理之自然也。大抵寒、暑、燥、湿、风、火之气,木、火、土、金、水之形,亢极则所以害其物,承乘则所以制其极,然则极而成灾,复而得平,气运之妙,灼然而明矣,此亢则害,承乃制之意。"又云:"是故疾病之生,不胜其众,要其所属,不出乎五运六气而已。诚能于此审察而得其机要,然后为之治,又必使之各应于运气之宜,而不至有一毫差误之失。"

2. 继承《内经》和刘完素病机理论　丹溪继承了《内经》和刘完素对病机的认识。《丹溪心法·审察病机无失气宜》云:"若夫诸风掉眩,皆属肝木;诸痛痒疮,皆属心火;诸湿肿满,皆属脾土;诸气膹郁,皆属肺金;诸寒收引,皆属肾水。此病属于五运者也。诸暴强直,皆属于风;诸呕吐酸,皆属于热;诸躁扰狂越,皆属于火;诸痉强直,皆属于湿;诸涩枯涸,皆属于燥;诸病水液,澄澈清冷,皆属于寒。此病机属于六气者也。"

3. 六气主气合于色脉　《丹溪心法·能合色脉可以万全》云:"《素问》曰:能合色脉,可以万全,其意如此……左颊者,肝之部,以合左手关位,肝胆之分,应于风木,为初之气;颜为心之部,以合于左手寸口,心与小肠之分,应于君火,为二之气;鼻为脾之部,合于右手关脉,脾胃之分,应于湿土,为四之气;右颊肺之部,合于右手寸口,肺与大肠之分,应于燥金,为五之气;颐为肾之部,以合于左手尺中,肾与膀胱之分,应于寒水,为终之气;至于相火,为三之气,应于右手,命门、三焦之分也。若夫阴阳五行,相生相胜之理,当以合之于色脉而推之也。是故脉要精微论曰:色合五行,脉合阴阳。"

《丹溪脉诀指掌》(此书旧题为朱丹溪所撰,今有认为系李杲所作)论六气主令气至脉:"初气,厥阴风木主令,至其脉弦,又云沉短而散。春分至二月小满,为二之气,少阴君火主令,至其脉钩。小满至六月大暑,为三之气,少阳相火主令,至其脉浮大。大暑至八月白露,为四之气,太阴湿土主令,至其脉沉。秋分至十月小雪,为五之气,阳明燥金主令,至其脉短而濇。又云浮大而长。小雪至十二月大寒,为六之气,太阳寒水主令,至其脉大而长。"

4. 重视运气标本　《丹溪心法·治病必求于本》云:"今夫厥阴为标,风木为本,其风邪伤于人也,掉摇而眩转,瞤动而瘛疭,卒暴强直之病生矣;少阴为标,君火为本,其热邪伤于人也,疮疡而痛痒,暴注而下迫,水液浑浊之病生矣;少阳为标,相火为本,其火邪伤于人也,为热而瞀瘛,躁扰而狂越,如丧神守之病生矣。善为治者,风淫所胜,平以辛凉;热淫所胜,平以咸寒;火淫所胜,平以咸冷。以其病本于阳,必求其阳而疗之。病之不愈者,未之有也。太阴为标,湿土为本,其湿邪伤于人也,腹满而身肿,按之而没指,诸痉强直之病生矣;阳明为标,燥金为本,其燥邪伤于人也,气滞而膹郁,皮肤以皱揭,诸涩枯涸之病生矣;太阳为标,寒水为本,其寒邪伤于人也,吐利而腥秽,水液以清冷,诸寒收引之病生矣。善为治者,湿淫所胜,平以苦热;燥淫所胜,平以苦温;寒淫所胜,平以辛热;以其病本于阴,必求其阴而治之。"

◉ 明代

汪石山五运六气学术贡献

汪机(1463—1540年),字省之,明徽则祁门(今安徽省祁县人),号石山居士,世称汪石山。

汪石山作《运气易览》,对五运六气"论以明其理,图以揭其要,歌括以便于记诵。"(《运气易览·序》)汪机在《运气易览》作图及歌诀,显然是受刘温舒的影响,便于初学者学习。

汪石山提出了五运概念:"天分五气,地列五行,五气分流,散于其上,经于列宿,下合方隅,则命之以为五运。"(《运气易览·论五天五运之气》)

汪石山强调科学地应用五运六气,他在开篇便批评马宗素。《运气易览·学五运六气纲领》云:"若便攻于运气,恐流于马宗素之徒,而云某生人某日,病于某经,用某药治之之类也。"他指出:"运气一书,古文启其端倪而已,员机之士岂可徒泥其法而不求法外之遗耶?"

解释正化度、邪化度。《运气易览·论正化度邪化度》云:"假如甲子年属火,为热化司天,甲属土,为雨化司运,卯属金,为清化司地。热化、雨化、清化皆司天、司运、司地之本气,故曰正化度也。度,日也。又甲属阳为太过,太过则无胜亦无复,是以无邪化度也……又如辛卯年……亦曰正化度。但辛水属阴为不及,不及则土之雨化必来克之,水弱不敌,而水之子乃木,木之风化必来为母复仇而克土。然雨化所克,风化所复,非司天、司运、司地之本气,故曰邪化度也。"

汪机从杨子建交六气之日说,认为六气交于冬至日。《运气易览·论交六气时日》云:"岁气起于子中,尽于子中。故曰:冬至子之半,天心无改移。子午之岁始冬至燥金,然后禅于寒水,以至相火日,各六十者五,而小雪以后,其日三十,复终于燥金。丑未之岁始冬至,寒水三十日,然后禅于风木,以至燥金日,各六十者五,而小雪以后,其日三十,复终于寒水。寅申以下皆然。如是六十年至千万年,气序相生而无间。非小寒之末无所于授,大寒之初无所于承,膈越一气不相接续,而截自大寒为次年初气之首也。此造化之妙,《内经》秘而未发,启玄子阙而未言,近代杨子建昉推而得之。”

汪石山收录了陈无择五运主病治例方十首和六气时行民症证治方六首,并首载六气主病治例方六首,分别是风胜燥制火并汤、水胜湿制风并汤、火胜寒制湿并汤、土胜风制燥并汤、热制寒并汤、火胜阴精制雾沤溃并汤,丰富了五运六气临床方法。

汪石山认为成无己《注解伤寒论》所载不应脉及交反脉图悉误,并据运气理论予以纠正,汪机认为:“汗瘥棺墓法,不见于经图解,最鄙浅,不类仲景文字,必后世如高阳生《脉诀》托王叔和之类,今不取。”其治学是科学严谨的。

王肯堂五运六气学术贡献

王肯堂(1549—1613年),字宇泰、损仲,号损庵、念西居士,为明代著名医家。王肯堂运气理论与临床专著《医学穷源集》约成书于明天启三年(1623),为其弟子殷宅心整理,首二卷为运气图说,系殷氏录自王肯堂所撰《尺木楼图说》,后四卷是王氏弟子记录的王氏医案。

王肯堂论运气,以图说理,简明透彻,简《内经》五运六气之道以扼要,传承了王冰、刘温舒之学。

王氏作《元会运世论》阐发邵雍元会运世之道。《医学穷源集·元会运世论》云:“一岁统十二月,一月统三十日,以十二乘三十得三百六十日;一日统十二辰,一辰统三十分,复以十二乘三十得三百六十分。是一岁之数,十二月,三百六十日,四千三百二十辰,十二万九千六百分。以岁定元,故一元统十二会,会比月也;一会统三十运,运比日也;一运统十二世,世比辰也;一世统三十年,年比分也。故一元之数,十二会,三百六十运,四千三百二十世,十二万九千六百年。第开物于月寅、星己之七十六,闭物于月戌、星戌之三百一十五。唐尧为日甲、月巳、星癸、辰申,当一元之半。邵子何由知之?善乎西山蔡氏曰:以今日天地之运,日月五星之行,推而上之,因以得之也。”

　　王肯堂以元会运世之理，以《路史》考《内经》认为："计黄帝之先尧，大约不过百世，与尧同为已会。其时天地之运纯阳，斯民之数鼎盛，故《经》之所载或有未备。"

　　通过元会运世之理，认为古今之病或不相同，金元四家之学各有不同，是因为同会不同运的原因。《医学穷源集·元会运世论》："后世化原日薄，而天地六淫之气侵之者愈益酷。古无痘症也，历汉唐而盛行于中国；古无梅毒也，至本朝而濡染于南州；其他溢于《经》外者数条，夫世愈积而愈多，病日降而日变。古之所有，或为今之所无，今之所无，或为后之所有。即如张、王、刘、李诸家，以身所经历之证，经历之方，著书立说，传诸后世，非不确切不磨，乃至今不尽吻合者，盖同会而不同运也。"

　　王肯堂在《三元运气论》作"洛书三元九宫图"，以卦说运气之理。《医学穷源集·三元运气论》云："故以《洛书》九宫分为三元，每元各主三宫。上元甲子六十年，坎卦统运，水气最旺。二坤、三震各主运二十年，为统运之分司。中元甲子巽四统运，木气最旺，次五黄，次六白。下元甲子七赤统运，金气最旺，次八白，次九紫。此三元之所以肇也。至流年主气，则上元始坎一，次从九紫、八白逆数六十，而终于五黄。中元、下元亦然。总之流年之宫合于统运者为旺气，为统运所生者为生气，生统运者为失气，为统运所克者为死气，克统运者为煞气，元运流年之大旨如是。"提出"先立其元，而后明其气"的观点。王氏认为："盖岁月如流，其不改者，甲子之周环；其不同者，气机之日新。如若所云，是百八十年后仍复其初也。"

　　对治病的认识，王肯堂认为："至立春日，贼风自西来，又皆中之，而瘟疫生矣。此万民所以同病也。"（《医学穷源集·太乙移宫说》）

　　对疫病，王肯堂认为："盖疫也者，郁也。"疾病的发生，与人事有关，其治，应考天运，虑人事。《医学穷源集·疫由人事论》云："《内经》所载五疫之发，皆由五干刚柔失守。然天时、人事恒相附丽，如影随形，如响随声。不得谓天失其度，致生灾疢，而与人事无涉也……不稔刚柔之义，则五行迷瞀，治疗无方；不识人事之说，则妄测天运，施治寡效。"

　　王肯堂认为，运气之学还与方月有关，方月乃方隅也。不同的地域，有寒热温凉的气候，高下之地理等不同，天灾的流行，与此也有关。《医学穷源集·六气方月图》云："《经》之言运气详矣。即其说而推之，往往不验。盖天下之大,不下万余里。或南旱而北水,或西热而东寒。气候不齐,灾祥各别。同在六合之中,五运司岁,宁有彼此之殊;六步纪功,应无参差之验。而不侔若此,遂谓运气之说不足凭信,是皆未达方月之旨而寻其究竟也……至天灾流行,有非可一端求者。有司天之灾,有在泉之灾,有间气之灾,有中运之灾,有三年郁发之灾。所灾之方,或六气所属,或五运所主,或十二辰所指。"故王肯堂在《山川方隅气候不同论》中说:"故不稔运气之说,则临事无定识。不明方隅之理,则拘墟而鲜通。学运气之学者,惟即方隅之不同,以求其与运气之相合,庶无缪举也夫!"

王肯堂对运气理论最大的贡献,当推其运气临床验案。其案是目前所见留传最广泛,最完整的运用运气理论指导临床的经验案例,其案不袭成方,爨天地运气之理,具有极大的临床参考价值,可谓古今运气临床第一人。

张景岳五运六气学术贡献

张景岳(1563—1640年),名介宾,字会卿,明代著名医家。张景岳重新编次《内经》,将《素问》《灵枢》合而为一,名为《类经》。以《灵枢》启《素问》之微,以《素问》发《灵枢》之秘,相为表里,道其义也。《类经》专列运气类,以诸家及易理以通释,颇有创意。

景岳是一位临床医家,其释运气之理,往往能结合临床,如《类经·二十四卷·附运气说》云:"若所云者,似真运气之不必求,而运气之道岂易哉?凡岁气之流行,即安危之关系。或疫气遍行,而一方皆病风温;或清寒伤脏,则一时皆犯泻痢;或痘疹盛行,而多凶多吉,期各不同;或疔毒遍生,而是阴是阳,每从其类;或气急咳嗽,一乡并兴;或筋骨疼痛,人皆道苦;或时下多有中风,或前此盛行痰火。诸如此者,以众人而患同病,谓非运气之使然欤?观东垣于元时太和二年,制普济消毒饮以救时行疫疠,所活甚众,非此而何?"

景岳为阐运气之理,做《类经图翼》以明之。其作图较《素问入式运气论奥》更加全面、细致,并附以歌诀。如六十花甲纳音图、每日气数百刻六千分图、二十八宿过宫分野图、五运三气六纪图、司天在泉左右间气图等,为后世更加直观理解运气理论做出了贡献。

景岳对运气理论的个人见解主要收录在《类经图翼》《类经附翼》,能更深刻地以医易之理解经之理。其作律解、律原等基础知识以附翼理解《内经》。

张景岳对埋管飞灰候气之说提出了质疑,《类经附翼·候气辨疑》云:"候气之说,古之所无,埋管飞灰以候十二月之气,不经之谈也……夫一岁之气,有升有降,天气上升,地气下降,闭塞而为阴,秋冬之事也,升者上,降者下,埋管于地,将谁候乎?天气下降,地气上升,畅达而为阳,春夏之事也,氤氲两间,发育万物,地下无气不可候矣,气无微而不入者也,十二管飞则皆飞,不飞则皆不飞……盖古法占候,恒在岁始,冬至盖阳生之始也,气在地中,且无形可见,故以黄钟之管候之。当冬至之日,气至灰飞,则气节相应,是为和平;若气至灰飞在冬至之前,或在其后,则为太过不及,于是乎有占,与冬至登台望云物以占吉凶,盖同一意也。"景岳以科学理性的态度解答了埋管飞灰的问题。

张景岳详解每日气数百刻六千分和四季日躔宿度昼夜长短刻数以及二十四节气七十二候,为后世医家提供了参考依据。

景岳作《类经图翼·气数统论》参考邵雍皇级经世之元会运世总数提出:"如一岁之统十二月,一月之统三十日,一日之统十二时,一时之统三十分;故一元之统十二会,一会之统三十运,一运之统十二世,一世之统三十年,而天地气运之道,概乎此矣。"

张景岳对《伤寒钤法》提出了批评。《类经·卷二十四》云:"此外复有不明气化如马宗素之流者,假仲景之名,而为《伤寒钤法》等书,用气运之更迁,拟主病之方治,拘滞不通,诚然谬矣。"医学家张景岳的批评是中肯的,刘完素的学生马宗素运用运气理论的概念和有关象数学干支五行理论,建立了一系列根据病人命辰和得病日干支来推算其所患为何病,预后和治法的"算病法",完全不考虑患者的实际症状和体征,只凭某种固定的格局来推算,从而使运气学说偏离了原有的轨迹,走向唯心,明代薛立斋、熊宗立等倡之,正确与否,需要认真研究,提供科学依据。

◎ 清代

六气大司天理论的完善

《内经》运气理论研究了60年甲子周期规律,后人将其扩大,形成了六气大司天理论,它把运气理论中逐岁变化的司天之气扩大为60年为一变的大司天。

对元的记载在司马迁《史记·天官书》,在论及金星运行状况时有"其纪上元"之说。西汉刘歆在三统历中以为"三统两千三百六十三万九千四十,而复于太极上元"。北宋哲学家邵雍作《皇极经世》以"元会经世"理论以研究整个人类历史。受邵氏影响,明代汪机、王肯堂、张介宾等人将其观点引入运气理论,至清代王丙、陆懋修逐步发展形成了六气大司天理论。所谓六气大司天,即将《内经》60年甲子周期扩大至整个宇宙时空以研究五运六气,借助天干地支符号作为推演工具,以天干纪年确定某一时间段的司天之气和在泉之气,以探讨该时间段的运气规律。

邵雍曰:"元之元一,元之会十二,元之运三百六十,元之世四千三百二十。会之元十二,会之会一百四十四,会之运四千三百二十,会之世五万一千八百四十。运之元三百六十,运之会四千三百二十,运之运一十二万九千六百,运之世一百五十五万五千二百。世之元四千三百二十,世之会五万一千八百四十,世之运一百五十五万五千二百,世之世一千八百六十六万二千四百。"(《皇极经世·观物篇之六十》)。邵雍的思想,对后世哲学家、思想家、医学家都产生了影响。

明代医家韩懋、汪石山在运气理论提到了元会运世。《运气易览·论五天五运之气》云:"一说自开辟来,五气秉承元会运世,自有气数,天地万物所不能逃,近世当是土运,是以人无疾而亦瘀,此与胜国时多热不同……读医书五运六气,南北二政,岂独止于一年一时,而烦忘世运会元之统耶?"

王肯堂做"元会运世论"和"三元运气论",全面将邵雍理论引入运气学说,并做"洛书三元九宫图",以易理阐述运气之理。指出了天地阴阳之运气,《内经》之所载或有未备,并以元会运世理论分析了金元四家之说之不同是因为同会而不同运所形成的。并提出研究运气学说,要"先立其元,而后明其气"的新观点。

张介宾也非常重视元会运世理论。他在《类经图翼》以邵雍《皇极经世》为依据,附"元会经世总数"。并指出:"如一岁之统十二月,一月之统三十日,一日之统十二时,一时之统三十分;故一元之统十二会,一会之统三十运,一运之统十二世,一世之统三十年,而天地气运之道,盖乎此矣。惟是数之为学,圆通万变,大则弥纶宇宙,小则纤悉秋毫。"

明末清初医家费启泰(1590—1677年)阐发了大运、小运的概念。《救偏琐言》云:"天以阴阳而运六气。运有大小,小则逐岁而更,大则六十年而易。"以六十年为运的基本单位,去探讨更为广泛的运气规律是为大运。其在《救偏琐言·治痘须知大运论》中说："尝稽东垣一以保脾为主,河间一以滋阴为重,子和一以涤荡为先,皆能表于世,总得挈领提纲,故得一本万殊之妙。不则当年岂无岁气而各取其一耶? 至于痘症,有独取于辛热,有得意于寒凉,有扼要于保元,是亦治痘之明手,何不见有逐年之分别耶? 要知大运之使然,非三氏之偏颇也。"

费氏认为:"民病之应乎运气,在大不在小……病而于大小俱和,无论矣。有于大运则和岁气相违者,自从其大而略变其间也,此常理也。间有于小则和于大则违,更有于大运岁气俱违者,偶尔之变,亦当因其变而变应之。"

清代名医王丙(1733—1803年)则在《内经》基础上,发展了运气大司天理论。《伤寒论说辩附余》云:"愚常思之,《内经》云: 天以六为节,地以五为制,五六相合而七百二十气凡三十岁而为一纪,千四百四十气凡六十岁而为一周,不及太过斯可见矣。今宗斯训,扩而大之,以三百六十年为一大运,六十年为一大气,五运六气迭乘,满三千六百年为一大周。"

王丙的曾外甥陆懋修(1815—1887年)继承了六气大司天之学并予以发扬。陆氏作大司天三元甲子考,排列了自黄帝八年到清同治三年的干支纪年序列,按照六气客气之序(厥阴、少阴、太阴、少阳、阳明、太阳),分别标记了各个甲子的司天、在泉之气,并以此为依据,分析了历代医家的临床用药特点,明辨了医家流派的形成与六气大司天的关系。指出:"由是而知仲景之用青龙、白虎汤也,以其所值为风火也; 守真辟朱肱用温之误,申明仲景用寒之治,为三已效方,三一承气也,以其所值为燥火也; 东垣以脾胃立论,专事升阳者,以其所值为寒湿也; 丹溪以知柏治肾,专事补阴者,以其所值又为燥火也。明乎此,而知古圣昔贤著书立说,都是补偏救弊之人。"因此,他强调"欲明前人治法之非偏,必先明六气司天之为病。"至此,六气大司天理论研究达到了高潮。

黄元御对五运六气学术贡献

黄元御(1705—1758年),字坤载,号研农,别号玉楸子,山东昌邑人。黄氏非常重视《内经》"天人合一"的观点,以其独特的视角,阐析运气与人体发病的关系。

1. 运气学说对黄元御学术思想形成的影响　《四圣心源》成书于乾隆十八年(公元1753年),按照五运六气大司天理论,公元1744—1804年为太阴湿土司天,因此,黄氏重视中土,善于运用燥土疏木法为运气必然。

2. 崇尚天人合一之理　《四圣心源》云:"昔在黄帝,咨于岐伯,作《内经》,以究天人之奥。其言曰:善言天者,必有验于人。然则善言人者,必有验于天矣。天人一也,未识天道,焉知人理!"又曰:"人与天地相参也,阴阳肇基,爰有祖气,祖气者,人身之太极也。"

3. 重视六气　《四圣心源》云:"内外感伤,百变不穷,溯委穷源,不过六气。六气了彻,百病莫逃,义至简而法至精也。"又曰:"六气乃五行之魂,五行即六气之魄。人为天地之中气,秉天气而生六腑,秉地气而生五脏。六气五行皆于人身。内伤者,病于人气之偏,外感者,因天地之气偏,而人气感之。"

对于仲景学说,《四圣心源》云:"仲景《伤寒》,以六经立法,从六气也……六经之变化虽多,总不外乎六气。"

黄元御明运气之理,以天人相应观,立法立方,切合临床,是黄氏对运气理论的独到见解。《四圣心源》云:"内外感伤,总此六气。其在天者,初之气,厥阴风木也,在人则肝之经应之。二之气,少阴君火也,在人则心之经应之。三之气,少阳相火也,在人则三焦之经应之。四之气,太阴湿土也,在人则脾之经应之。五之气,阳明燥金也,在人则大肠之经应之。六之气,太阳寒水也,在人则膀胱之经应之。"以六气统十二经,每一气应二经,有司化、从化之不同,均以司化者为主,从化者不司主化为辅,所以为六气统六经。

4. 创六气治法　《四圣心源》创六气治法:治厥阴风木法以桂枝苓胶汤;治少阴君火法以黄连丹皮汤;治少阳相火法以柴胡芍药汤,治太阴湿土法以术甘苓泽汤,治阳明燥金法以百合五味汤,治太阳寒水法以苓甘姜附汤。

5. 释南北政　《素问悬解》:"南政北政,经无明训,旧注荒唐,以甲己为南政,其余八干为北政。天地之气,南北平分,何其北政之多而南政之少也,此真无稽之谈矣。以理推之,一日之中,天气昼南而夜北,是一日之南北政也,一岁之中,天气夏南而冬北,是一岁之南北政也。"

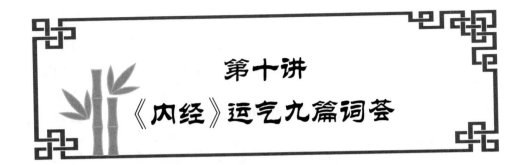

第十讲
《内经》运气九篇词荟

天元纪大论

五运阴阳：夫五运阴阳者，天地之道也，万物之纲纪，变化之父母，生杀之本始，神明之府也。

化：故物生谓之化。

变：物极谓之变。

神：阴阳不测谓之神……神在天为风，在地为木；在天为热，在地为火；在天为湿，在地为土；在天为燥，在地为金；在天为寒，在地为水。

圣：神用无方谓之圣。

三阴三阳：阴阳之气各有多少，故曰三阴三阳也。

天符：应天为天符，

岁直：承岁为岁直。

六元：厥阴之上，风气主之；少阴之上，热气主之；太阴之上，湿气主之；少阳之上，相火主之；阳明之上，燥气主之；太阳之上，寒气主之。所谓本也，是谓六元。

五运行大论

天地阴阳：土主甲己，金主乙庚，水主丙辛，木主丁壬，火主戊癸。子午之上，少阴主之；丑未之上，太阴主之；寅申之上，少阳主之；卯酉之上，阳明主之；辰戌之上，太阳主之；巳亥之上，厥阴主之。不合阴阳，其故何也？岐伯曰：是明道也，此天地之阴阳也……天地阴阳者，不以数推，以象之谓也。

人中阴阳：夫数之可数者，人中之阴阳也，然所合，数之可得者也。夫阴阳者，数之可十，推之可百，数之可千，推之可万。

五天之气：臣览《太始天元册》文，丹天之气，经于牛女戊分；黅天之气，经于心尾己分；苍天之气，经于危室柳鬼；素天之气，经于亢氐昴毕；玄天之气，经于张翼娄胃。所谓戊己分者，奎壁角轸，则天地之门户也。

天地：论言天地者，万物之上下。

上下：岐伯曰：所谓上下者，岁上下见阴阳之所在也。

厥阴在上，则少阳在下，左阳明，右太阴；少阴在上，则阳明在下，左太阳，右少阳；太阴在上，则太阳在下，左厥阴，右阳明；少阳在上，则厥阴在下，左少阴，右太阳；阳明在上，则少阴在下，左太阴，右厥阴；太阳在上，则太阴在下，左少阳，右少阴。所谓面南而命其位，言其见也。上下相遘，寒暑相临，气相得则和，不相得则病。

地：地者，所以载生成之形类也。

帝曰：地之为下否乎？岐伯曰：地为人之下，太虚之中者也。

虚：虚者，所以列应天之精气也。

左右：左右者，阴阳之道路，未知其所谓也。

左右者，诸上见厥阴，左少阴，右太阳；见少阴，左太阴，右厥阴；见太阴，左少阳，右少阴；见少阳，左阳明，右太阴；见阳明，左太阳，右少阳；见太阳，左厥阴，右阳明。所谓面北而命其位，言其见也。

不当位：帝曰：气相得而病者何也？岐伯曰：以下临上，不当位也。

天地运动：帝曰：动静何如？岐伯曰：上者右行，下者左行，左右周天，余而复会也。

帝曰：余闻鬼臾区曰，应地者静。今夫子乃言下者左行，不知其所谓也，愿闻何以生之乎？岐伯曰：天地动静，五行迁复，虽鬼臾区其上候而已，犹不能遍明。夫变化之用，天垂象，地成形，七曜纬虚，五行丽地。

间气：帝曰：间气何如？岐伯曰：随气所在，期于左右。

六微旨大论

天道六六之节：帝曰：愿闻天道六六之节盛衰何也？岐伯曰：上下有位，左右有纪。故少阳之右，阳明治之；阳明之右，太阳治之；太阳之右，厥阴治之；厥阴之右,少阴治之;少阴之右,太阴治之;太阴之右,少阳治之。此所谓气之标,盖南面而待也。故曰,因天之序,盛衰之时,移光定位,正立而待之,此之谓也。

标、本、中气:少阳之上,火气治之,中见厥阴;阳明之上,燥气治之,中见太阴;太阳之上,寒气治之,中见少阴;厥阴之上,风气治之,中见少阳;少阴之上,热气治之,中见太阳;太阴之上,湿气治之,中见阳明。所谓本也,本之下,中之见也,见之下,气之标也,本标不同,气应异象。

至而至,有至而不至,有至而太过:帝曰:其有至而至,有至而不至,有至而太过,何也?岐伯曰:至而至者和;至而不至,来气不及也;未至而至,来气有余也。帝曰:至而不至,未至而至,如何?岐伯曰:应则顺,否则逆,逆则变生,变则病。

地理之应六节气位:帝曰:善。愿闻地理之应六节气位何如?岐伯曰:显明之右,君火之位也;君火之右,退行一步,相火治之;复行一步,土气治之;复行一步,金气治之;复行一步,水气治之;复行一步,木气治之;复行一步,君火治之。相火之下,水气承之;水位之下,土气承之;土位之下,风气承之;风位之下,金气承之;金位之下,火气承之;君火之下,阴精承之。帝曰:何也?岐伯曰:亢则害,承乃制,制则生化,外列盛衰,害则败乱,生化大病。

当位:帝曰:何谓当位?岐伯曰:木运临卯,火运临午,土运临四季,金运临酉,水运临子。所谓岁会,气之平也。

非位:帝曰:非位何如?岐伯曰:岁不与会也。

非其位则邪,当其位则正。

天符:帝曰:土运之岁,上见太阴;火运之岁,上见少阳、少阴;金运之岁,上见阳明;木运之岁,上见厥阴;水运之岁,上见太阳,奈何?岐伯曰:天之与会也。故《天元册》曰天符。

天符岁会:帝曰:天符岁会何如?岐伯曰:太一天符之会也。帝曰:其贵贱何如?岐伯曰:天符为执法,岁位为行令,太一天符为贵人。

步:所谓步者,六十度而有奇,故二十四步积盈百刻而成日也。

岁立:天气始于甲,地气治于子,子甲相合,命曰岁立,谨候其时,气可与期。

气交:帝曰:何谓气交?岐伯曰:上下之位,气交之中,人之居也。故曰:天枢之上,天气主之;天枢之下,地气主之;气交之分,人气从之,万物由之。此之谓也。

帝曰：愿闻其用何如？岐伯曰：升已而降，降者谓天；降已而升，升者谓地。天气下降，气流于地；地气上升，气腾于天。故高下相召，升降相因，而变作矣。

初中：帝曰：何谓初中？岐伯曰：初凡三十度而有奇。中气同法。

帝曰：初中何也？岐伯曰：所以分天地也。

帝曰：愿卒闻之。岐伯曰：初者地气也，中者天气也。

气交变大论

天文、地理、人事：《上经》曰：夫道者，上知天文，下知地理，中知人事，可以长久。此之谓也。帝曰：何谓也？岐伯曰：本气位也。位天者，天文也；位地者，地理也；通于人气之变化者，人事也。

气化运行先天，气化运行后天：故太过者先天，不及者后天，所谓治化而人应之也。

五常政大论

三气之纪：帝曰：三气之纪，愿闻其候。

1. 平气：木曰敷和，火曰升明，土曰备化，金曰审平，水曰静顺。

故生而勿杀，长而勿罚，化而勿制，收而勿害，藏而勿抑，是谓平气。

2. 不及：帝曰：其不及奈何？岐伯曰：木曰委和，火曰伏明，土曰卑监，金曰从革，水曰涸流……委和之纪，是谓胜生……伏明之纪，是谓胜长……卑监之纪，是谓减化……从革之纪，是谓折收……涸流之纪，是谓反阳。

3. 太过：帝曰：太过何谓？岐伯曰：木曰发生，火曰赫曦，土曰敦阜，金曰坚成，水曰流衍……发生之纪，是谓启陈……赫曦之纪，是谓蕃茂……敦阜之纪，是谓广化……坚成之纪，是谓收引……流衍之纪，是谓封藏。

胎孕不育：帝曰：岁有胎孕不育，治之不全，何气使然？岐伯曰：六气五类，有相胜制也，同者盛之，异者衰之，此天地之道，生化之常也。故厥阴司天，毛虫静，羽虫育，介虫不成；在泉，毛虫育，倮虫耗，羽虫不育。少阴司天，羽虫静，介虫育，毛虫不成；在泉，羽虫育，介虫耗不育。太阴司天，倮虫静，鳞虫育，羽虫不成；在泉，倮虫育，鳞虫不成。少阳司天，羽虫静，毛虫育，倮虫不成；在泉，羽虫育，介虫耗，毛虫不育。阳明司天，介虫静，羽虫育，介虫不成；在泉，介虫育,毛虫耗,羽虫不成。太阳司天,鳞虫静,倮虫育;在泉,鳞虫耗,倮虫不育。

神机: 帝曰: 何谓也? 岐伯曰: 根于中者,命曰神机,神去则机息。

气立: 根于外者,命曰气立,气止则化绝。

六元正纪大论

正岁: 夫六气者,行有次,止有位,故常以正月朔日平旦视之,睹其位而知其所在矣。运有余,其至先,运不及,其至后,此天之道,气之常也。运非有余非不足,是谓正岁,其至当其时也。

位明: 帝曰: 天地之数,终始奈何? 岐伯曰: 悉乎哉问也! 是明道也。数之始,起于上而终于下,岁半之前,天气主之,岁半之后,地气主之,上下交互,气交主之,岁纪毕矣。故曰位明,气月可知乎,所谓气也。

同化: 帝曰: 余司其事,则而行之,不合其数何也? 岐伯曰: 气用有多少,化治有盛衰,衰盛多少,同其化也。帝曰: 愿闻同化何如? 岐伯曰: 风温春化同,热曛昏火夏化同,胜与复同,燥清烟露秋化同,云雨昏暝埃长夏化同,寒气霜雪冰冬化同。此天地五运六气之化,更用盛衰之常也。

帝曰: 五运行同天化者,命曰天符,余知之矣。

同天化、同地化: 愿闻同地化者何谓也? 岐伯曰: 太过而同天化者三,不及而同天化者亦三,太过而同地化者三,不及而同地化者亦三。此凡二十四岁也。

帝曰: 愿闻其所谓也。岐伯曰: 甲辰甲戌太宫下加太阴,壬寅壬申太角下加厥阴,庚子庚午太商下加阳明,如是者三。癸巳癸亥少徵下加少阳,辛丑辛未少羽下加太阳,癸卯癸酉少徵下加少阴,如是者三。戊子戊午太徵上临少阴,戊寅戊申太徵上临少阳,丙辰丙戌太羽上临太阳,如是者三。丁巳丁亥少角上临厥阴,乙卯乙酉少商上临阳明,己丑己未少宫上临太阴,如是者三。

除此二十四岁,则不加不临也。

加临: 帝曰: 加者何谓? 岐伯曰: 太过而加同天符,不及而加同岁会也。

帝曰: 临者何谓? 岐伯曰: 太过不及,皆曰天符,而变行有多少,病形有微甚,生死有早晏耳。

远: 帝曰: 夫子言用寒远寒,用热远热,余未知其然也,愿闻何谓远? 岐伯曰: 热无犯热,寒无犯寒,从者和,逆者病,不可不敬畏而远之,所谓时兴六位也。

四畏: 帝曰: 温凉何如? 岐伯曰: 司气以热,用热无犯,司气以寒,用寒无犯,司气以凉,用凉无犯,司气以温,用温无犯,间气同其主无犯,异其主则小犯之,是谓四畏,必谨察之。

邪气反胜:帝曰:善。其犯者何如?岐伯曰:天气反时,则可依时,及胜其主则可犯,以平为期,而不可过,是谓邪气反胜者。故曰:无失天信,无逆气宜,无翼其胜,无赞其复,是谓至治。

非时而化:帝曰:善。气有非时而化者,何也?岐伯曰:太过者当其时,不及者归其己胜也。

先天、后天:帝曰:四时之气,至有早晏、高下、左右,其候何如?岐伯曰:行有逆顺,至有迟速,故太过者化先天,不及者化后天。

四季气行:帝曰:愿闻其行何谓也?岐伯曰:春气西行,夏气北行,秋气东行,冬气南行。故春气始于下,秋气始于上,夏气始于中,冬气始于标。春气始于左,秋气始于右,冬气始于后,夏气始于前。此四时正化之常。故至高之地,冬气常在,至下之地,春气常在,必谨察之。

六气正纪十二化变:黄帝问曰:五运六气之应见,六化之正,六变之纪,何如?岐伯对曰:夫六气正纪,有化有变,有胜有复,有用有病,不同其候,帝欲何乎?帝曰:愿尽闻之。

岐伯曰:请遂言之。夫气之所至也,厥阴所至为和平,少阴所至为暄,太阴所至为埃溽,少阳所至为炎暑,阳明所至为清劲,太阳所至为寒雾,时化之常也。厥阴所至为风府,为璺启;少阴所至为火府,为舒荣;太阴所至为雨府,为员盈;少阳所至为热府,为行出;阳明所至为司杀府,为庚苍;太阳所至为寒府,为归藏。司化之常也。

厥阴所至为生,为风摇;少阴所至为荣,为形见;太阴所至为化,为云雨;少阳所至为长,为蕃鲜;阳明所至为收,为雾露;太阳所至为藏,为周密。气化之常也。

厥阴所至为风生,终为肃;少阴所至为热生,中为寒;太阴所至为湿生,终为注雨;少阳所至为火生,终为蒸溽;阳明所至为燥生,终为凉;太阳所至为寒生,中为温。德化之常也。

厥阴所至为毛化,少阴所至为羽化,太阴所至为倮化,少阳所至羽化,阳明所至为介化,太阳所至为鳞化。德化之常也。

厥阴所至为生化,少阴所至为荣化,太阴所至为濡化,少阳所至为茂化,阳明所至为坚化,太阳所至为藏化。布政之常也。

　　厥阴所至为飘怒大凉,少阴所至为大暄寒,太阴所至为雷霆骤注烈风,少阳所至为飘风燔燎霜凝,阳明所至为散落温,太阳所至为寒雪冰雹白埃。气变之常也。

　　厥阴所至为挠动,为迎随;少阴所至为高明焰,为曛;太阴所至为沉阴,为白埃,为晦暝;少阳所至为光显,为彤云,为曛;阳明所至为烟埃,为霜,为劲切,为凄鸣;太阳所至为刚固,为坚芒,为立。令行之常也。

　　厥阴所至为里急,少阴所至为疡胗身热,太阴所至为积饮否隔,少阳所至为嚏呕,为疮疡,阳明所至为浮虚,太阳所至为屈伸不利,病之常也。

　　厥阴所至为支痛,少阴所至为惊惑、恶寒、战栗、谵妄,太阴所至为稸满,少阳所至为惊躁、瞀昧、暴病,阳明所至为鼽,尻阴股膝髀腨胻足病,太阳所至为腰痛。病之常也。

　　厥阴所至为緛戾,少阴所至为悲妄衄蔑,太阴所至为中满霍乱吐下,少阳所至为喉痹、耳鸣、呕涌,阳明所至为皱揭,太阳所至为寝汗、痉。病之常也。

　　厥阴所至为胁痛呕泄,少阴所至为语笑,太阴所至为重胕肿,少阳所至为暴注、瞤瘛、暴死,阳明所至为鼽嚏,太阳所至为流泄禁止。病之常也。

　　凡此十二变者,报德以德,报化以化,报政以政,报令以令,气高则高,气下则下,气后则后,气前则前,气中则中,气外则外,位之常也。故风胜则动,热胜则肿,燥胜则干,寒胜则浮,湿胜则濡泄,甚则水闭胕肿,随气所在,以言其变耳。

　　六气之用:帝曰:愿闻其用也。岐伯曰:夫六气之用,各归不胜而为化。故太阴雨化,施于太阳;太阳寒化,施于少阴;少阴热化,施于阳明;阳明燥化,施于厥阴;厥阴风化,施于太阴。各命其所在以徵之也。帝曰:自得其位何如?岐伯曰:自得其位,常化也。帝曰:愿闻所在也。岐伯曰:命其位而方月可知也。

至真要大论

　　司天之化:帝曰:愿闻其道也。岐伯曰:厥阴司天,其化以风;少阴司天,其化以热;太阴司天,其化以湿;少阳司天,其化以火;阳明司天,其化以燥;太阳司天,其化以寒。以所临藏位,命其病者也。

　　在泉之化:帝曰:地化奈何?岐伯曰:司天同候,间气皆然。

　　间气:帝曰:间气何谓?岐伯曰:司左右者,是谓间气也。

　　帝曰:何以异之?岐伯曰:主岁者纪岁,间气者纪步也。

岁主: 帝曰: 善。岁主奈何? 岐伯曰: 厥阴司天为风化,在泉为酸化,司气为苍化,间气为动化; 少阴司天为热化,在泉为苦化,不司气化,居气为灼化; 太阴司天为湿化,在泉为甘化,司气为黅化,间气为柔化; 少阳司天为火化,在泉为苦化,司气为丹化,间气为明化; 阳明司天为燥化,在泉为辛化,司气为素化,间气为清化; 太阳司天为寒化,在泉为咸化,司气为玄化,间气为藏化。故治病者,必明六化分治,五味五色所生,五藏所宜,乃可以言盈虚病生之绪也。

司岁备物: 帝曰: 其主病何如? 岐伯曰: 司岁备物,则无遗主矣。帝曰: 先岁物何也? 岐伯曰: 天地之专精也。帝曰: 司气者何如? 岐伯曰: 司气者主岁同,然有余不足也。帝曰: 非司岁物何谓也? 岐伯曰: 散也。故质同而异等也,气味有薄厚,性用有躁静,治保有多少,力化有浅深。此之谓也。

岁主藏害: 帝曰: 岁主藏害何谓? 岐伯曰: 以所不胜命之,则其要也。帝曰: 治之奈何? 岐伯曰: 上淫于下,所胜平之; 外淫于内,所胜治之。

正治、反治: 帝曰: 善。平气何如? 岐伯曰: 谨察阴阳所在而调之,以平为期,正者正治,反者反治。

南政脉、北政脉: 帝曰: 夫子言察阴阳所在而调之,论言人迎与寸口相应,若引绳小大齐等,命曰平,阴之所在寸口何如? 岐伯曰: 视岁南北,可知之矣。帝曰: 愿卒闻之。岐伯曰: 北政之岁,少阴在泉,则寸口不应,厥阴在泉,则右不应,太阴在泉,则左不应; 南政之岁,少阴司天,则寸口不应,厥阴司天,则右不应,太阴司天,则左不应。诸不应者,反其诊则见矣。帝曰: 尺候何如? 岐伯曰: 北政之岁,三阴在下,则寸不应,三阴在上,则尺不应; 南政之岁,三阴在天,则寸不应,三阴在泉,则尺不应。左右同。故曰: 知其要者,一言而终,不知其要,流散无穷。此之谓也。

天枢: 半,所谓天枢也。故上胜而下俱病者,以地名之; 下胜而上俱病者,以天名之。

身半以上,其气三矣,天之分也,天气主之; 身半以下,其气三矣,地之分也,地气主之。以名命气,以气命处,而言其病。

胜至: 所谓胜至,报气屈伏而未发也。

复至: 则不以天地异名,皆如复气为法也。

阳明: 帝曰: 阳明何谓也? 岐伯曰: 两阳合明也。

厥阴: 帝曰: 厥阴何也? 岐伯曰: 两阴交尽也。

六气之胜：帝曰：善。六气之胜，何以候之？岐伯曰：乘其至也。清气大来，燥之胜也，风木受邪，肝病生焉；热气大来，火之胜也，金燥受邪，肺病生焉；寒气大来，水之胜也，火热受邪，心病生焉；湿气大来，土之胜也，寒水受邪，肾病生焉；风气大来，木之胜也，土湿受邪，脾病生焉。

感邪而生病：所谓感邪而生病也。乘年之虚，则邪甚也。失时之和，亦邪甚也。遇月之空，亦邪甚也。重感于邪，则病危矣。有胜之气，其必来复也。

胜复之变：帝曰：胜复之变，早晏何如？岐伯曰：夫所胜者，胜至已病，病已愠愠，而复已萌也。夫所复者，胜尽而起，得位而甚，胜有微甚，复有少多，胜和而和，胜虚而虚，天之常也。帝曰：胜复之作，动不当位，或后时而至，其故何也？岐伯曰：夫气之生，与其化衰盛异也。寒暑温凉，盛衰之用，其在四维。故阳之动，始于温，盛于暑；阴之动，始于清，盛于寒。春夏秋冬，各差其分。

幽明：帝曰：幽明何如？岐伯曰：两阴交尽故曰幽，两阳合明故曰明。幽明之配，寒暑之异也。

分至：帝曰：分至何如？岐伯曰：气至之谓至，气分之谓分，至则气同，分则气异，所谓天地之正纪也。

得气：《大要》曰：少阳之主，先甘后咸；阳明之主，先辛后酸；太阳之主，先咸后苦；厥阴之主，先酸后辛；少阴之主，先甘后咸；太阴之主，先苦后甘。佐以所利，资以所生，是谓得气。

病机：帝曰：愿闻病机何如？岐伯曰：诸风掉眩，皆属于肝；诸寒收引，皆属于肾；诸气膹郁，皆属于肺；诸湿肿满，皆属于脾；诸热瞀瘛，皆属于火；诸痛痒疮，皆属于心；诸厥固泄，皆属于下；诸痿喘呕，皆属于上；诸禁鼓栗，如丧神守，皆属于火；诸痉项强，皆属于湿；诸逆冲上，皆属于火；诸胀腹大，皆属于热；诸躁狂越，皆属于火；诸暴强直，皆属于风；诸病有声，鼓之如鼓，皆属于热；诸病胕肿，疼酸惊骇，皆属于火；诸转反戾，水液浑浊，皆属于热；诸病水液，澄澈清冷，皆属于寒；诸呕吐酸，暴注下迫，皆属于热。故《大要》曰：谨守病机，各司其属，有者求之，无者求之，盛者责之，虚者责之，必先五胜，疏其血气，令其调达，而致和平。此之谓也。

五味阴阳之用：帝曰：善。五味阴阳之用何如？岐伯曰：辛甘发散为阳，酸苦涌泄为阴，咸味涌泄为阴，淡味渗泄为阳。六者或收或散，或缓或急，或燥或润，或软或坚，以所利而行之，调其气，使其平也。

制方大小: 岐伯曰: 有毒无毒, 所治为主, 适大小为制也。帝曰: 请言其制。岐伯曰: 君一臣二, 制之小也; 君一臣三佐五, 制之中也; 君一臣三佐九, 制之大也。

逆从: 帝曰: 何谓逆从? 岐伯曰: 逆者正治, 从者反治, 从少从多, 观其事也。

逆之从之, 逆而从之, 从而逆之, 疏气令调, 则其道也。

正治: 热因寒用, 寒因热用……寒者热之, 热者寒之……微者逆之……坚者削之, 客者除之, 劳者温之, 结者散之, 留者攻之, 燥者濡之, 急者缓之, 散者收之, 损者温之, 逸者行之, 惊者平之。

反治: 帝曰: 反治何谓? 岐伯曰: ……塞因塞用, 通因通用。

甚者从之。

求其属: 诸寒之而热者取之阴, 热之而寒者取之阳, 所谓求其属也。

方制君臣: 主病之谓君, 佐君之谓臣, 应臣之谓使。

刺 法 论

不迁正: 太阳复布, 即厥阴不迁正, 不迁正气塞于上, 当泻足厥阴之所流。

厥阴复布, 少阴不迁正, 不迁正即气塞于上, 当刺心包络脉之所流。

少阴复布, 太阴不迁正, 不迁正即气留于上, 当刺足太阴之所流。

太阴复布, 少阳不迁正, 不迁正则气塞未通, 当刺手少阳之所流。

少阳复布, 则阳明不迁正, 不迁正则气未通上, 当刺手太阴之所流。

阳明复布, 太阳不迁正, 不迁正则复塞其气, 当刺足少阴之所流。

不退位: 帝曰: 迁正不前, 以通其要, 愿闻不退, 欲折其余, 无令过失, 可得明乎? 岐伯曰: 气过有余, 复作布正, 是名不退位也。

使地气不得后化, 新司天未可迁正, 故复布化令如故也。

巳亥之岁天数有余, 故厥阴不退位也, 风行于上, 木化布天, 当刺足厥阴之所入。

子午之岁, 天数有余, 故少阴不退位也, 热行于上, 火余化布天, 当刺手厥阴之所入。

丑未之岁, 天数有余, 故太阴不退位也, 湿行于上, 雨化布天, 当刺足太阴之所入。

寅申之岁，天数有余，故少阳不退位也，热行于上，火化布天，当刺手少阳之所入。

卯酉之岁，天数有余，故阳明不退位也，金行于上，燥化布天，当刺手太阴之所入。

辰戌之岁，天数有余，故太阳不退位也，寒行于上凛水化布天，当刺足少阴之所入。

故天地气逆，化成民病，以法刺之，预可平痫。

刚柔：黄帝问曰：刚柔二干，失守其位，使天运之气皆虚乎？与民为病，可得平乎？岐伯曰：深乎哉问！明其奥旨，天地迭移，三年化疫，是谓根之可见，必有逃门。

假令甲子，刚柔失守，刚未正，柔孤而有亏，时序不令，即音律非从，如此三年，变大疫也。详其微甚，察其浅深，欲至而可刺，刺之，当先补肾俞，次三日，可刺足太阴之所注。又有下位己卯不至，而甲子孤立者，次三年作土疠，其法补泻，一如甲子同法也。其刺以毕，又不须夜行及远行，令七日洁，清净斋戒。所有自来肾有久病者，可以寅时面向南，净神不乱思，闭气不息七遍，以引颈咽气顺之，如咽甚硬物，如此七遍后，饵舌下津令无数。

假令丙寅，刚柔失守，上刚干失守，下柔不可独主之，中水运非太过，不可执法而定之，布天有余，而失守上正，天地不合，即律吕音异，如此即天运失序，后三年变疫。详其微甚，差有大小，徐至即后三年，至甚即首三年，当先补心俞，次五日，可刺肾之所入。又有下位地甲子，辛巳柔不附刚，亦名失守，即地运皆虚，后三年变水疠，即刺法皆如此矣。其刺如毕，慎其大喜欲情于中，如不忌，即其气复散也，令静七日，心欲实，令少思。

假令庚辰，刚柔失守，上位失守，下位无合，乙庚金运，故非相招，布天未退，中运胜来，上下相错，谓之失守，姑洗林钟，商音不应也，如此则天运化易，三年变大疫。详其天数，差有微甚，微即微，三年至，甚即甚，三年至，当先补肝俞，次三日，可刺肺之所行。刺毕，可静神七日，慎勿大怒，怒必真气却散之。又或在下地甲子乙未失守者，即乙柔干，即上庚独治之，亦名失守者，即天运孤主之，三年变疠，名曰金疠，其至待时也。详其地数之等差，亦推其微甚，可知迟速尔。诸位乙庚失守，刺法同，肝欲平，即勿怒。

假令壬午，刚柔失守，上壬未迁正，下丁独然，即虽阳年，亏及不同，上下失守,相招其有期,差之微甚,各有其数也,律吕二角,失而不和,同音有日,微甚如见,三年大疫,当刺脾之俞,次三日,可刺肝之所出也。刺毕,静神七日,勿大醉歌乐,其气复散,又勿饱食,勿食生物,欲令脾实,气无滞饱,无久坐,食无太酸,无食一切生物,宜甘宜淡。又或地下甲子,丁酉失守其位,未得中司,即气不当位,下不与壬奉合者,亦名失守,非名合德,故柔不附刚,即地运不合,三年变疬,其刺法一如木疫之法。

假令戊申,刚柔失守,戊癸虽火运,阳年不太过也,上失其刚,柔地独主,其气不正,故有邪干,迭移其位,差有浅深,欲至将合,音律先同,如此天运失时,三年之中,火疫至矣,当刺肺之俞。刺毕,静神七日,勿大悲伤也,悲伤即肺动,而真气复散也,人欲实肺者,要在息气也。又或地下甲子,癸亥失守者,即柔失守位也,即上失其刚也,即亦名戊癸不相合德者也,即运与地虚,后三年变疬,即名火疬。

疫、疬:是故立地五年,以明失守,以穷法刺,于是疫之与疬,即是上下刚柔之名也,穷归一体也。

本　病　论

失守:愿闻气交,何名失守? 岐伯曰:谓其上下升降,迁正退位,各有经论,上下各有不前,故名失守也。是故气交失易位,气交乃变,变易非常,即四时失序,万化不安,变民病也。

气交有变:帝曰:升降不前,愿闻其故,气交有变,何以明知? 岐伯曰:昭乎问哉! 明乎道矣。气交有变,是为天地机,但欲降而不得降者,地窒刑之。又有五运太过,而先天而至者,即交不前,但欲升而不得其升,中运抑之,但欲降而不得其降,中运抑之。于是有升之不前,降之不下者,有降之不下,升而至天者,有升降俱不前,作如此之分别,即气交之变,变之有异,常各各不同,灾有微甚者也。

迁正:正司中位,是谓迁正位,司天不得其迁正者,即前司天以过交司之日。即遇司天太过有余日也,即仍旧治天数,新司天未得迁正也。

退位:所谓不退者,即天数未终,即天数有余,名曰复布政,故名曰再治天也,即天令如故而不退位也。

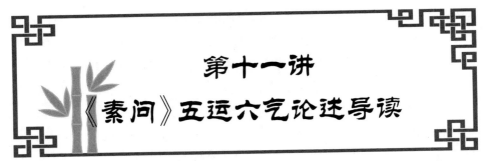

第十一讲
《素问》五运六气论述导读

（不含运气九篇）

上古天真论第一

黄帝曰：余闻上古有真人者，提挈天地，把握阴阳，呼吸精气，独立守神，肌肉若一，故能寿敝天地，无有终时，此其道生。中古之时，有至人者，淳德全道，和于阴阳，调于四时，去世离俗，积精全神，游行天地之间，视听八达之外，此盖益其寿命而强者也，亦归于真人。其次有圣人者，处天地之和，从八风之理，适嗜欲于世俗之间。无恚嗔之心，行不欲离于世，被服章，举不欲观于俗，外不劳形于事，内无思想之患，以恬愉为务，以自得为功，形体不敝，精神不散，亦可以百数。其次有贤人者，法则天地，象似日月，辩列星辰，逆从阴阳，分别四时，将从上古合同于道，亦可使益寿而有极时。

导读：上古有真人者，提挈天地，把握阴阳；中古有至人者，淳德全道，和于阴阳，调于四时，游行天地之间；有圣人者，处天地之和，从八风之理；有贤人者，法则天地，象似日月，辩列星辰，逆从阴阳，分别四时。此皆运气之道理也。

四气调神大论第二

春三月，此谓发陈，天地俱生，万物以荣，夜卧早起，广步于庭，被发缓形，以使志生，生而勿杀，予而勿夺，赏而勿罚，此春气之应，养生之道也。逆之则伤肝，夏为寒变，奉长者少。

夏三月，此谓蕃秀，天地气交，万物华实，夜卧早起，无厌于日，使志无怒，使华英成秀，使气得泄，若所爱在外，此夏气之应，养长之道也。逆之则伤心，秋为痎疟,奉收者少,冬至重病。

秋三月,此谓容平,天气以急,地气以明,早卧早起,与鸡俱兴,使志安宁,以缓秋刑,收敛神气,使秋气平,无外其志,使肺气清,此秋气之应,养收之道也,逆之则伤肺,冬为飧泄,奉藏者少。

冬三月,此谓闭藏,水冰地坼,无扰乎阳,早卧晚起,必待日光,使志若伏若匿,若有私意,若已有得,去寒就温,无泄皮肤,使气亟夺,此冬气之应,养藏之道也。逆之则伤肾,春为痿厥,奉生者少。

天气,清净光明者也,藏德不止,故不下也。天明则日月不明,邪害空窍,阳气者闭塞,地气者冒明,云雾不精,则上应白露不下。交通不表,万物命故不施,不施则名木多死。恶气不发,风雨不节,白露不下,则菀槁不荣。贼风数至,暴雨数起,天地四时不相保,与道相失,则未央绝灭。唯圣人从之,故身无奇病,万物不失,生气不竭。

逆春气,则少阳不生,肝气内变;逆夏气,则太阳不长,心气内洞;逆秋气,则太阴不收,肺气焦满;逆冬气,则少阴不藏,肾气独沉。

夫四时阴阳者,万物之根本也。所以圣人春夏养阳,秋冬养阴,以从其根,故与万物沉浮于生长之门。逆其根,则伐其本,坏其真矣。故阴阳四时者,万物之终始也,死生之本也,逆之则灾害生,从之则苛疾不起,是谓得道。道者,圣人行之,愚者佩之。从阴阳则生,逆之则死,从之则治,逆之则乱。反顺为逆,是谓内格。

导读:四时阴阳,为万物之根本。从四时养生,勿逆天地运气之道。

生气通天论篇第三

黄帝曰:夫自古通天者,生之本,本于阴阳。天地之间,六合之内,其气九州九窍、五藏、十二节,皆通乎天气。其生五,其气三,数犯此者,则邪气伤人,此寿命之本也。

苍天之气,清净则志意治,顺之则阳气固,虽有贼邪,弗能害也,此因时之序。故圣人传精神,服天气,而通神明。失之则内闭九窍,外壅肌肉,卫气散解,此谓自伤,气之削也。

阳气者,若天与日,失其所则折寿而不彰。故天运当以日光明,是故阳因而上,卫外者也。因于寒,欲如运枢,起居如惊,神气乃浮。因于暑,汗,烦则喘喝,静则多言,体若燔炭,汗出而散。因于湿,首如裹,湿热不攘,大筋缦短,小筋弛长,缦短为拘,弛长为痿。因于气,为肿,四维相代,阳气乃竭。

导读:天地之间,六合之内,其气九州九窍、五藏、十二节,皆通乎天气。通天地之理,合运气之道。寒、暑、湿,天之六气也,寒暑弛张,影响人体阳气,病由生也。

金匮真言论篇第四

黄帝问曰:天有八风,经有五风,何谓?岐伯对曰:八风发邪,以为经风,触五藏,邪气发病。所谓得四时之胜者,春胜长夏,长夏胜冬,冬胜夏,夏胜秋,秋胜春,所谓四时之胜也。

东风生于春,病在肝,俞在颈项;南风生于夏,病在心,俞在胸胁;西风生于秋,病在肺,俞在肩背;北风生于冬,病在肾,俞在腰股;中央为土,病在脾,俞在脊。故春气者,病在头;夏气者,病在藏;秋气者,病在肩背;冬气者,病在四支。故春善病鼽衄,仲夏善病胸胁,长夏善病洞泄寒中,秋善病风疟,冬善病痹厥。故冬不按跷,春不鼽衄,春不病颈项,仲夏不病胸胁,长夏不病洞泄寒中,秋不病风疟,冬不病痹厥,飧泄,而汗出也。夫精者,身之本也。故藏于精者,春不病温;夏暑汗不出者,秋成风疟。此平人脉法也。

故曰:阴中有阴,阳中有阳。平旦至日中,天之阳,阳中之阳也;日中至黄昏,天之阳,阳中之阴也;合夜至鸡鸣,天之阴,阴中之阴也;鸡鸣至平旦,天之阴,阴中之阳也。故人亦应之。

夫言人之阴阳,则外为阳,内为阴;言人身之阴阳,则背为阳,腹为阴;言人身之藏府中阴阳,则藏者为阴,府者为阳。肝心脾肺肾五藏皆为阴,胆胃大肠小肠膀胱三焦六府皆为阳。所以欲知阴中之阴阳中之阳者,何也?为冬病在阴,夏病在阳,春病在阴,秋病在阳,皆视其所在,为施针石也。故背为阳,阳中之阳,心也;背为阳,阳中之阴,肺也;腹为阴,阴中之阴,肾也;腹为阴,阴中之阳,肝也;腹为阴,阴中之至阴,脾也。此皆阴阳表里内外雌雄相输应也,故以应天之阴阳也。

帝曰:五藏应四时,各有收受乎?岐伯曰:有。东方青色,入通于肝,开窍于目,藏精于肝,其病发惊骇,其味酸,其类草木,其畜鸡,其谷麦,其应四时,上为岁星,是以春气在头也,其音角,其数八,是以知病之在筋也,其臭臊。

南方赤色,入通于心,开窍于耳,藏精于心,故病在五藏,其味苦,其类火,其畜羊,其谷黍,其应四时,上为荧惑星,是以知病之在脉也,其音徵,其数七,其臭焦。

中央黄色,入通于脾,开窍于口,藏精于脾,故病在舌本,其味甘,其类土,其畜牛,其谷稷,其应四时,上为镇星,是以知病之在肉也,其音宫,其数五,其臭香。

西方白色,入通于肺,开窍于鼻,藏精于肺,故病在背,其味辛,其类金,其畜马,其谷稻,其应四时,上为太白星,是以知病之在皮毛也,其音商,其数九,其臭腥。

北方黑色,入通于肾,开窍于二阴,藏精于肾,故病在溪,其味咸,其类水,其畜彘,其谷豆,其应四时,上为辰星,是以知病之在骨也,其音羽,其数六,其臭腐。

导读:天有八风,经有五风,八风发邪,以为经风,触五藏,邪气发病。五脏与天地四时相应,与九宫象数、音律相符,皆运气之理论。

阴阳应象大论篇第五

黄帝曰:阴阳者,天地之道也,万物之纲纪,变化之父母,生杀之本始,神明之府也,治病必求于本。故积阳为天,积阴为地。阴静阳躁,阳生阴长,阳杀阴藏。阳化气,阴成形。寒极生热,热极生寒;寒气生浊,热气生清;清气在下,则生飧泄;浊气在上,则生䐜胀,此阴阳反作,病之逆从也。

故清阳为天,浊阴为地。地气上为云,天气下为雨;雨出地气,云出天气。故清阳出上窍,浊阴出下窍;清阳发腠理,浊阴走五藏;清阳实四支,浊阴归六府。

天有四时五行,以生长收藏,以生寒暑燥湿风。人有五藏化五气,以生喜怒悲忧恐。故喜怒伤气,寒暑伤形。暴怒伤阴,暴喜伤阳。厥气上行,满脉去形。喜怒不节,寒暑过度,生乃不固。故重阴必阳,重阳必阴。故曰:冬伤于寒,春必温病;春伤于风,夏生飧泄;夏伤于暑,秋必痎疟;秋伤于湿,冬生咳嗽。

帝曰:余闻上古圣人,论理人形,列别藏府,端络经脉,会通六合,各从其经;气穴所发,各有处名;溪谷属骨,皆有所起;分部逆从,各有条理;四时阴阳,尽有经纪;外内之应,皆有表里,其信然乎?

岐伯对曰：东方生风，风生木，木生酸，酸生肝，肝生筋，筋生心，肝主目。其在天为玄，在人为道，在地为化。化生五味，道生智，玄生神。神在天为风，在地为木，在体为筋，在藏为肝，在色为苍，在音为角，在声为呼，在变动为握，在窍为目，在味为酸，在志为怒。怒伤肝，悲胜怒；风伤筋，燥胜风；酸伤筋，辛胜酸。

南方生热，热生火，火生苦，苦生心，心生血，血生脾，心主舌。其在天为热，在地为火，在体为脉，在藏为心，在色为赤，在音为徵，在声为笑，在变动为忧，在窍为舌，在味为苦，在志为喜。喜伤心，恐胜喜；热伤气，寒胜热；苦伤气，咸胜苦。

中央生湿，湿生土，土生甘，甘生脾，脾生肉，肉生肺，脾主口。其在天为湿，在地为土，在体为肉，在藏为脾，在色为黄，在音为宫，在声为歌，在变动为哕，在窍为口，在味为甘，在志为思。思伤脾，怒胜思；湿伤肉，风胜湿；甘伤肉，酸胜甘。

西方生燥，燥生金，金生辛，辛生肺，肺生皮毛，皮毛生肾，肺主鼻。其在天为燥，在地为金，在体为皮毛，在藏为肺，在色为白，在音为商，在声为哭，在变动为咳，在窍为鼻，在味为辛，在志为忧。忧伤肺，喜胜忧；热伤皮毛，寒胜热；辛伤皮毛，苦胜辛。

北方生寒，寒生水，水生咸，咸生肾，肾生骨髓，髓生肝，肾主耳。其在天为寒，在地为水，在体为骨，在藏为肾，在色为黑，在音为羽，在声为呻，在变动为栗，在窍为耳，在味为咸，在志为恐。恐伤肾，思胜恐；寒伤血，燥胜寒；咸伤血，甘胜咸。

故曰：天地者，万物之上下也；阴阳者，血气之男女也；左右者，阴阳之道路也；水火者，阴阳之征兆也；阴阳者，万物之能始也。故曰：阴在内，阳之守也；阳在外，阴之使也。

天不足西北，故西北方阴也，而人右耳目不如左明也。地不满东南，故东南方阳也，而人左手足不如右强也。帝曰：何以然？岐伯曰：东方阳也，阳者，其精并于上，并于上则上明而下虚，故使耳目聪明而手足不便也；西方阴也，阴者，其精并于下，并于下则下盛而上虚，故其耳目不聪明而手足便也。故俱感于邪，其在上则右甚，在下则左甚，此天地阴阳所不能全也，故邪居之。

故天有精，地有形，天有八纪，地有五里，故能为万物之父母。清阳上天，浊阴归地,是故天地之动静,神明为之纲纪,故能以生长收藏,终而复始。惟贤人上配天以养头,下象地以养足,中傍人事以养五藏。天气通于肺,地气通于嗌,风气通于肝,雷气通于心,谷气通于脾,雨气通于肾。六经为川,肠胃为海,九窍为水注之气。以天地为之阴阳,阳之汗,以天地之雨名之;阳之气,以天地之疾风名之。暴气象雷,逆气象阳。故治不法天之纪,不用地之理,则灾害至矣。

故邪风之至,疾如风雨,故善治者治皮毛,其次治肌肤,其次治筋脉,其次治六府,其次治五藏。治五藏者,半死半生也。故天之邪气,感则害人五藏;水谷之寒热,感则害于六府;地之湿气,感则害皮肉筋脉。

导读:阴阳与五运阴阳概念相同,天有四时五行,以生长收藏,以生寒暑燥湿风。四时阴阳,外内之应,天地万物,人体五脏,相生相胜,皆运气之理。

阴阳离合论篇第六

黄帝问曰:余闻天为阳,地为阴,日为阳,月为阴,大小月三百六十日成一岁,人亦应之。今三阴三阳,不应阴阳,其故何也? 岐伯对曰:阴阳者,数之可十,推之可百,数之可千,推之可万,万之大,不可胜数,然其要一也。天覆地载,万物方生。未出地者,命曰阴处,名曰阴中之阴;则出地者,命曰阴中之阳。阳予之正,阴为之主。故生因春,长因夏,收因秋,藏因冬,失常则天地四塞。阴阳之变,其在人者,亦数之可数。

导读:五运六气之理,三阴三阳,不应阴阳,应天地之象;生因春,长因夏,收因秋,藏因冬,失常则天地四塞。

阴阳别论篇第七

黄帝问曰:人有四经、十二从,何谓? 岐伯对曰:四经应四时,十二从应十二月,十二月应十二脉。

导读:四经、十二从应四时、十二月,运气之理也。

六节藏象论篇第九

黄帝问曰:余闻天以六六之节,以成一岁,人以九九制会,计人亦有三百六十五节,以为天地久矣,不知其所谓也? 岐伯对曰:昭乎哉问也! 请遂言之。夫六六之节、九九制会者,所以正天之度、气之数也。天度者,所以制日月之行也;气数者,所以纪化生之用也。天为阳,地为阴,日为阳,月为阴,行有分纪,周有道理,日行一度,月行十三度而有奇焉,故大小月三百六十五日而成岁,积气余而盈闰矣。立端于始,表正于中,推余于终,而天度毕矣。

帝曰:余已闻天度矣,愿闻气数何以合之?岐伯曰:天以六六为节,地以九九制会,天有十日,日六竟而周甲,甲六复而终岁,三百六十日法也。夫自古通天者,生之本,本于阴阳,其气九州、九窍,皆通乎天气,故其生五,其气三,三而成天,三而成地,三而成人,三而三之,合则为九,九分为九野,九野为九藏,故形藏四,神藏五,合为九藏以应之也。

帝曰:余已闻六六、九九之会也,夫子言积气盈闰,愿闻何谓气?请夫子发蒙解惑焉。岐伯曰:此上帝所秘,先师传之也。帝曰:请遂闻之。岐伯曰:五日谓之候,三候谓之气,六气谓之时,四时谓之岁,而各从其主治焉。五运相袭,而皆治之,终期之日,周而复始,时立气布,如环无端,候亦同法。故曰:不知年之所加,气之盛衰,虚实之所起,不可以为工矣。

帝曰:五运之始,如环无端,其太过不及何如?岐伯曰:五气更立,各有所胜,盛虚之变,此其常也。帝曰:平气何如?岐伯曰:无过者也。帝曰:太过不及奈何?岐伯曰:在经有也。帝曰:何谓所胜?岐伯曰:春胜长夏,长夏胜冬,冬胜夏,夏胜秋,秋胜春,所谓得五行时之胜,各以气命其藏。帝曰:何以知其胜?岐伯曰:求其至也,皆归始春,未至而至,此谓太过,则薄所不胜,而乘所胜也,命曰气淫……至而不至,此谓不及,则所胜妄行,而所生受病,所不胜薄之也,命曰气迫。所谓求其至者,气至之时也。谨候其时,气可与期;失时反候,五治不分,邪僻内生,工不能禁也。

帝曰:有不袭乎?岐伯曰:苍天之气,不得无常也。气之不袭,是谓非常,非常则变矣。帝曰:非常而变奈何?岐伯曰:变至则病,所胜则微,所不胜则甚,因而重感于邪,则死矣。故非其时则微,当其时则甚也。

帝曰:善。余闻气合而有形,因变以正名,天地之运,阴阳之化,其于万物,孰少孰多,可得闻乎?岐伯曰:悉哉问也!天至广不可度,地至大不可量。大神灵问,请陈其方。草生五色,五色之变,不可胜视;草生五味,五味之美,不可胜极。嗜欲不同,各有所通。天食人以五气,地食人以五味。五气入鼻,藏于心肺,上使五色修明,音声能彰;五味入口,藏于肠胃,味有所藏,以养五气,气和而生,津液相成,神乃自生。

帝曰:藏象何如?岐伯曰:心者,生之本,神之变也;其华在面,其充在血脉,为阳中之太阳,通于夏气。肺者,气之本,魄之处也;其华在毛,其充在皮,为阳中之太阴,通于秋气。肾者,主蛰,封藏之本,精之处也;其华在发,其充在骨,为阴中之少阴,通于冬气。肝者,罢极之本,魂之居也,其华在爪,其充在筋,以生血气,其味酸,其色苍,此为阳中之少阳,通于春气。脾、胃、大肠、小肠、三焦、膀胱者,仓廪之本,营之居也,名曰器,能化糟粕,转味而入出者也;其华在唇四白,其充在肌,其味甘,其色黄,此至阴之类,通于土气。凡十一藏,取决于胆也。

故人迎一盛,病在少阳,二盛病在太阳,三盛病在阳明,四盛已上为格阳。寸口一盛,病在厥阴,二盛病在少阴,三盛病在太阴,四盛已上为关阴。人迎与寸口俱盛四倍已上为关格,关格之脉赢,不能极于天地之精气,则死矣。

导读:该篇可羽翼运气七篇大论,论天度以及五运、太过不及、天人相应、脏脉应象,阐发五运六气。

五藏别论篇第十一

黄帝问曰:余闻方士或以脑髓为藏,或以肠胃为藏,或以为府,敢问更相反,皆自谓是,不知其道,愿闻其说。岐伯对曰:脑、髓、骨、脉、胆、女子胞,此六者,地气之所生也,皆藏于阴而象于地,故藏而不泻,名曰奇恒之府。夫胃、大肠、小肠、三焦、膀胱,此五者,天气之所生也,其气象天,故泻而不藏,此受五藏浊气,名曰传化之府,此不能久留,输泻者也。魄门亦为五藏使,水谷不得久藏。所谓五藏者,藏精气而不泻也,故满而不能实;六府者,传化物而不藏,故实而不能满也。所以然者,水谷入口,则胃实而肠虚,食下,则肠实而胃虚。故曰实而不满、满而不实也。

导读:论六腑为天气之所生,奇恒之腑为地气之所生,五脏六腑与天地应象。

异法方宜论篇第十二

黄帝问曰:医之治病也,一病而治各不同,皆愈,何也?岐伯对曰:地势使然也。故东方之域,天地之所始生也,鱼盐之地,海滨傍水。其民食鱼而嗜咸,皆安其处,美其食。鱼者使人热中,盐者胜血,故其民皆黑色疏理,其病皆为痈疡,其治宜砭石。故砭石者,亦从东方来。

西方者,金玉之域,沙石之处,天地之所收引也。其民陵居而多风,水土刚强,其民不衣而褐荐,其民华食而脂肥,故邪不能伤其形体,其病生于内,其治宜毒药。故毒药者,亦从西方来。

北方者,天地所闭藏之域也。其地高陵居,风寒冰冽。其民乐野处而乳食,藏寒生满病,其治宜灸焫。故灸焫者,亦从北方来。

南方者,天地所长养,阳之所盛处也。其地下,水土弱,雾露之所聚也。其民嗜酸而食胕,故其民皆致理而赤色,其病挛痹,其治宜微针。故九针者,亦从南方来。

中央者,其地平以湿,天地所以生万物也众。其民食杂而不劳,故其病多痿厥寒热,其治宜导引按蹻。故导引按蹻者,亦从中央出也。

故圣人杂合以治,各得其所宜。故治所以异而病皆愈者,得病之情,知治之大体也。

导读:地理之异,高下之别,是运气理论研究的重要内涵。

移精变气论篇第十三

当今之世不然,忧患缘其内,苦形伤其外,又失四时之从,逆寒暑之宜,贼风数至,虚邪朝夕,内至五藏骨髓,外伤空窍肌肤,所以小病必甚,大病必死,故祝由不能已也。

帝曰:善。余欲临病人,观死生,决嫌疑,欲知其要,如日月光,可得闻乎?岐伯曰:色脉者,上帝之所贵也,先师之所传也。上古使僦贷季,理色脉而通神明,合之金木水火土、四时、八风、六合,不离其常,变化相移,以观其妙,以知其要。欲知其要,则色脉是矣。色以应日,脉以应月,常求其要,则其要也。夫色之变化,以应四时之脉,此上帝之所贵,以合于神明也,所以远死而近生。生道以长,命曰圣王。中古之治病,至而治之,汤液十日,以去八风五痹之病,十日不已,治以草苏草荄之枝,本末为助,标本已得,邪气乃服。暮世之治病也则不然,治不本四时,不知日月,不审逆从,病形已成,乃欲微针治其外,汤液治其内,粗工凶凶,以为可攻,故病未已,新病复起。

导读:治病之道,本四时、知日月、审逆从、理色脉、通神明,合运气之道。

诊要经终论篇第十六

黄帝问曰：诊要何如？岐伯对曰：正月、二月，天气始方，地气始发，人气在肝；三月、四月，天气正方，地气定发，人气在脾；五月、六月，天气盛，地气高，人气在头；七月、八月，阴气始杀，人气在肺；九月、十月，阴气始冰，地气始闭，人气在心；十一月、十二月，冰复，地气合，人气在肾。

导读：天地之气，运气之理，天人时月相应。

脉要精微论篇第十七

岐伯曰：反四时者，有余为精，不足为消。应太过，不足为精；应不足，有余为消。阴阳不相应，病名曰关格。

帝曰：脉其四时动奈何？知病之所在奈何？知病之所变奈何？知病乍在内奈何？知病乍在外奈何？请问此五者，可得闻乎？岐伯曰：请言其与天运转大也。万物之外，六合之内，天地之变，阴阳之应，彼春之暖，为夏之暑，彼秋之忿，为冬之怒。四变之动，脉与之上下，以春应中规，夏应中矩，秋应中衡，冬应中权。是故冬至四十五日，阳气微上，阴气微下；夏至四十五日，阴气微上，阳气微下。阴阳有时，与脉为期，期而相失，知脉所分，分之有期，故知死时。微妙在脉，不可不察，察之有纪，从阴阳始，始之有经，从五行生，生之有度，四时为宜，补泻勿失，与天地如一，得一之情，以知死生。是故声合五音，色合五行，脉合阴阳。

是故持脉有道，虚静为保。春日浮，如鱼之游在波；夏日在肤，泛泛乎万物有余；秋日下肤，蛰虫将去；冬日在骨，蛰虫周密，君子居室。故曰：知内者按而纪之，知外者终而始之。此六者，持脉之大法。

帝曰：病成而变，何谓？岐伯曰：风成为寒热，瘅成为消中，厥成为巅疾，久风为飧泄，脉风成为疠。病之变化，不可胜数。

帝曰：诸痈肿筋挛骨痛，此皆安生？岐伯曰：此寒气之肿，八风之变也。帝曰：治之奈何？岐伯曰：此四时之病，以其胜治之愈也。

导读：四时八风之变，与脉相应。十八、十九、二十、二十一以下四篇，皆脉应天地四时之论。

平人气象论篇第十八

脉得四时之顺，曰病无他；脉反四时及不间藏，曰难已。

肝见庚辛死，心见壬癸死，脾见甲乙死，肺见丙丁死，肾见戊己死，是谓真藏见，皆死。

脉有逆从四时，未有藏形，春夏而脉瘦，秋冬而脉浮大，命曰逆四时也。风热而脉静，泄而脱血，脉实，病在中，脉虚，病在外，脉涩坚者，皆难治，命曰反四时也。

玉机真藏论篇第十九

黄帝问曰：春脉如弦，何如而弦？岐伯对曰：春脉者，肝也，东方木也，万物之所以始生也，故其气来，耎弱轻虚而滑，端直以长，故曰弦，反此者病。帝曰：何如而反？岐伯曰：其气来实而强，此谓太过，病在外；其气来不实而微，此谓不及，病在中。帝曰：春脉太过与不及，其病皆何如？岐伯曰：太过则令人善忘，忽忽眩冒而巅疾；其不及，则令人胸痛引背，下则两胁胠满。

帝曰：善。夏脉如钩，何如而钩？岐伯曰：夏脉者，心也，南方火也，万物之所以盛长也，故其气来盛去衰，故曰钩，反此者病。帝曰：何如而反？岐伯曰：其气来盛去亦盛，此谓太过，病在外；其气来不盛，去反盛，此谓不及，病在中。帝曰：夏脉太过与不及，其病皆何如？岐伯曰：太过则令人身热而肤痛，为浸淫；其不及则令人烦心，上见咳唾，下为气泄。

帝曰：善。秋脉如浮，何如而浮？岐伯曰：秋脉者，肺也，西方金也，万物之所以收成也，故其气来，轻虚以浮，来急去散，故曰浮，反此者病。帝曰：何如而反？岐伯曰：其气来毛而中央坚，两傍虚，此谓太过，病在外；其气来毛而微，此谓不及，病在中。帝曰：秋脉太过与不及，其病皆何如？岐伯曰：太过则令人逆气而背痛，愠愠然；其不及，则令人喘，呼吸少气而咳，上气见血，下闻病音。

帝曰：善。冬脉如营，何如而营？岐伯曰：冬脉者，肾也，北方水也，万物之所以合藏也，故其气来，沉以搏，故曰营，反此者病。帝曰：何如而反？岐伯曰：其气来如弹石者，此谓太过，病在外；其去如数者，此谓不及，病在中。帝曰：冬脉太过与不及，其病皆何如？岐伯曰：太过，则令人解㑊，脊脉痛而少气，不欲言；其不及，则令人心悬如病饥，眇中清，脊中痛，少腹满，小便变。帝曰：善。

帝曰：四时之序，逆从之变异也，然脾脉独何主？岐伯曰：脾脉者，土也，孤藏以灌四傍者也。帝曰：然则脾善恶，可得见之乎？岐伯曰：善者不可得见，恶者可见。帝曰：恶者何如可见？岐伯曰：其来如水之流者，此谓太过，病在外；如鸟之喙者，此谓不及，病在中。帝曰：夫子言脾为孤藏，中央土以灌四傍，其太过与不及，其病皆何如？岐伯曰：太过，则令人四支不举；其不及，则令人九窍不通，名曰重强。

黄帝曰：凡治病，察其形气色泽、脉之盛衰、病之新故，乃治之，无后其时。形气相得，谓之可治；色泽以浮，谓之易已；脉从四时，谓之可治；脉弱以滑，是有胃气，命曰易治，取之以时。形气相失，谓之难治；色夭不泽，谓之难已；脉实以坚，谓之益甚；脉逆四时，为不可治。必察四难，而明告之。

所谓逆四时者，春得肺脉，夏得肾脉，秋得心脉，冬得脾脉，其至皆悬绝沉涩者，命曰逆四时。未有藏形，于春夏而脉沉涩，秋冬而脉浮大，名曰逆四时也。

三部九候论篇第二十

黄帝问曰：余闻九针于夫子，众多博大，不可胜数。余愿闻要道，以属子孙，传之后世，著之骨髓，藏之肝肺，歃血而受，不敢妄泄，令合天道，必有终始，上应天光星辰历纪，下副四时五行，贵贱更立，冬阴夏阳，以人应之奈何？愿闻其方。岐伯对曰：妙乎哉问也！此天地之至数。

帝曰：愿闻天地之至数，合于人形血气，通决死生，为之奈何？岐伯曰：天地之至数，始于一，终于九焉。一者天，二者地，三者人，因而三之，三三者九，以应九野。故人有三部，部有三候，以决死生，以处百病，以调虚实，而除邪疾。

帝曰：冬阴夏阳奈何？岐伯曰：九候之脉，皆沉细悬绝者为阴，主冬，故以夜半死；盛躁喘数者为阳，主夏，故以日中死。是故寒热病者，以平旦死；热中及热病者，以日中死；病风者，以日夕死；病水者，以夜半死；其脉乍疏乍数，乍迟乍疾者，日乘四季死；形肉已脱，九候虽调，犹死；七诊虽见，九候皆从者，不死。所言不死者，风气之病及经月之病，似七诊之病而非也，故言不死。若有七诊之病，其脉候亦败者死矣，必发哕噫。必审问其所始病与今之所方病，而后各切循其脉，视其经络浮沉，以上下逆从循之。其脉疾者不病，其脉迟者病，脉不往来者死，皮肤著者死。

经脉别论篇第二十一

食气入胃,散精于肝,淫气于筋。食气入胃,浊气归心,淫精于脉。脉气流经,经气归于肺,肺朝百脉,输精于皮毛。毛脉合精,行气于府。府精神明,留于四藏,气归于权衡。权衡以平,气口成寸,以决死生。饮入于胃,游溢精气,上输于脾,脾气散精,上归于肺,通调水道,下输膀胱。水精四布,五经并行,合于四时五藏阴阳,揆度以为常也。

藏气法时论篇第二十二

黄帝问曰:合人形以法四时五行而治,何如而从?何如而逆?得失之意,愿闻其事。岐伯对曰:五行者,金、木、水、火、土也,更贵更贱,以知死生,以决成败,而定五藏之气,间甚之时,死生之期也。

帝曰:愿卒闻之。岐伯曰:肝主春,足厥阴、少阳主治,其日甲乙;肝苦急,急食甘以缓之。心主夏,手少阴、太阳主治,其日丙丁;心苦缓,急食酸以收之。脾主长夏,足太阴、阳明主治,其日戊己;脾苦湿,急食苦以燥之。肺主秋,手太阴、阳明主治,其日庚辛;肺苦气上逆,急食苦以泄之。肾主冬,足少阴、太阳主治,其日壬癸;肾苦燥,急食辛以润之。开腠理,致津液,通气也。

病在肝,愈于夏;夏不愈,甚于秋;秋不死,持于冬,起于春,禁当风。肝病者,愈在丙丁;丙丁不愈,加于庚辛;庚辛不死,持于壬癸,起于甲乙。肝病者,平旦慧,下晡甚,夜半静。肝欲散,急食辛以散之,用辛补之,酸泻之。

病在心,愈在长夏;长夏不愈,甚于冬;冬不死,持于春,起于夏,禁温食热衣。心病者,愈在戊己;戊己不愈,加于壬癸;壬癸不死,持于甲乙,起于丙丁。心病者,日中慧,夜半甚,平旦静。心欲耎,急食咸以耎之,用咸补之,甘泻之。

病在脾,愈在秋;秋不愈,甚于春;春不死,持于夏,起于长夏,禁温食饱食、湿地濡衣。脾病者,愈在庚辛;庚辛不愈,加于甲乙;甲乙不死,持于丙丁,起于戊己。脾病者,日昳慧,日出甚,下晡静。脾欲缓,急食甘以缓之,用苦泻之,甘补之。

病在肺,愈在冬;冬不愈,甚于夏;夏不死,持于长夏,起于秋,禁寒饮食寒衣。肺病者,愈在壬癸;壬癸不愈,加于丙丁;丙丁不死,持于戊己,起于庚辛。肺病者,下晡慧,日中甚,夜半静。肺欲收,急食酸以收之,用酸补之,辛泻之。

病在肾,愈在春;春不愈,甚于长夏;长夏不死,持于秋,起于冬,禁犯焠㑊热食温灸衣。肾病者,愈在甲乙;甲乙不愈,甚于戊己;戊己不死,持于庚辛,起于壬癸。肾病者,夜半慧,四季甚,下晡静。肾欲坚,急食苦以坚之,用苦补之,咸泻之。

夫邪气之客于身也,以胜相加,至其所生而愈,至其所不胜而甚,至于所生而持,自得其位而起。必先定五藏之脉,乃可言间甚之时,死生之期也。

导读:五脏法四时五行而治,皆符五行生克之道,五运者,五行之运化也。

宝命全形论篇第二十五

黄帝问曰:天覆地载,万物悉备,莫贵于人。人以天地之气生,四时之法成,君王众庶,尽欲全形,形之疾病,莫知其情,留淫日深,著于骨髓,心私虑之。

帝曰:余念其痛,心为之乱惑,反甚其病,不可更代,百姓闻之,以为残贼,为之奈何?岐伯曰:夫人生于地,悬命于天,天地合气,命之曰人。人能应四时者,天地为之父母;知万物者,谓之天子。天有阴阳,人有十二节;天有寒暑,人有虚实。能经天地阴阳之化者,不失四时;知十二节之理者,圣智不能欺也;能存八动之变,五胜更立,能达虚实之数者,独出独入,呿吟至微,秋毫在目。

帝曰:人生有形,不离阴阳,天地合气,别为九野,分为四时,月有小大,日有短长,万物并至,不可胜量,虚实呿吟,敢问其方?岐伯曰:木得金而伐,火得水而灭,土得木而达,金得火而缺,水得土而绝,万物尽然,不可胜竭。故针有悬布天下者五,黔首共余食,莫知之也。一曰治神,二曰知养身,三曰知毒药为真,四曰制砭石小大,五曰知府藏血气之诊。五法俱立,各有所先。今末世之刺也,虚者实之,满者泄之,此皆众工所共知也。若夫法天则地,随应而动,和之者若响,随之者若影,道无鬼神,独来独往。

导读:人以天地之气生,四时之法成。人生有形,不离阴阳,天地合气;天有阴阳,人有十二节;天有寒暑,人有虚实。人合天地之理,运气之机,法天则地。

八正神明论篇第二十六

黄帝问曰:用针之服,必有法则焉,今何法何则?岐伯对曰:法天则地,合以天光。帝曰:愿卒闻之。岐伯曰:凡刺之法,必候日月星辰,四时八正之气,气定乃刺之。是故天温日明,则人血淖液而卫气浮,故血易泻,气易行;天寒日阴,则人血凝泣,而卫气沉。月始生,则血气始精,卫气始行;月郭满,则血气实,肌肉坚;月郭空,则肌肉减,经络虚,卫气去,形独居。是以因天时而调血气也。是以天寒无刺,天温无疑,月生无泻,月满无补,月郭空无治,是谓得时而调之。因天之序,盛虚之时,移光定位,正立而待之。故日月生而泻,是谓藏虚;月满而补,血气扬溢,络有留血,命曰重实;月郭空而治,是谓乱经。阴阳相错,真邪不别,沉以留止,外虚内乱,淫邪乃起。

帝曰:星辰八正何候?岐伯曰:星辰者,所以制日月之行也。八正者,所以候八风之虚邪以时至者也。四时者,所以分春秋冬夏之气所在,以时调之也。八正之虚邪而避之勿犯也。以身之虚而逢天之虚,两虚相感,其气至骨,入则伤五藏,工候救之,弗能伤也。故曰:天忌不可不知也。

帝曰:善。其法星辰者,余闻之矣,愿闻法往古者。岐伯曰:法往古者,先知《针经》也。验于来今者,先知日之寒温,月之虚盛,以候气之浮沉,而调之于身,观其立有验也。观于冥冥者,言形气荣卫之不形于外,而工独知之,以日之寒温,月之虚盛,四时气之浮沉,参伍相合而调之,工常先见之,然而不形于外,故曰观于冥冥焉。通于无穷者,可以传于后世也,是故工之所以异也。然而不形见于外,故俱不能见也。视之无形,尝之无味,故谓冥冥,若神仿佛。

虚邪者,八正之虚邪气也。正邪者,身形若用力汗出,腠理开,逢虚风,其中人也微,故莫知其情,莫见其形。上工救其萌牙,必先见三部九候之气,尽调不败而救之,故曰上工。下工救其已成,救其已败。救其已成者,言不知三部九候之相失,因病而败之也。知其所在者,知诊三部九候之病脉处而治之,故曰守其门户焉,莫知其情,而见邪形也。

导读:凡刺之法,必候日月星辰,四时八正之气。因天之序,盛虚之时,移光定位,正立而待之。与《素问·六微旨大论》同。

离合真邪论篇第二十七

黄帝问曰:余闻九针九篇,夫子乃因而九之,九九八十一篇,余尽通其意矣。经言气之盛衰,左右倾移,以上调下,以左调右,有余不足,补泻于荣输,余知之矣。此皆荣卫之倾移,虚实之所生,非邪气从外入于经也。余愿闻邪气之在经也,其病人何如?取之奈何?岐伯对曰:夫圣人之起度数,必应于天地,故天有宿度,地有经水,人有经脉。天地温和,则经水安静;天寒地冻,则经水凝泣；天暑地热，则经水沸溢；卒风暴起，则经水波涌而陇起。夫邪之入于脉也，寒则血凝泣，暑则气淖泽，虚邪因而入客，亦如经水之得风也，经之动脉，其至也亦时陇起。其行于脉中循循然，其至寸口中手也，时大时小，大则邪至，小则平，其行无常处，在阴与阳，不可为度，从而察之，三部九候，卒然逢之，早遏其路。吸则内针，无令气忤；静以久留，无令邪布；吸则转针，以得气为故；候呼引针，呼尽乃去。大气皆出，故命曰泻。

帝曰：候气奈何？岐伯曰：夫邪去络入于经也，舍于血脉之中，其寒温未相得，如涌波之起也，时来时去，故不常在。故曰方其来也，必按而止之，止而取之，无逢其冲而泻之。真气者，经气也。经气太虚，故曰其来不可逢，此之谓也。故曰候邪不审，大气已过，泻之则真气脱，脱则不复，邪气复至，而病益蓄，故曰其往不可追，此之谓也。不可挂以发者，待邪之至时而发针泻矣。若先若后者，血气已尽，其病不可下，故知其可取如发机，不知其取如扣椎，故曰知机道者，不可挂以发，不知机者，扣之不发，此之谓也。

帝曰：善。然真邪以合，波陇不起，候之奈何？岐伯曰：审扪循三部九候之盛虚而调之，察其左右上下相失及相减者，审其病藏以期之。不知三部者，阴阳不别，天地不分。地以候地，天以候天，人以候人，调之中府，以定三部。故曰刺不知三部九候病脉之处，虽有大过且至，工不能禁也。诛罚无过，命曰大惑，反乱大经，真不可复，用实为虚，以邪为真，用针无义，反为气贼，夺人正气，以从为逆，荣卫散乱，真气已失，邪独内著，绝人长命，予人夭殃。不知三部九候，故不能久长。因不知合之四时五行，因加相胜，释邪攻正，绝人长命。邪之新客来也，未有定处，推之则前，引之则止，逢而泻之，其病立已。

导读：经脉与天地相通，知三部、别阴阳、分天地，合四时五行。下篇（二十八）同。

通评虚实论篇第二十八

帝曰：寒气暴上，脉满而实，何如？岐伯曰：实而滑则生，实而逆则死。帝曰：脉实满，手足寒，头热，何如？岐伯曰：春秋则生，冬夏则死。脉浮而涩，涩而身有热者死。帝曰：其形尽满何如？岐伯曰：其形尽满者，脉急大坚，尺涩而不应也。如是者，故从则生，逆则死。帝曰：何谓从则生，逆则死？岐伯曰：所谓从者，手足温也；所谓逆者，手足寒也。

帝曰：春亟治经络，夏亟治经俞，秋亟治六府，冬则闭塞，闭塞者，用药而少针石也。所谓少针石者，非痈疽之谓也，痈疽不得顷时回。痛不知所，按之不应手，乍来乍已，刺手太阴傍三痏与缨脉各二。掖痈大热，刺足少阳五，刺而热不止，刺手心主三，刺手太阴经络者，大骨之会各三。暴痈筋缓，随分而痛，魄汗不尽，胞气不足，治在经俞。

太阴阳明论篇第二十九

黄帝问曰：太阴阳明为表里，脾胃脉也，生病而异者何也？岐伯对曰：阴阳异位，更虚更实，更逆更从，或从内，或从外，所从不同，故病异名也。

帝曰：愿闻其异状也。岐伯曰：阳者，天气也，主外；阴者，地气也，主内。故阳道实，阴道虚。故犯贼风虚邪者，阳受之；食饮不节，起居不时者，阴受之。阳受之则入六府，阴受之则入五藏。入六府则身热不时卧，上为喘呼；入五藏，则䐜满闭塞，下为飧泄，久为肠澼。故喉主天气，咽主地气。故阳受风气，阴受湿气。故阴气从足上行至头，而下行循臂至指端；阳气从手上行至头，而下行至足。故曰：阳病者，上行极而下；阴病者，下行极而上。故伤于风者，上先受之；伤于湿者，下先受之。

帝曰：脾病而四支不用，何也？岐伯曰：四支皆禀气于胃，而不得至经，必因于脾，乃得禀也。今脾病不能为胃行其津液，四支不得禀水谷气，气日以衰，脉道不利，筋骨肌肉皆无气以生，故不用焉。

帝曰：脾不主时，何也？岐伯曰：脾者土也，治中央，常以四时长四藏，各十八日寄治，不得独主于时也。脾藏者，常著胃土之精也，土者，生万物而法天地，故上下至头足，不得主时也。

导读：太阴阳明，土也，生万物而法天地。

热论篇第三十一

黄帝问曰：今夫热病者，皆伤寒之类也。或愈或死，其死皆以六七日之间，其愈皆以十日以上者何也？不知其解，愿闻其故。岐伯对曰：巨阳者，诸阳之属也。其脉连于风府，故为诸阳主气也。人之伤于寒也，则为病热，热虽甚不死；其两感于寒而病者，必不免于死。

凡病伤寒而成温者，先夏至日者为病温，后夏至日者为病暑，暑当与汗皆出，勿止。

导读：伤寒，天时病也，合运气之理。

疟论篇第三十五

黄帝问曰：夫痎疟皆生于风，其蓄作有时者何也？岐伯对曰：疟之始发也，先起于毫毛，伸欠乃作，寒栗鼓颔，腰脊俱痛，寒去则内外皆热，头痛如破，渴欲冷饮。

帝曰：何气使然？愿闻其道。岐伯曰：阴阳上下交争，虚实更作，阴阳相移也。阳并于阴，则阴实而阳虚，阳明虚则寒栗鼓颔也；巨阳虚则腰背头项痛；三阳俱虚则阴气胜，阴气胜则骨寒而痛；寒生于内，故中外皆寒；阳盛则外热，阴虚则内热，外内皆热，则喘而渴，故欲冷饮也。此皆得之夏伤于暑，热气盛，藏于皮肤之内，肠胃之外，此荣气之所舍也。此令人汗空疏，腠理开，因得秋气，汗出遇风，及得之以浴，水气舍于皮肤之内，与卫气并居。卫气者，昼日行于阳，夜行于阴，此气得阳而外出，得阴而内薄，内外相薄，是以日作。

帝曰：其间日而作者何也？岐伯曰：其气之舍深，内薄于阴，阳气独发，阴邪内著，阴与阳争不得出，是以间日而作也。

帝曰：疟先寒而后热者，何也？岐伯曰：夏伤于大暑，其汗大出，腠理开发，因遇夏气凄沧之水寒，藏于腠理皮肤之中，秋伤于风，则病成矣。夫寒者，阴气也；风者，阳气也。先伤于寒而后伤于风，故先寒而后热也，病以时作，名曰寒疟。

帝曰：论言夏伤于暑，秋必病疟，今疟不必应者，何也？岐伯曰：此应四时者也。其病异形者，反四时也。其以秋病者寒甚，以冬病者寒不甚，以春病者恶风，以夏病者多汗。

帝曰：夫病温疟与寒疟而皆安舍？舍于何藏？岐伯曰：温疟者，得之冬中于风，寒气藏于骨髓之中，至春则阳气大发，邪气不能自出，因遇大暑，脑髓烁，肌肉消，腠理发泄，或有所用力，邪气与汗皆出。此病藏于肾，其气先从内出之于外也。如是者，阴虚而阳盛，阳盛则热矣，衰则气复反入，入则阳虚，阳虚则寒矣，故先热而后寒，名曰温疟。

导读：夫痎疟皆生于风，风为六气之首，病应四时，疟有规律。明之，则运气之道。

咳论篇第三十八

黄帝问曰：肺之令人咳，何也？岐伯对曰：五藏六府皆令人咳，非独肺也。帝曰：愿闻其状。岐伯曰：皮毛者，肺之合也，皮毛先受邪气，邪气以从其合也。其寒饮食入胃，从肺脉上至于肺则肺寒，肺寒则外内合邪，因而客之，则为肺咳。五藏各以其时受病，非其时，各传以与之。

人与天地相参，故五藏各以治时，感于寒则受病，微则为咳，甚者为泄为痛。乘秋则肺先受邪，乘春则肝先受之，乘夏则心先受之，乘至阴则脾先受之，乘冬则肾先受之。

导读：人与天地相参，故五藏各以治时。五藏六府皆令人咳，五藏各以其时受病，非其时，各传以与之。

举痛论篇第三十九

黄帝问曰：余闻善言天者，必有验于人；善言古者，必有合于今；善言人者，必有厌于己。

岐伯曰：寒气客于脉外则脉寒，脉寒则缩蜷，缩蜷则脉绌急，绌急则外引小络，故卒然而痛，得炅则痛立止。因重中于寒，则痛久矣。寒气客于经脉之中，与炅气相薄则脉满，满则痛而不可按也。寒气稽留，炅气从上，则脉充大而血气乱，故痛甚不可按也。寒气客于肠胃之间，膜原之下，血不得散，小络急引，故痛，按之则血气散，故按之痛止。寒气客于侠脊之脉，则深按之不能及，故按之无益也。寒气客于冲脉，冲脉起于关元，随腹直上，寒气客则脉不通，脉不通则气因之，故喘动应手矣。寒气客于背俞之脉则脉泣，脉泣则血虚，血虚则痛，其俞注于心，故相引而痛。按之则热气至，热气至则痛止矣。寒气客于厥阴之脉，厥阴之脉者，络阴器，系于肝，寒气客于脉中，则血泣脉急，故胁肋与少腹相引痛矣。厥气客于阴股，寒气上及少腹，血泣在下相引，故腹痛引阴股。寒气客于小肠膜原之间，络血之中，血泣不得注于大经，血气稽留不得行，故宿昔而成积矣。寒气客于五藏，厥逆上泄，阴气竭，阳气未入，故卒然痛死不知人，气复反则生矣。寒气客于肠胃，厥逆上出，故痛而呕也。寒气客于小肠，小肠不得成聚，故后泄腹痛矣。热气留于小肠，肠中痛，瘅热焦渴，则坚干不得出，故痛而闭不通矣。

导读:善言天者,必有验于人。寒为六气之一,客于病位不同,症状表现各异。以下两篇(四十二、四十三),论风寒湿发病特点。

风论第四十二

黄帝问曰:风之伤人也,或为寒热,或为热中,或为寒中,或为疠风,或为偏枯,或为风也,其病各异,其名不同,或内至五藏六府,不知其解,愿闻其说。岐伯对曰:风气藏于皮肤之间,内不得通,外不得泄。风者,善行而数变,腠理开则洒然寒,闭则热而闷。其寒也,则衰食饮,其热也,则消肌肉,故使人怢栗而不能食,名曰寒热。

以春甲乙伤于风者为肝风,以夏丙丁伤于风者为心风,以季夏戊己伤于邪者为脾风,以秋庚辛中于邪者为肺风,以冬壬癸中于邪者为肾风。

痹论篇第四十三

黄帝问曰:痹之安生?岐伯对曰:风寒湿三气杂至,合而为痹也。其风气胜者为行痹,寒气胜者为痛痹,湿气胜者为著痹也。

帝曰:其有五者何也?岐伯对曰:以冬遇此者为骨痹,以春遇此者为筋痹,以夏遇此者为脉痹,以至阴遇此者为肌痹,以秋遇此者为皮痹。

帝曰:内舍五藏六府,何气使然?岐伯曰:五藏皆有合,病久而不去者,内舍于其合也。故骨痹不已,复感于邪,内舍于肾;筋痹不已,复感于邪,内舍于肝;脉痹不已,复感于邪,内舍于心;肌痹不已,复感于邪,内舍于脾;皮痹不已,复感于邪,内舍于肺。所谓痹者,各以其时重感于风寒湿之气也。

病能论篇第四十六

所谓深之细者,其中手如针也,摩之切之,聚者坚也,博者大也。《上经》者,言气之通天也;《下经》者,言病之变化也;《金匮》者,决死生也;《揆度》者,切度之也;《奇恒》者,言奇病也。所谓奇者,使奇病不得以四时死也;恒者,得以四时死也;所谓揆者,方切求之也;言切求其脉理也;度者,得其病处,以四时度之也。

导读:古经不离天地四时。

脉解篇第四十九

太阳所谓肿腰脽痛者,正月太阳寅,寅太阳也,正月阳气出在上而阴气盛,阳未得自次也,故肿腰脽痛也。病偏虚为跛者,正月阳气冻解地气而出也,所谓偏虚者,冬寒颇有不足者,故偏虚为跛也。所谓强上引背者,阳气大上而争,故强上也。所谓耳鸣者,阳气万物盛上而跃,故耳鸣也。所谓甚则狂颠疾者,阳尽在上而阴气从下,下虚上实,故狂颠疾也。所谓浮为聋者,皆在气也。所谓入中为瘖者,阳盛已衰,故为瘖也。内夺而厥,则为瘖俳,此肾虚也。少阴不至者,厥也。

少阳所谓心胁痛者,言少阳盛也,盛者,心之所表也。九月阳气尽而阴气盛,故心胁痛也。所谓不可反侧者,阴气藏物也,物藏则不动,故不可反侧也。所谓甚则跃者,九月万物尽衰,草木毕落而堕,则气去阳而之阴,气盛而阳之下长,故谓跃。

阳明所谓洒洒振寒者,阳明者午也,五月盛阳之阴也,阳盛而阴气加之,故洒洒振寒也。所谓胫肿而股不收者,是五月盛阳之阴也,阳者衰于五月,而一阴气上,与阳始争,故胫肿而股不收也。所谓上喘而为水者,阴气下而复上,上则邪客于藏府间,故为水也。所谓胸痛少气者,水气在藏府也,水者阴气也,阴气在中,故胸痛少气也。所谓甚则厥,恶人与火,闻木音则惕然而惊者,阳气与阴气相薄,水火相恶,故惕然而惊也。所谓欲独闭户牖而处者,阴阳相薄也,阳尽而阴盛,故欲独闭户牖而居。所谓病至则欲乘高而歌,弃衣而走者,阴阳复争,而外并于阳,故使之弃衣而走也。所谓客孙脉则头痛鼻鼽腹肿者,阳明并于上,上者则其孙络太阴也,故头痛鼻鼽腹肿也。

太阴所谓病胀者,太阴子也,十一月万物气皆藏于中,故曰病胀。所谓上走心为噫者,阴盛而上走于阳明,阳明络属心,故曰上走心为噫也。所谓食则呕者,物盛满而上溢,故呕也。所谓得后与气则快然如衰者,十二月阴气下衰,而阳气且出,故曰得后与气则快然如衰也。

少阴所谓腰痛者,少阴者,肾也,十月万物阳气皆伤,故腰痛也。所谓呕咳上气喘者,阴气在下,阳气在上,诸阳气浮,无所依从,故呕咳上气喘也。所谓邑邑不能久立久坐,起则目䀮䀮无所见者,万物阴阳不定未有主也。秋气始至,微霜始下,而方杀万物,阴阳内夺,故目䀮䀮无所见也。所谓少气善怒者,阳气不治,阳气不治则阳气不得出,肝气当治而未得,故善怒,善怒者,名曰煎厥。所谓恐如人将捕之者,秋气万物未有毕去,阴气少,阳气入,阴阳相薄,故恐也。所谓恶闻食臭者,胃无气,故恶闻食臭也。所谓面黑如地色者,秋气内夺,故变于色也。所谓咳则有血者,阳脉伤也,阳气未盛于上而脉满,满则咳,故血见于鼻也。

厥阴所谓癫疝,妇人少腹肿者,厥阴者,辰也,三月阳中之阴,邪在中,故曰癫疝少腹肿也。所谓腰脊痛不可以俯仰者,三月一振,荣华万物,一俯而不仰也。所谓癫癃疝肤胀者,曰阴亦盛而脉胀不通,故曰癫癃疝也。所谓甚则嗌干热中者,阴阳相薄而热,故嗌干也。

导读:论疾病不离运气四时十二月,天地人病时,理论之渊源。

针解篇第五十四

帝曰:余闻九针上应天地四时阴阳,愿闻其方,令可传于后世,以为常也。岐伯曰:夫一天、二地、三人、四时、五音、六律、七星、八风、九野,身形亦应之,针各有所宜,故曰九针。人皮应天,人肉应地,人脉应人,人筋应时,人声应音,人阴阳合气应律,人齿面目应星,人出入气应风,人九窍三百六十五络应野。故一针皮,二针肉,三针脉,四针筋,五针骨,六针调阴阳,七针益精,八针除风,九针通九窍,除三百六十五节气,此之谓各有所主也。人心意应八风,人气应天,人发齿耳目五声应五音六律,人阴阳脉血气应地,人肝目应之九。

九窍三百六十五。人一以观动静,天二以候五色,七星应之以候发毋泽,五音一以候宫商角徵羽,六律有余不足应之,二地一以候高下有余,九野一节俞应之以候闭节,三人变一分人候齿,泄多血少,十分角之变,五分以候缓急,六分不足,三分寒关节,第九分四时人寒、温、燥、湿,四时一应之,以候相反一,四方各作解。

导读:九针上应天地四时阴阳,一天、二地、三人、四时、五音、六律、七星、八风、九野,身形亦应之。下篇(五十八)同。

气穴论篇第五十八

黄帝问曰:余闻气穴三百六十五,以应一岁,未知其所,愿卒闻之。岐伯稽首再拜对曰:窘乎哉问也!其非圣帝,孰能穷其道焉!因请溢意尽言其处。帝捧手逡巡而却曰:夫子之开余道也,目未见其处,耳未闻其数,而目以明,耳以聪矣。

帝曰：余已知奇穴之处，游针之居，愿闻孙络溪谷，亦有所应乎？岐伯曰：孙络三百六十五穴会，亦以应一岁，以溢奇邪，以通荣卫。

骨空论篇第六十

黄帝问曰：余闻风者百病之始也，以针治之奈何？岐伯对曰：风从外入，令人振寒，汗出头痛，身重恶寒，治在风府，调其阴阳。不足则补，有余则泻。大风颈项痛，刺风府。风府在上椎。大风汗出，灸譩譆，譩譆在背下侠脊傍三寸所，厌之令病者呼譩譆，譩譆应手。从风憎风，刺眉头。失枕，在肩上横骨间。折使榆臂，齐肘正，灸脊中。䏚络季胁引少腹而痛胀，刺譩譆。腰痛不可以转摇，急引阴卵，刺八髎与痛上。八髎在腰尻分间。鼠瘘寒热，还刺寒府。寒府在附膝外解营。取膝上外者使之拜，取足心者使之跪。

导读：风为六气之首，针刺有法。

水热穴论篇第六十一

帝曰：春取络脉分肉，何也？岐伯曰：春者木始治，肝气始生，肝气急，其风疾，经脉常深，其气少，不能深入，故取络脉分肉间。

帝曰：夏取盛经分腠，何也？岐伯曰：夏者火始治，心气始长，脉瘦气弱，阳气留溢，热熏分腠，内至于经，故取盛经分腠，绝肤而病去者，邪居浅也。所谓盛经者，阳脉也。

帝曰：秋取经俞，何也？岐伯曰：秋者金始治，肺将收杀，金将胜火，阳气在合，阴气初胜，湿气及体，阴气未盛，未能深入，故取俞以泻阴邪，取合以虚阳邪，阳气始衰，故取于合。

帝曰：冬取井荥，何也？岐伯曰：冬者水始治，肾方闭，阳气衰少，阴气坚盛，巨阳伏沉，阳脉乃去，故取井以下阴逆，取荥以实阳气。故曰：冬取井荥，春不鼽衄，此之谓也。

导读：四季取穴，亦合运气。下篇（六十四）同。

四时刺逆从论篇第六十四

是故春气在经脉，夏气在孙络，长夏气在肌肉，秋气在皮肤，冬气在骨髓中。帝曰：余愿闻其故。岐伯曰：春者，天气始开，地气始泄，冻解冰释，水行经通,故人气在脉。夏者,经满气溢,入孙络受血,皮肤充实。长夏者,经络皆盛,内溢肌中。秋者,天气始收,腠理闭塞,皮肤引急。冬者盖藏,血气在中,内著骨髓,通于五藏。是故邪气者,常随四时之气血而入客也,至其变化不可为度,然必从其经气,辟除其邪,除其邪,则乱气不生。

帝曰:逆四时而生乱气奈何?岐伯曰:春刺络脉,血气外溢,令人少气;春刺肌肉,血气环逆,令人上气;春刺筋骨,血气内著,令人腹胀。夏刺经脉,血气乃竭,令人解㑊;夏刺肌肉,血气内却,令人善恐;夏刺筋骨,血气上逆,令人善怒。秋刺经脉,血气上逆,令人善忘;秋刺络脉,气不外行,令人卧不欲动;秋刺筋骨,血气内散,令人寒栗。冬刺经脉,血气皆脱,令人目不明;冬刺络脉,内气外泄,留为大痹;冬刺肌肉,阳气竭绝,令人善忘。凡此四时刺者,大逆之病,不可不从也,反之,则生乱气相淫病焉。故刺不知四时之经、病之所生,以从为逆,正气内乱,与精相薄。必审九候,正气不乱,精气不转。帝曰:善。

标本病传论篇第六十五

黄帝问曰:病有标本,刺有逆从,奈何?岐伯对曰:凡刺之方,必别阴阳,前后相应,逆从得施,标本相移,故曰:有其在标而求之于标,有其在本而求之于本,有其在本而求之于标,有其在标而求之于本。故治有取标而得者,有取本而得者,有逆取而得者,有从取而得者。故知逆与从,正行无问,知标本者,万举万当,不知标本,是谓妄行。

夫阴阳、逆从、标本之为道也,小而大,言一而知百病之害,少而多,浅而博,可以言一而知百也。以浅而知深,察近而知远,言标与本,易而勿及。

治反为逆,治得为从。先病而后逆者治其本,先逆而后病者治其本,先寒而后生病者治其本,先病而后生寒者治其本,先热而后生病者治其本,先热而后生中满者治其标,先病而后泄者治其本,先泄而后生他病者治其本,必且调之,乃治其他病,先病而后生中满者治其标,先中满而后烦心者治其本。人有客气,有同气。小大不利治其标,小大利治其本。病发而有余,本而标之,先治其本,后治其标;病发而不足,标而本之,先治其标,后治其本。谨察间甚,以意调之,间者并行,甚者独行。先小大不利而后生病者治其本。

夫病传者,心病先心痛,一日而咳,三日胁支痛,五日闭塞不通,身痛体重。三日不已,死。冬夜半,夏日中。肺病喘咳,三日而胁支满痛,一日身重体痛,五日而胀。十日不已,死。冬日入,夏日出。肝病头目眩,胁支满,三日体重身痛,五日而胀,三日腰脊少腹痛,胫痠。三日不已,死。冬日入,夏早食。脾病身痛体重,一日而胀,二日少腹腰脊痛,胫痠,三日背胠筋痛,小便闭。十日不已,死。冬人定,夏晏食。肾病少腹腰脊痛骱酸,三日背胠筋痛,小便闭,三日腹胀,三日两胁支痛。三日不已,死,冬大晨,夏晏晡。胃病胀满,五日少腹腰脊痛骱痠,三日背胠筋痛,小便闭,五日身体重。六日不已,死,冬夜半后,夏日昳。膀胱病小便闭,五日少腹胀,腰脊痛骱痠,一日腹胀,一日身体痛。二日不已,死,冬鸡鸣,夏下晡。

诸病以次相传,如是者,皆有死期,不可刺。间一藏止,及至三四藏者,乃可刺也。

导读:夫阴阳、逆从、标本之为道也,小而大,言一而知百病之害,为运气之道。

著至教论篇第七十五

黄帝坐明堂,召雷公而问之曰:子知医之道乎? 雷公对曰:诵而未能解,解而未能别,别而未能明,明而未能彰,足以治群僚,不足治侯王。愿得受树天之度,四时阴阳合之,别星辰与日月光,以彰经术,后世益明,上通神农,著至教疑于二皇。帝曰:善。无失之,此皆阴阳表里上下雌雄相输应也,而道上知天文,下知地理,中知人事,可以长久,以教众庶,亦不疑殆,医道论篇,可传后世,可以为宝。

雷公曰:请受道,讽诵用解。帝曰:子不闻《阴阳传》乎? 曰:不知。曰:夫三阳天为业,上下无常,合而病至,偏害阴阳。雷公曰:三阳莫当,请闻其解。帝曰:三阳独至者,是三阳并至,并至如风雨,上为巅疾,下为漏病。外无期,内无正,不中经纪,诊无上下,以书别。雷公曰:臣治疏愈,说意而已。帝曰:三阳者,至阳也,积并则为惊,病起疾风,至如礔砺,九窍皆塞,阳气滂溢,干嗌喉塞。并于阴,则上下无常,薄为肠澼。此谓三阳直心,坐不得起,卧者便身全。三阳之病,且以知天下,何以别阴阳,应四时,合之五行。

导读:医之道,必上知天文,下知地理,中知人事;医治病,必别阴阳,应四时,合五行。

示从容论篇第七十六

帝曰:公何年之长而问之少,余真问以自谬也。吾问子窈冥,子言上下篇以对,何也? 夫脾虚浮似肺,肾小浮似脾,肝急沉散似肾,此皆工之所时乱也,然从容得之。若夫三藏土木水参居，此童子之所知，问之何也？

八风菀热，五藏消烁，传邪相受。夫浮而弦者，是肾不足也；沉而石者，是肾气内著也；怯然少气者，是水道不行，形气消索也；咳嗽烦冤者，是肾气之逆也。一人之气，病在一藏也。若言三藏俱行，不在法也。

导读：八风菀热，五藏消烁，传邪相受，则天地之道。

疏五过论篇第七十七

圣人之治病也，必知天地阴阳，四时经纪，五藏六府，雌雄表里，刺灸砭石，毒药所主，从容人事，以明经道，贵贱贫富，各异品理，问年少长，勇怯之理，审于分部，知病本始，八正九候，诊必副矣。治病之道，气内为宝，循求其理，求之不得，过在表里。守数据治，无失俞理，能行此术，终身不殆。不知俞理，五藏菀热，痈发六府，诊病不审，是谓失常，谨守此治，与经相明。《上经》《下经》，揆度阴阳，奇恒五中，决以明堂，审于终始，可以横行。

导读：治病之道，首论天地之理。

徵四失论篇第七十八

道之大者，拟于天地，配于四海，汝不知道之谕，受以明为晦。

导读：大道通于天地，配于四海，运气理论为大道也。

阴阳类论篇第七十九

孟春始至，黄帝燕坐，临观八极，正八风之气，而问雷公曰：阴阳之类，经脉之道，五中所主，何藏最贵？雷公对曰：春，甲乙，青，中主肝，治七十二日，是脉之主时，臣以其藏最贵。帝曰：却念上下经，阴阳从容，子所言贵，最其下也。

上合昭昭，下合冥冥，诊决死生之期，遂合岁首。

黄帝曰：冬三月之病，病合于阳者，至春正月脉有死征，皆归出春。冬三月之病，在理已尽，草与柳叶皆杀，春阴阳皆绝，期在孟春。春三月之病，曰阳杀，阴阳皆绝，期在草干。夏三月之病，至阴不过十日，阴阳交，期在溓水。秋三月之病，三阳俱起，不治自已。阴阳交合者，立不能坐，坐不能起。三阳独至，期在石水。二阴独至，期在盛水。

导读：疾病预后亦尊天地阴阳四时之理。下篇（八十）亦同。

方盛衰论篇第八十

雷公请问:气之多少,何者为逆? 何者为从? 黄帝答曰:阳从左,阴从右,老从上,少从下。是以春夏归阳为生,归秋冬为死,反之,则归秋冬为生,是以气多少,逆皆为厥。

问曰: 有余者厥耶? 答曰: 一上不下,寒厥到膝,少者秋冬死,老者秋冬生。气上不下,头痛巅疾,求阳不得,求阴不审,五部隔无征,若居旷野,若伏空室,绵绵乎属不满日。

至阴虚,天气绝;至阳盛,地气不足。阴阳并交,至人之所行。阴阳并交者,阳气先至,阴气后至。是以圣人持诊之道,先后阴阳而持之,奇恒之势乃六十首,诊合微之事,追阴阳之变,章五中之情,其中之论,取虚实之要,定五度之事,知此乃足以诊。是以切阴不得阳,诊消亡; 得阳不得阴,守学不湛。知左不知右,知右不知左,知上不知下,知先不知后,故治不久。知丑知善,知病知不病,知高知下,知坐知起,知行知止,用之有纪,诊道乃具,万世不殆。

起所有余,知所不足,度事上下,脉事因格。是以形弱气虚,死; 形气有余,脉气不足,死; 脉气有余,形气不足,生。是以诊有大方,坐起有常,出入有行,以转神明,必清必净,上观下观,司八正邪,别五中部,按脉动静,循尺滑涩,寒温之意,视其大小,合之病能,逆从以得,复知病名,诊可十全,不失人情。故诊之,或视息视意,故不失条理,道甚明察,故能长久。不知此道,失经绝理,亡言妄期,此谓失道。

第十二讲
《灵枢》五运六气论述导读

本 输 第 二

黄帝问于岐伯曰：凡刺之道，必通十二经络之所终始，络脉之所别处，五输之所留，六府之所与合，四时之所出入，五藏之所溜处，阔数之度，浅深之状，高下所至。

春取络脉诸荥大经分肉之间，甚者深取之，间者浅取之；夏取诸腧孙络肌肉皮肤之上；秋取诸合，余如春法；冬取诸井诸腧之分，欲深而留之。此四时之序，气之所处，病之所舍，藏之所宜。转筋者，立而取之，可令遂已。痿厥者，张而刺之，可令立快也。

导读：凡刺之道，必知四时之所出入，明四时之序，气之所处，病之所舍，藏之所宜。

邪气藏府病形第四

黄帝问于岐伯曰：邪气之中人也奈何？岐伯答曰：邪气之中人高也。

黄帝曰：高下有度乎？岐伯曰：身半已上者，邪中之也；身半已下者，湿中之也。故曰：邪之中人也，无有常。中于阴则溜于府，中于阳则溜于经。

黄帝曰：阴之与阳也，异名同类，上下相会，经络之相贯，如环无端。邪之中人，或中于阴，或中于阳，上下左右，无有恒常，其故何也？岐伯曰：诸阳之会，皆在于面。中人也，方乘虚时，及新用力，若饮食汗出腠理开，而中于邪。中于面则下阳明，中于项则下太阳，中于颊则下少阳，其中于膺背两胁亦中其经。

导读：身半之上，天气主之；身半之下，地气主之，运气之理要通。

文中"黄帝问于岐伯曰：邪气之中人也奈何？岐伯答曰：邪气之中人高也。黄帝曰：高下有度乎？岐伯曰：身半已上者，邪中之也；身半已下者，湿中之也。"身半与《素问·至真要大论》不同。

根 结 第 五

岐伯曰：天地相感，寒暖相移，阴阳之道，孰少孰多？阴道偶，阳道奇，发于春夏，阴气少，阳气多，阴阳不调，何补何泻？发于秋冬，阳气少，阴气多，阴气盛而阳气衰，故茎叶枯槁，湿雨下归，阴阳相移，何泻何补？奇邪离经，不可胜数，不知根结，五藏六府，折关败枢，开阖而走，阴阳大失，不可复取。九针之玄，要在终始，故能知终始，一言而毕，不知终始，针道咸绝。

导读：阴阳之道，四季有异，天地相感，寒暖相移，运气之道，下篇同。

寿夭刚柔第六

黄帝问于少师曰：余闻人之生也，有刚有柔，有弱有强，有短有长，有阴有阳，愿闻其方。少师答曰：阴中有阴，阳中有阳，审知阴阳，刺之有方，得病所始，刺之有理，谨度病端，与时相应，内合于五藏六府，外合于筋骨皮肤。是故内有阴阳，外亦有阴阳。在内者，五藏为阴，六府为阳；在外者，筋骨为阴，皮肤为阳。故曰：病在阴之阴者，刺明之荣输；病在阳之阳者，刺阳之合；病在阳之阴者，刺阴之经；病在阴之阳者，刺络脉。

黄帝问于伯高曰：余闻形气病之先后，外内之应奈何？伯高答曰：风寒伤形，忧恐忿怒伤气。气伤藏，乃病藏；寒伤形，乃应形；风伤筋脉，筋脉乃应。此形气外内之相应也。黄帝曰：刺之奈何？伯高答曰：病九日者，三刺而已；病一月者，十刺而已。多少远近，以此衰之。久痹不去身者，视其血络，尽出其血。黄帝曰：外内之病，难易之治奈何？伯高答曰：形先病而未入藏者，刺之半其日；藏先病而形乃应者，刺之倍其日。此外内难易之应也。

本 神 第 八

岐伯答曰：天之在我者，德也，地之在我者，气也，德流气薄而生者也。

故智者之养生也，必顺四时而适寒暑，和喜怒而安居处，节阴阳而调刚柔。

如是则僻邪不至,长生久视。

心怵惕思虑则伤神,神伤则恐惧自失,破䐃脱肉,毛悴色夭,死于冬。脾愁忧而不解则伤意,意伤则悗乱,四肢不举,毛悴色夭,死于春。肝悲哀动中则伤魂,魂伤则狂忘不精,不精则不正,当人阴缩而挛筋,两胁骨不举,毛悴色夭,死于秋。肺喜乐无极则伤魄,魄伤则狂,狂者意不存人,皮革焦,毛悴色夭,死于夏。肾盛怒而不止则伤志,志伤则喜忘其前言,腰脊不可以俯仰屈伸,毛悴色夭,死于季夏。恐惧而不解则伤精,精伤则骨酸痿厥,精时自下。是故五藏主藏精者也,不可伤,伤则失守而阴虚,阴虚则无气,无气则死矣。

导读: 天地交感,养生必顺四时而适寒暑,和喜怒而安居处,节阴阳而调刚柔。五志所伤亦与四季运气相关。

终 始 第 九

凡刺之属,三刺至谷气。邪僻妄合,阴阳易居,逆顺相反,沉浮异处,四时不得,稽留淫泆,须针而去。故一刺则阳邪出,再刺则阴邪出,三刺则谷气至,谷气至而止。所谓谷气至者,已补而实,已泻而虚,故以知谷气至也。邪气独去者,阴与阳未能调,而病知愈也。故曰:补则实,泻则虚,痛虽不随针,病必衰去矣。

导读: 凡刺之属,亦要得四时。

经别第十一

黄帝问于岐伯曰:余闻人之合于天道也,内有五藏,以应五音、五色、五时、五味、五位也,外有六府,以应六律,六律建阴阳诸经,而合之十二月、十二辰、十二节、十二经水、十二时、十二经脉者,此五藏六府之所以应天道。夫十二经脉者,人之所以生,病之所以成,人之所以治,病之所以起,学之所始,工之所止也,粗之所易,上之所难也。请问其离合出入奈何。

导读: 五藏六府之所以应天道:五藏,以应五音、五色、五时、五味、五位也;外六府,以应六律,六律建阴阳诸经,而合之十二月、十二辰、十二节、十二经水、十二时、十二经脉。

经水第十二

黄帝问于岐伯曰:经脉十二者,外合于十二经水,而内属于五藏六府。夫十二经水者,其有大小、深浅、广狭、远近各不同,五藏六府之高下、大小、受谷之多少亦不等,相应奈何?夫经水者,受水而行之;五藏者,合神气魂魄而藏之;六府者,受谷而行之,受气而扬之;经脉者,受血而营之。合而以治奈何?刺之深浅,灸之壮数,可得闻乎?岐伯答曰:善哉问也!天至高不可度,地至广不可量,此之谓也。且夫人生于天地之间,六合之内,此天之高、地之广也,非人力之所能度量而至也。若夫八尺之士,皮肉在此,外可度量切循而得之,其死可解剖而视之。其藏之坚脆,府之大小,谷之多少,脉之长短,血之清浊,气之多少,十二经之多血少气;与其少血多气,与其皆多血气,与其皆少血气,皆有大数。其治以针艾,各调其经气,固其常有合乎!

黄帝曰:余闻之,快于耳,不解于心。愿卒闻之。岐伯答曰:此人之所以参天地而应阴阳也,不可不察。足太阳外合于清水,内属于膀胱,而通水道焉;足少阳外合于渭水,内属于胆;足阳明外合于海水,内属于胃;足太阴外合于湖水,内属于脾;足少阴外合于汝水,内属于肾;足厥阴外合于渑水,内属于肝;手太阳外合于淮水,内属于小肠,而水道出焉;手少阳外合于漯水,内属于三焦;手阳明外合于江水,内属于大肠;手太阴外合于河水,内属于肺;手少阴外合于济水,内属于心;手心主外合于漳水,内属于心包。凡此五藏六府十二经水者,外有源泉而内有所禀,此皆内外相贯,如环无端,人经亦然。故天为阳,地为阴;腰以上为天,腰以下为地。故海以北者为阴,湖以北者为阴中之阴;漳以南者为阳,河以北至漳者为阳中之阴;漯以南至江者为阳中之太阳。此一隅之阴阳也,所以人与天地相参也。

导读:经脉亦属于天地,外合于十二经水,而内属于五藏六府。循经治以针艾,各调其经气,必合天地阴阳。

五十营第十五

黄帝曰:余愿闻五十营奈何?岐伯答曰:天周二十八宿,宿三十六分。人气行一周,千八分。日行二十八宿,人经脉上下、左右、前后二十八脉,周身十六丈二尺,以应二十八宿。漏水下百刻,以分昼夜。故人一呼,脉再动,气行三寸;一吸,脉亦再动,气行三寸。呼吸定息,气行六寸;十息,气行六尺,日行二分;二百七十息,气行十六丈二尺,气行交通于中,一周于身,下水二刻,日行二十五分;五百四十息,气行再周于身,下水四刻,日行四十分;二千七百息,气行十周于身,下水二十刻,日行五宿二十分;一万三千五百息,气行五十营于身,水下百刻,日行二十八宿,漏水皆尽,脉终矣。所谓交通者,并行一数也,故五十营备,得尽天地之寿矣,凡行八百一十丈也。

导读:天周二十八宿,宿三十六分。人气行一周,千八分。日行二十八宿,人经脉上下、左右、前后二十八脉,周身十六丈二尺,以应二十八宿。漏水下百刻,以分昼夜。五十营乃人气合天地之气行。

脉度第十七

气之不得无行也,如水之流,如日月之行不休。故阴脉荣其藏,阳脉荣其府,如环之无端,莫知其纪,终而复始。其流溢之气,内溉藏府,外濡腠理。

导读:气的运动是永恒的,如日月之行不休。

四时气第十九

黄帝问于岐伯曰:夫四时之气,各不同形,百病之起,皆有所生,灸刺之道,何者为定?

岐伯答曰:四时之气,各有所在,灸刺之道,得气穴为定。故春取经、血脉、分肉之间,甚者深刺之,间者浅刺之;夏取盛经、孙络,取分间,绝皮肤;秋取经腧,邪在府,取之合;冬取井荥,必深以留之。

导读:四时之气,各不同形,百病之起,皆有所生;四时之气,各有所在,灸刺之道,得气穴为定;应四时而取穴,下篇同。

寒热病第二十一

春取络脉,夏取分腠,秋取气口,冬取经输。凡此四时,各以时为齐。络脉治皮肤,分腠治肌肉,气口治筋脉,经输治骨髓、五藏。

病本第二十五

先病而后逆者,治其本;先逆而后病者,治其本。先寒而后生病者,治其本;先病而后生寒者,治其本。先热而后生病者,治其本。先泄而后生他病者,治其本,必且调之,乃治其它病。先病而后中满者,治其标。先病后泄者,治其本。先中满而后烦心者,治其本。有客气,有同气。大小便不利,治其标;大小便利,治其本。病发而有余，本而标之，先治其本，后治其标；病发而不足，标而本之，先治其标，后治其本。谨详察间甚，以意调之，间者并行，甚为独行。先小大便不利而后生他病者，治其本也。

导读：标本之治，要考虑运气之理。

海论第三十三

黄帝问于岐伯曰：余闻刺法于夫子，夫子之所言，不离于营卫血气。夫十二经脉者，内属于藏府，外络于肢节，夫子乃合之于四海乎？岐伯答曰：人亦有四海、十二经水。经水者，皆注于海，海有东西南北，命曰四海。黄帝曰：以人应之奈何？岐伯曰：人有髓海，有血海，有气海，有水谷之海。凡此四者，以应四海也。黄帝曰：远乎哉！夫子之合人天地四海也，愿闻应之奈何？岐伯答曰：必先明知阴阳、表里、荥输所在，四海定矣。

导读：人与天地四海相应，必先明知阴阳、表里、荥输所在。

五乱第三十四

黄帝曰：经脉十二者，别为五行，分为四时，何失而乱？何得而治？岐伯曰：五行有序，四时有分，相顺则治，相逆则乱。黄帝曰：何谓相顺？岐伯曰：经脉十二者，以应十二月。十二月者，分为四时。四时者，春秋冬夏，其气各异。营卫相随，阴阳已和，清浊不相干，如是则顺之而治。黄帝曰：何谓逆而乱？岐伯曰：清气在阴，浊气在阳，营气顺脉，卫气逆行。清浊相干，乱于胸中，是谓大悗。故气乱于心，则烦心密嘿，俯首静伏；乱于肺，则俯仰喘喝，接手以呼；乱于肠胃，则为霍乱；乱于臂胫，则为四厥；乱于头，则为厥逆，头重眩仆。

导读：十二经脉，别为五行，分为四时；五行有序，四时有分，相顺则治，相逆则乱。

逆顺肥瘦第三十八

黄帝问于岐伯曰：余闻针道于夫子，众多毕悉矣。夫子之道，应若失，而据未有坚然者也。夫子之问学熟乎，将审察于物而心生之乎？岐伯曰：圣人之为道者，上合于天，下合于地，中合于人事，必有明法，以起度数，法式检押，乃后可传焉。故匠人不能释尺寸而意短长，废绳墨而起平水也，工人不能置规而为圆,去矩而为方。知用此者,固自然之物,易用之教,逆顺之常也。

导读:针道要上合于天,下合于地,中合于人事,必有明法,以起度数,乃运气之道。

阴阳系日月第四十一

黄帝曰:余闻天为阳,地为阴,日为阳,月为阴,其合之于人奈何? 岐伯曰:腰以上为天,腰以下为地,故天为阳,地为阴。故足之十二经脉,以应十二月,月生于水,故在下者为阴;手之十指,以应十日,日主火,故在上者为阳。黄帝曰:合之于脉奈何? 岐伯曰:寅者,正月之生阳也,主左足之少阳;未者,六月,主右足之少阳。卯者,二月,主左足之太阳;午者,五月,主右足之太阳;辰者,三月,主左足之阳明;巳者,四月,主右足之阳明。此两阳合于前,故曰阳明。申者,七月之生阴也,主右足之少阴;丑者,十二月,主左足之少阴;酉者,八月,主右足之太阴;子者,十一月,主左足之太阴;戌者,九月,主右足之厥阴;亥者,十月,主左足之厥阴。此两阴交尽,故曰厥阴。甲主左手之少阳,己主右手之少阳,乙主左手之太阳,戊主右手之太阳。丙主左手之阳明,丁主右手之阳明。此两火并合,故为阳明。庚主右手之少阴,癸主左手之少阴,辛主右手之太阴,壬主左手之太阴。故足之阳者,阴中之少阳也;足之阴者,阴中之太阴也。手之阳者,阳中之太阳也;手之阴者,阳中之少阴也。腰以上者为阳,腰以下者为阴。其于五藏也,心为阳中之太阳,肺为阳中之少阴,肝为阴中之少阳,脾为阴中之至阴,肾为阴中之太阴。

黄帝曰:以治之奈何? 岐伯曰:正月、二月、三月,人气在左,无刺左足之阳;四月、五月、六月,人气在右,无刺右足之阳;七月、八月、九月,人气在右,无刺右足之阴;十月、十一月、十二月,人气在左,无刺左足之阴。

黄帝曰:五行以东方为甲乙木王春。春者,苍色,主肝。肝者,足厥阴也。今乃以甲为左手之少阳,不合于数,何也? 岐伯曰:此天地之阴阳也,非四时五行之以次行也。且夫阴阳者,有名而无形,故数之可十,离之可百,散之可千,推之可万,此之谓也。

导读:天地日月阴阳与人相合,治四时十二月,要考虑天地阴阳人气。

病传第四十二

黄帝曰:大气入藏奈何? 岐伯曰:病先发于心,一日而之肺,三日而之肝,五日而之脾,三日不已,死,冬夜半,夏日中。病先发于肺,三日而之肝,一日而之脾,五日而之胃,十日不已,死,冬日入,夏日出。病先发于肝,三日而之脾,五日而之胃,三日而之肾,三日不已,死,冬日入,夏早食。病先发于脾,一日而之胃,二日而之肾,三日而之膂膀胱,十日不已,死,冬人定,夏晏食。病先发于胃,五日而之肾,三日而之膂膀胱,五日而上之心,二日不已,死,冬夜半,夏日昳。病先发于肾,三日而之膂膀胱,三日而上之心,三日而之小肠,三日不已,死,冬大晨,夏早晡。病先发于膀胱,五日而之肾,一日而之小肠,一日而之心,二日不已,死,冬鸡鸣,夏下晡。诸病以次相传,如是者,皆有死期,不可刺也;间一藏及二三四藏者,乃可刺也。

导读:大气,天地之气也。入于脏腑,气传有序。

顺气一日分为四时第四十四

黄帝曰:夫百病之所始生者,必起于燥湿寒暑风雨、阴阳喜怒、饮食居处。气合而有形,得藏而有名,余知其然也。夫百病者,多以旦慧、昼安、夕加、夜甚,何也? 岐伯曰:四时之气使然。黄帝曰:愿闻四时之气。岐伯曰:春生、夏长、秋收、冬藏,是气之常也,人亦应之。以一日分为四时,朝则为春,日中为夏,日入为秋,夜半为冬。朝则人气始生,病气衰,故旦慧;日中人气长,长则胜邪,故安;夕则人气始衰,邪气始生,故加;夜半人气入藏,邪气独居于身,故甚也。黄帝曰:其时有反者何也? 岐伯曰:是不应四时之气,藏独主其病者,是必以藏气之所不胜时者甚,以其所胜时者起也。黄帝曰:治之奈何? 岐伯曰:顺天之时,而病可与期。顺者为工,逆者为粗。

黄帝曰:善。余闻刺有五变,以主五输,愿闻其数。岐伯曰:人有五藏,五藏有五变,五变有五输,故五五二十五输,以应五时。

黄帝曰:以主五输奈何? 岐伯曰:藏主冬,冬刺井;色主春,春刺荥;时主夏,夏刺输;音主长夏,长夏刺经;味主秋,秋刺合。是谓五变以主五输。

导读:一日分为四时,病以旦慧、昼安、夕加、夜甚,合春生、夏长、秋收、冬藏之理,以一日应四时,天之道也。

外揣第四十五

黄帝曰:余闻九针九篇,余亲授其调,颇得其意。夫九针者,始于一而终于九,然未得其要道也。夫九针者,小之则无内,大之则无外,深不可为下,高不可为盖,恍惚无穷,流溢无极,余知其合于天道人事四时之变也,然余愿杂之毫毛,浑束为一,可乎?

岐伯曰:日与月焉,水与镜焉,鼓与响焉。夫日月之明,不失其影;水镜之察,不失其形;鼓响之应,不后其声。动摇则应和,尽得其情。

黄帝曰:窘乎哉!昭昭之明不可蔽。其不可蔽,不失阴阳也。合而察之,切而验之,见而得之,若清水明镜之不失其形也。五音不彰,五色不明,五藏波荡,若是则内外相袭,若鼓之应桴,响之应声,影之似形。故远者司外揣内,近者司内揣外,是谓阴阳之极,天地之盖,请藏之灵兰之室,弗敢使泄也。

导读:九针合于天道人事四时之变。

五变第四十六

黄帝问于少俞曰:余闻百疾之始期也,必生于风雨寒暑,循毫毛而入腠理,或复还,或留止,或为风肿汗出,或为消瘅,或为寒热,或为留痹,或为积聚,奇邪淫溢,不可胜数,愿闻其故。夫同时得病,或病此,或病彼,意者天之为人生风乎,何其异也?少俞曰:夫天之生风者,非以私百姓也,其行公平正直,犯者得之,避者得无殆,非求人而人自犯之。黄帝曰:一时遇风,同时得病,其病各异,愿闻其故。

黄帝曰:人之善病寒热者,何以候之?少俞答曰:小骨弱肉者,善病寒热。黄帝曰:何以候骨之小大、肉之坚脆、色之不一也?少俞答曰:颧骨者,骨之本也。颧大则骨大,颧小则骨小。皮肤薄而其肉无䐃,其臂懦懦然,其地色殆然,不与其天同色,污然独异,此其候也。然后臂薄者,其髓不满,故善病寒热也。

黄帝曰:余闻病形,已知之矣,愿闻其时。少俞答曰:先立其年,以知其时。时高则起,时下则殆,虽不陷下,当年有冲通,其病必起。是谓因形而生病,五变之纪也。

导读:百病生于风雨寒暑,先立其年,以知其时,运气之道。

本藏第四十七

五藏者,所以藏精神、血气、魂魄者也。六府者,所以化水谷而行津液者也。此人之所以具受于天也,无愚智贤不肖,无以相倚也。然有其独尽天寿,而无邪僻之病,百年不衰,虽犯风雨卒寒大暑,犹有弗能害也;有其不离屏蔽室内,无怵惕之恐,然犹不免于病,何也?愿闻其故。

岐伯对曰：窘乎哉问也！五藏者，所以参天地，副阴阳，而连四时，化五节者也。五藏者，固有小大、高下、坚脆、端正偏倾者，六府亦有小大、长短、厚薄、结直、缓急。凡此二十五者，各不同，或善或恶，或吉或凶，请言其方。

黄帝曰：厚薄美恶皆有形，愿闻其所病。岐伯答曰：视其外应，以知其内藏，则知所病矣。

导读：五藏者，所以参天地，副阴阳，而连四时，化五节者；诊病，视其外应，以知其内藏，则知所病矣。

论勇第五十

黄帝问于少俞曰：有人于此，并行并立，其年之长少等也，衣之厚薄均也，卒然遇烈风暴雨，或病或不病，或皆病，或皆不病，其故何也？少俞曰：帝问何急？黄帝曰：愿尽闻之。少俞曰：春青风，夏阳风，秋凉风，冬寒风。凡此四时之风者，其所病各不同形。黄帝曰：四时之风，病人如何？少俞曰：黄色薄皮弱肉者，不胜春之虚风；白色薄皮弱肉者，不胜夏之虚风；青色薄皮弱肉者，不胜秋之虚风；赤色薄皮弱肉，不胜冬之虚风也。黄帝曰：黑色不病乎？少俞曰：黑色而皮厚肉坚，固不伤于四时之风。其皮薄而肉不坚，色不一者，长夏至而有虚风者，病矣；其皮厚而肌肉坚者，长夏至而有虚风，不病矣。其皮厚而肌肉坚者，必重感于寒，外内皆然，乃病。黄帝曰：善。

导读：四时之风者，其所病各不同形。

玉版第六十

黄帝曰：余以小针为细物也，夫子乃言上合之于天，下合之于地，中合之于人，余以为过针之意矣，愿闻其故。岐伯曰：何物大于天乎？夫大于针者，惟五兵者焉。五兵者，死之备也，非生之具。且夫人者，天地之镇也，其不可不参乎？夫治民者，亦唯针焉。夫针之与五兵，其孰小乎？

黄帝曰：夫子之言针甚骏，以配天地，上数天文，下度地纪，内别五藏，外次六府，经脉二十八会，尽有周纪，能杀生人，不能起死者，子能反之乎？岐伯曰：能杀生人，不能起死者也。

导读：针道上合之于天，下合之于地，中合之于人；诊法以配天地，上数天文，下度地纪，内别五藏，外次六府，经脉二十八会，尽有周纪。

五音五味第六十五

右徵与少徵,调右手太阳上。左商与左徵,调左手阳明上。少徵与大宫,调左手阳明上。右角与大角,调右足少阳下。大徵与少徵,调左手太阳上。众羽与少羽,调右足太阳下。少商与右商,调右手太阳下。桎羽与众羽,调右足太阳下。少宫与大宫,调右足阳明下。判角与少角,调右足少阳下。钛商与上商,调右足阳明下。钛商与上角,调左足太阳下。上徵与右徵同,谷麦,畜羊,果杏,手少阴,藏心,色赤,味苦,时夏。上羽与大羽同,谷大豆,畜彘,果栗,足少阴,藏肾,色黑,味咸,时冬。上宫与大宫同,谷稷,畜牛,果枣,足太阴,藏脾,色黄,味甘,时季夏。上商与右商同,谷黍,畜鸡,果桃,手太阴,藏肺,色白,味辛,时秋。上角与大角同,谷麻,畜犬,果李,足厥阴,藏肝,色青,味酸,时春。大宫与上角,同右足阳明上。左角与大角,同左足阳明上。少羽与大羽,同右足太阳下。左商与右商,同左手阳明上。加宫与大宫,同左足少阳上。质判与大宫,同左手太阳下。判角与大角,同左足少阳下。大羽与大角,同右足太阳上。大角与大宫,同右足少阳上。右徵、少徵、质徵、上徵、判徵;右角、钛角、上角、大角、判角;右商、少商、钛商、上商、左商;少宫、上宫、大宫、加宫、左角宫;众羽、桎羽、上羽、大羽、少羽。

导读:五音五味之道,与天地相应。

邪客第七十一

黄帝问于伯高曰:愿闻人之肢节以应天地奈何?伯高答曰:天圆地方,人头圆足方以应之。天有日月,人有两目。地有九州,人有九窍。天有风雨,人有喜怒。天有雷电,人有音声。天有四时,人有四肢。天有五音,人有五藏。天有六律,人有六府。天有冬夏,人有寒热。天有十日,人有手十指。辰有十二,人有足十指,茎、垂以应之,女子不足二节,以抱人形。天有阴阳,人有夫妻。岁有三百六十五日,人有三百六十五节。地有高山,人有肩膝。地有深谷,人有腋腘。地有十二经水,人有十二经脉。地有泉脉,人有卫气。地有草蒉,人有毫毛。天有昼夜,人有卧起。天有列星,人有牙齿。地有小山,人有小节。地有山石,人有高骨。地有林木,人有募筋。地有聚邑,人有䐃肉。岁有十二月,人有十二节。地有四时不生草,人有无子。此人与天地相应者也。

导读：天人与天地相应：天圆地方（盖天说），人头圆足方以应之。天有日月，人有两目。地有九州，人有九窍。天有风雨，人有喜怒。天有雷电，人有音声。天有四时，人有四肢。天有五音，人有五藏。天有六律，人有六府。

阴阳二十五人第六十四

黄帝曰：余闻阴阳之人，何如？伯高曰：天地之间，六合之内，不离于五，人亦应之。故五五二十五人之政，而阴阳之人不与焉。其态又不合于众者五，余已知之矣。愿闻二十五人之形，血气之所生，别而以候，从外知内，何如？岐伯曰：悉乎哉问也！此先师之秘也，虽伯高犹不能明之也。黄帝避席遵循而却曰：余闻之，得其人弗教，是谓重失，得而泄之，天将厌之。余愿得而明之，金柜藏之，不敢扬之。岐伯曰：先立五形金木水火土，别其五色，异其五形之人，而二十五人具矣。

导读：天地之间，六合之内，不离于五，人亦应之，下七十二篇同。

百病始生第六十六

黄帝问于岐伯曰：夫百病之始生也，皆生于风雨寒暑、清湿喜怒。喜怒不节则伤藏，风雨则伤上，清湿则伤下。三部之气，所伤异类，愿闻其会。岐伯曰：三部之气各不同，或起于阴，或起于阳，请言其方。喜怒不节则伤藏，藏伤则病起于阴也；清湿袭虚，则病起于下；风雨袭虚，则病起于上。是谓三部。至于其淫泆，不可胜数。黄帝曰：余固不能数，故问先师，愿卒闻其道。岐伯曰：风雨寒热，不得虚，邪不能独伤人。卒然逢疾风暴雨而不病者，盖无虚，故邪不能独伤人。此必因虚邪之风，与其身形，两虚相得，乃客其形；两实相逢，众人肉坚。其中于虚邪也，因于天时，与其身形，参以虚实，大病乃成。气有定舍，因处为名，上下中外，分为三员。是故虚邪之中人也，始于皮肤，皮肤缓则腠理开，开则邪从毛发入，入则抵深，深则毛发立，毛发立则淅然，故皮肤痛；留而不去，则传舍于络脉，在络之时，痛于肌肉，其痛之时息，大经乃代；留而不去，传舍于经，在经之时，洒淅喜惊；留而不去，传舍于输，在输之时，六经不通四肢，则肢节痛，腰脊乃强；留而不去，传舍于伏冲之脉，在伏冲之时，体重身痛；留而不去，传舍于肠胃，在肠胃之时，贲响腹胀，多寒则肠鸣飧泄，食不化，多热则溏出麋；留而不去，传舍于肠胃之外、募原之间，留着于脉，稽留而不去，息而成积。

或着孙脉，或着络脉，或着经脉，或着输脉，或着于伏冲之脉，或着于膂筋，或着于肠胃之募原，上连于缓筋，邪气淫泆，不可胜论。

黄帝曰：其生于阴者奈何？岐伯曰：忧思伤心；重寒伤肺；忿怒伤肝；醉以入房，汗出当风，伤脾；用力过度，若入房汗出浴，则伤肾。此内外三部之所生病者也。黄帝曰：善。治之奈何？岐伯答曰：察其所痛，以知其应，有余不足，当补则补，当泻则泻，毋逆天时，是谓至治。

导读：夫百病之始生也，皆生于风雨寒暑、清湿喜怒；其中于虚邪也，因于天时，与其身形，参以虚实，大病乃成；毋逆天时，是谓至治。

通天第七十二

天地之间，六合之内，不离于五，人亦应之，非徒一阴一阳而已也。而略言耳，口弗能遍明也。

官能第七十三

言阴与阳，合于五行，五藏六府，亦有所藏。四时八风，尽有阴阳，各得其位，合于明堂，各处色部，五藏六府，察其所痛，左右上下，知其寒温，何经所在。审皮肤之寒温滑涩，知其所苦；膈有上下，知其气所在。先得其道，稀而疏之，稍深以留，故能徐入之。

用针之服，必有法则，上视天光，下司八正，以辟奇邪，而观百姓，审于虚实，无犯其邪。是得天之露，遇岁之虚，救而不胜，反受其殃。故曰：必知天忌，乃言针意。法于往古，验于来今，观于窈冥，通于无穷，粗之所不见，良工之所贵，莫知其形，若神仿佛。

导读：阴与阳，合于五行；四时八风，尽有阴阳；必知天忌，乃言针意。

论疾诊尺第七十四

四时之变，寒暑之胜，重阴必阳，重阳必阴。故阴主寒，阳主热。故寒甚则热，热甚则寒。故曰寒生热，热生寒。此阴阳之变也。故曰：冬伤于寒，春生瘅热；春伤于风，夏生飧泄肠澼；夏伤于暑，秋生痎疟；秋伤于湿，冬生咳嗽。是谓四时之序也。

导读：诊病必知四时之序与阴阳之变。

卫气行第七十六

黄帝问于岐伯曰：愿闻卫气之行，出入之合，何如？岐伯曰：岁有十二月，日有十二辰，子午为经，卯酉为纬。天周二十八宿，而一面七星，四七二十八星，房昂为纬，虚张为经，是故房至毕为阳，昂至心为阴，阳主昼，阴主夜。故卫气之行，一日一夜五十周于身，昼日行于阳二十五周，夜行于阴二十五周，周于五藏。是故平旦阴尽，阳气出于目，目张则气上于头，循项下足太阳，循背下至小指之端。其散者，别于目锐眦，下手太阳，下至手小指之间外侧。其散者，别于目锐眦，下足少阳，注小指次指之间。以上循手少阳之分侧，下至小指次指之间。别者以上至耳前，合于颔脉，注足阳明，以下行至跗上，入五指之间。其散者，从耳下下手阳明，入大指之间，入掌中。其至于足也，入足心，出内踝下，行阴分，复合于目，故为一周。是故日行一舍，人气行一周与十分身之八；日行二舍，人气行三周于身与十分身之六；日行三舍，人气行于身五周与十分身之四；日行四舍，人气行于身七周与十分身之二；日行五舍，人气行于身九周；日行六舍，人气行于身十周与十分身之八；日行七舍，人气行于身十二周在身与十分身之六；日行十四舍，人气二十五周于身有奇分与十分身之二，阳尽于阴，阴受气矣。其始入于阴，常从足少阴注于肾，肾注于心，心注于肺，肺注于肝，肝注于脾，脾复注于肾为周。是故夜行一舍，人气行于阴藏一周与十分藏之八，亦如阳行之二十五周，而复合于目。阴阳一日一夜，合有奇分十分身之四，与十分藏之二，是故人之所以卧起之时有早晏者，奇分不尽故也。

黄帝曰：卫气之在于身也，上下往来不以期，候气而刺之，奈何？伯高曰：分有多少，日有长短，春秋冬夏，各有分理，然后常以平旦为纪，以夜尽为始。是故一日一夜，水下百刻，二十五刻者，半日之度也，常如是毋已，日入而止，随日之长短，各以为纪而刺之。谨候其时，病可与期，失时反候者，百病不治。故曰：刺实者，刺其来也；刺虚者，刺其去也。此言气存亡之时，以候虚实而刺之。是故谨候气之所在而刺之，是谓逢时。在于三阳，必候其气在于阳而刺之；病在于三阴，必候其气在阴分而刺之。水下一刻，人气在太阳；水下二刻，人气在少阳；水下三刻，人气在阳明；水下四刻，人气在阴分。水下五刻，人气在太阳；水下六刻，人气在少阳；水下七刻，人气在阳明；水下八刻，人气在阴分。水下九刻，人气在太阳；水下十刻，人气在少阳；水下十一刻，人气在阳明；水下十二刻,人气在阴分。水下十三刻,人气在太阳;水下十四刻,人气在少阳;水下十五刻,人气在阳明;水下十六刻,人气在阴分。水下十七刻,人气在太阳;水下十八刻,人气在少阳;水下十九刻,人气在阳明;水下二十刻,人气在阴分。水下二十一刻,人气在太阳;水下二十二刻,人气在少阳;水下二十三刻,人气在阳明;水下二十四刻,人气在阴分。水下二十五刻,人气在太阳,此半日之度也。从房至毕一十四舍,水下五十刻,日行半度,回行一舍,水下三刻与七分刻之四。《大要》曰:常以日之加于宿上也,人气在太阳。是故日行一舍,人气行三阳行与阴分,常如是无已,天与地同纪,纷纷纷纷,终而复始,一日一夜,水下百刻而尽矣。

导读:卫气行合于天地之气。

九宫八风第七十七

合八风虚实邪正。冬至一叶蛰北方,立秋二玄委西南方,春分三仓门东方,立夏四阴洛东南方,招摇五中央,立冬六新洛西北方,秋分七仓果西方,立春八天留东北方,夏至九上天南方。太一常以冬至之日,居叶蛰之宫四十六日,明日居天留四十六日,明日居仓门四十六日,明日居阴洛四十五日,明日居天宫四十六日,明日居玄委四十六日,明日居仓果四十六日,明日居新洛四十五日,明日复居叶蛰之宫,曰冬至矣。太一日游,以冬至之日,居叶蛰之宫,数所在,日从一处,至九日,复反于一,常如是无已,终而复始。太一移日,天必应之以风雨,以其日风雨则吉,岁美民安少病矣。先之则多雨,后之则多汗。太一在冬至之日有变,占在君;太一在春分之日有变,占在相;太一在中宫之日有变,占在吏;太一在秋分之日有变,占在将;太一在夏至之日有变,占在百姓。所谓有变者,太一居五宫之日,病风折树木,扬沙石。各以其所主占贵贱。因视风所从来而占之。风从其所居之乡来为实风,主生,长养万物。从其冲后来为虚风,伤人者也,主杀主害者。谨候虚风而避之,故圣人曰避虚邪之道,如避矢石然,邪弗能害。此之谓也。是故太一入徙,立于中宫,乃朝八风,以占吉凶也。风从南方来,名曰大弱风。其伤人也,内舍于心,外在于脉,气主热。风从西南方来,名曰谋风。其伤人也,内舍于脾,外在于肌,其气主为弱。风从西方来,名曰刚风。其伤人也,内舍于肺,外在于皮肤,其气主为燥。风从西北方来,名曰折风。其伤人也,内舍于小肠,外在于手太阳脉,脉绝则溢,脉闭则结不通,善暴死。风从北方来,名曰大刚风。其伤人也,内舍于肾,外在于骨与肩背之膂筋,其气主为寒也。风从东北方来,名曰凶风。其伤人也,内舍于大肠,外在于两胁腋骨下及肢节。风从东方来,名曰婴儿风。其伤人也,内舍于肝,外在于筋纽,其气主为身湿。风从东南方来,名曰弱风。其伤人也,内舍于胃,外在肌肉,其气主体重。此八风皆从其虚之乡来,乃能病人。三虚相搏,则为暴病卒死。两实一虚,病则为淋露寒热。犯其雨湿之地,则为痿。故圣人避风如避矢石焉。其有三虚而偏中于邪风,则为击仆偏枯矣。

导读:九宫八风,天地之定位,与发病相关联。

九针论第七十八

黄帝曰:余闻九针于夫子,众多博大矣,余犹不能寤,敢问九针焉生?何因而有名?岐伯曰:九针者,天地之大数也,始于一而终于九。故曰:一以法天,二以法地,三以法人,四以法时,五以法音,六以法律,七以法星,八以法风,九以法野。黄帝曰:以针应九之数奈何?岐伯曰:夫圣人之起天地之数也,一而九之,故以立九野,九而九之,九九八十一,以起黄钟数焉,以针应数也。一者,天也。天者,阳也,五藏之应天者肺。肺者,五藏六府之盖也。皮者,肺之合也,人之阳也。故为之治针,必以大其头而锐其末,令无得深入而阳气出。二者,地也。人之所以应土者,肉也。故为之治针,必筒其身而员其末,令无得伤肉分,伤则气得竭。三者,人也。人之所以成生者,血脉也。故为之治针,必大其身而员其末,令可以按脉勿陷,以致其气,令邪气独出。四者,时也。时者,四时八风之客于经络之中,为瘤病者也。故为之治针,必筒其身而锋其末,令可以泻热出血,而痼病竭。五者,音也。音者,冬夏之分,分于子午,阴与阳别,寒与热争,两气相搏,合为痈脓者也。故为之治针,必令其末如剑锋,可以取大脓。六者,律也。律者,调阴阳四时而合十二经脉,虚邪客于经络而为暴痹者也。故为之治针,必令尖如氂,且员且锐,中身微大,以取暴气。七者,星也。星者,人之七窍。邪之所客于经,而为痛痹,舍于经络者也。故为之治针,令尖如蚊虻喙,静以徐往,微以久留,正气因之,真邪俱往,出针而养者也。八者,风也。风者,人之股肱八节也。八正之虚风,八风伤人,内舍于骨解腰脊节腠理之间,为深痹也。故为之治针,必长其身,锋其末,可以取深邪远痹。九者,野也。野者,人之节解,皮肤之间也。淫邪流溢于身,如风水之状,而溜不能过于机关大节者也。故为之治针,令尖如挺,其锋微员,以取大气之不能过于关节者也。

黄帝曰:愿闻身形应九野奈何?岐伯曰:请言身形之应九野也。左足应立春,其日戊寅己丑;左胁应春分,其日乙卯;左手应立夏,其日戊辰己巳;膺喉首头应夏至,其日丙午;右手应立秋,其日戊申己未;右胁应秋分,其日辛酉;右足应立冬,其日戊戌己亥;腰尻下窍应冬至,其日壬子。六府膈下三藏应中州,其大禁,大禁太一所在之日,及诸戊己。凡此九者,善候八正所在之处,所主左右上下身体有痈肿者,欲治之,无以其所直之日溃治之,是谓天忌日也。

导读:九针,为天地之大数,一以法天,二以法地,三以法人,四以法时,五以法音,六以法律,七以法星,八以法风,九以法野。天地人相应。

岁露论第七十九

黄帝问于岐伯曰:经言夏日伤暑,秋病疟。

黄帝问于少师曰:余闻四时八风之中人也,故有寒暑。寒则皮肤急而腠理闭,暑则皮肤缓而腠理开。贼风邪气,因得以入乎?将必须八正虚邪,乃能伤人乎?少师答曰:不然。贼风邪气之中人也,不得以时,然必因其开也。其入深,其内极病,其病人也卒暴;因其闭也,其入浅以留,其病也徐以迟。

黄帝曰:有寒温和适,腠理不开,然有卒病者,其故何也?少师答曰:帝弗知邪入乎?虽平居,其腠理开闭缓急,其故常有时也。黄帝曰:可得闻乎?少师曰:人与天地相参也,与日月相应也。故月满则海水西盛。人血气积,肌肉充,皮肤致,毛发坚,腠理郄,烟垢著。当是之时,虽遇贼风,其入浅不深。至其月郭空,则海水东盛,人气血虚,其卫气去,形独居,肌肉减,皮肤纵,腠理开,毛发残,膲理薄,烟垢落。当是之时,遇贼风则其入深,其病人也卒暴。

黄帝曰:其有卒然暴死暴病者,何也?少师答曰:三虚者,其死暴疾也;得三实者,邪不能伤人也。黄帝曰:愿闻三虚。少师曰:乘年之衰,逢月之空,失时之和,因为贼风所伤,是谓三虚。故论不知三虚,工反为粗。帝曰:愿闻三实。少师曰:逢年之盛,遇月之满,得时之和,虽有贼风邪气,不能危之也。黄帝曰:善乎哉论!明乎哉道!请藏之金匮,命曰三实。然此一夫之论也。

黄帝曰:愿闻岁之所以皆同病者,何因而然?少师曰:此八正之候也。黄帝曰:候之奈何?少师曰:候此者,常以冬至之日,太一立于叶蛰之宫,其至也,天必应之以风雨者矣。风雨从南方来者,为虚风,贼伤人者也。其以夜半至也,万民皆卧而弗犯也,故其岁民少病。其以昼至者,万民懈惰而皆中于虚风,故万民多病。虚邪入客于骨而不发于外,至其立春,阳气大发,腠理开,因立春之日,风从西方来,万民又皆中于虚风,此两邪相搏,经气结代者矣。故诸逢其风而遇其雨者,命曰遇岁露焉。因岁之和,而少贼风者,民少病而少死;岁多贼风邪气,寒温不和,则民多病而死矣。

黄帝曰:虚邪之风,其所伤贵贱何如?候之奈何?少师答曰:正月朔日,太一居天留之宫,其日西北风,不雨,人多死矣。正月朔日,平旦北风,春,民多死。正月朔日,平旦北风行,民病多者,十有三也。正月朔日,日中北风,夏,民多死。正月朔日,夕时北风,秋,民多死。终日北风,大病死者十有六。正月朔日,风从南方来,命曰旱乡,从西方来,命曰白骨,将国有殃,人多死亡。正月朔日,风从东方来,发屋,扬沙石,国有大灾也。正月朔日,风从东南方行,春有死亡。正月朔日,天和温不风,籴贱,民不病;天寒而风,籴贵,民多病。此所谓候岁之风,残伤人者也。二月丑不风,民多心腹病。三月戌不温,民多寒热。四月巳不暑,民多瘅病。十月申不寒,民多暴死。诸所谓风者,皆发屋,折树木,扬沙石,起毫毛,发腠理者也。

导读:人与天地相参,与日月相应。乘年之衰,逢月之空,失时之和,因为贼风所伤,是谓三虚;逢年之盛,遇月之满,得时之和,是谓三实。诊四时八风,必明天地运气之道。

痈疽第八十一

经脉留行不止,与天同度,与地合纪。故天宿失度,日月薄蚀,地经失纪,水道流溢,草萱不成,五谷不殖,径路不通,民不往来,巷聚邑居,则别离异处。血气犹然,请言其故。夫血脉营卫,周流不休,上应星宿,下应经数。寒邪客于经络之中则血泣,血泣则不通,不通则卫气归之,不得复反,故痈肿。寒气化为热,热胜则腐肉,肉腐则为脓。脓不泻则烂筋,筋烂则伤骨,骨伤则髓消,不当骨空,不得泄泻,血枯空虚,则筋骨肌肉不相荣,经脉败漏,熏于五藏,藏伤故死矣。

导读:经脉留行,与天同度,与地合纪。血脉营卫,周流不休,上应星宿,下应经数。寒邪客于经络之中则血泣,血泣则不通,不通则卫气归之,不得复反,故痈肿。

参 考 文 献

1. 战国·左丘明.左传[M].上海:上海古籍出版社,2015.

2. 周礼[M].北京:中华书局,2014.

3. 唐·王冰.王冰医学全书[M].太原:山西科学技术出版社,2012.

4. 汉·张仲景.桂林古本伤寒杂病论[M].北京:中国中医药出版社,2014.

5. 隋·萧吉.五行大义[M].马新平,姜燕,点校.北京:学苑出版社,2014.

6. 宋·赵佶.宋徽宗圣济经[M].北京:学苑出版社,2014.

7. 宋·赵佶.圣济总录[M].北京:人民卫生出版社,2013.

8. 宋·刘温舒.素问运气论奥[M].张立平,校注.北京:学苑出版社,2009.

9. 南宋·陈无择.三因极一病证方论[M].北京:中国医药科技出版社,2011.

10. 金·成无己.注解伤寒论[M].北京:中国医药科技出版社,2011.

11. 金元四大家医学全书[M].天津:天津科学技术出版社,2012.

12. 高尔鑫.汪石山医学全书[M].北京:中国中医药出版社,1999.

13. 明·楼英.医学纲目[M].北京:中国中医药出版社,2011.

14. 明·李梴.医学入门[M].北京:中国中医药出版社,1995.

15. 明·王肯堂.医学穷源集[M].殷宅心,评释.北京:中国中医药出版社,2015.

16. 李志庸.张景岳医学全书[M].北京:中国中医药出版社,2015.

17. 清·王丙.伤寒论说辩附余[M].长春中医药大学图书馆(抄本).

18. 清·吴谦.医宗金鉴[M].北京:人民卫生出版社,2006.

19. 黄帝内经素问[M].北京:人民卫生出版社,1963.

20. 竹书纪年[M].长春:时代文艺出版社,2009.

21. 帝王世纪　世本　逸周书　古本竹书纪年[M].济南:齐鲁书社,2010.

22. 汉·司马迁.史记[M].北京:中华书局,2008.

23. 汉·班固.汉书[M].北京:中华书局,2012.

24. 宋·邵雍.邵雍全集[M].上海:上海古籍出版社,2015.

25. 明·万明英.三命通会[M].北京:中医古籍出版社,2008.

26. 淮南子[M]. 北京：中华书局，2012.

27. 清·王念孙. 广雅疏证[M]. 南京：凤凰出版社，2000.

28. 尔雅[M]. 北京：中华书局，2014.

29. 四书五经[M]. 长沙：岳麓书社，2014.

30. 吕氏春秋[M]. 北京：中华书局，2011.

31. 说文解字[M]. 北京：中国书店，1989.

32. 王庆其. 内经选读[M]. 北京：中国中医药出版社，2003.

52. 迟华基. 内经选读[M]. 北京：高等教育出版社，2008.

53. 赵明山，鞠宝兆.《黄帝内经》文化解读[M]. 沈阳：辽宁科学技术出版社，2014.

54. 柳少逸.《内经》中的古中医学[M]. 北京：中国中医药出版社，2016.

55. 古人的秘密[M]. 武汉：长江出版社，2014.

56. 宋·朱熹. 宋刊本周易本义[M]. 北京：学苑出版社，2014.

57. 老子[M]. 北京：中华书局，2014.

58. 庄子[M]. 北京：中华书局，2010.

59. 江晓原.《周髀算经》新论[M]. 上海：上海交通大学出版社，2015.

60. 李应钧.《黄帝内经》与《夏小正》及十月太阳历[J]. 中医药学报，1986（2）：1.

61. 申秀云，赵雁力. 试治历法与中医运气学说的形成[J]. 中华中医药杂志，2010（11）：1764-1767.

62. 陈久金. 中国少数民族天文学史[M]. 北京：中国科学技术出版社，2013.

63. 张培瑜，陈美东，薄树人，等. 中国古代历法[M]. 北京：中国科学技术出版社，2013.

64. 陈美东. 中国古代天文学思想[M]. 北京：中国科学技术出版社，2008.

65. 河南博物院. 河南博物院[M]. 北京：文物出版社，2013.

66. 宋·范晔. 后汉书[M]. 北京：中华书局，2007.

67. 唐·房玄岭. 晋书[M]. 北京：中华书局，1974.

68. 邹勇，蔡英奇. 田文临床经验与学术研究. 北京：中医古籍出版社，2003.

69. 清·张志聪. 黄帝内经素问集注[M]. 北京：中国医药科技出版社，2014.

70. 任应秋. 运气学说[M]. 上海：上海科技出版社，2009.

71. 刘玉庆. 从北京市60年气象资料看王冰注释运气计算模式的谬误[J]. 北京中医药大学学报，2010（12）：813-816.

72. 杨威，白卫国. 五运六气研究[M]. 北京：中国中医药出版社，2011.

73. 邢玉瑞. 运气学说的研究与评述[M]. 北京：人民卫生出版社，2010.

74. 顾植山. 疫病钩沉[M]. 北京：中国医药科技出版社，2015.

75. 清·吴塘. 温病条辨[M]. 北京：中国医药科技出版社，2013.

76. 衣之镖. 辅行诀五脏用药法要[M]. 北京：学苑出版社，2014.

77. 权依经，李民听. 五运六气详解与运用[M]. 兰州：甘肃科学技术出版社，2008.

78. 清·余霖. 疫诊一得[M]. 南京：江苏科学技术出版社，1985.

79. 孟庆云. 五运六气对中医学理论的贡献[J]. 北京中医药，2009（12）：937-940.

80. 张登本. 运气学说沿革及评价[J]. 河南中医，2004（9）：4-6.

81. 朱燕萍. 运气学说对金元医学的影响[J]. 辽宁中医药大学学报，2006（7）4：24-26.

82. 陈曦. 论刘完素对气化理论的认识与发挥[J]. 中国中医基础医学杂志，2012（40）4：351-355.

83. 王道瑞. 金元时期关于运气学说的运用[J]. 青海医学院学报，1985（1）：68-73.

84. 李自然. "五运六气"初探[J]. 天津中医，1985（5）：43-47.

85. 马维骐，中医运气学简明解读[M]. 北京：中国医药科技出版社，2009.

86. 明·李时珍. 本草纲目[M]. 北京：人民卫生出版社，2013.

87. 金寿山. 河间学说探讨[J]. 上海中医药杂志，1963（4）：34-39.

88. 李仁述. 刘完素大小运气议[J]. 中医药学报，1984（2）：31.

89. 李庆生. 河间病机学说辨析[J]. 云南中医学院学报，1993（4）：19-23.

90. 竺可桢. 天道与人文[M]. 北京：北京出版社，2011.

91. 元·王好古. 汤液本草[M]. 北京：中国中医药出版社，2013.

92. 王璟. 陆懋修医学全书[M]. 北京：中国中医药出版社，1999.

93. 清·黄元御. 黄元御医学全书[M]. 太原：山西科学技术出版社，2010.

94. 苏颖. 中医运气学[M]. 北京：中国在中医药出版社，2012.

95. 杨力. 中医运气学[M]. 北京：北京科学技术出版社，1995.

96. 方药中，许家松. 黄帝内经素问运气七篇讲解[M]. 北京：人民卫生出版社，2007.

97. 任应秋. 运气学说六讲[M]. 北京：中国中医药出版社，2010.

98. 张立平. 运气辨证实录[M]. 北京：学苑出版社，2010.

99. 宋·河大任. 太医局诸科程文格[M]. 北京：中国中医药出版社，2015.

100. 清·王旭高. 王旭高医书全集[M]. 褚玄仁，校注. 北京：学苑出版社，2001.

101. 明·程仑. 程原仲医案[M]. 北京：中国中医药出版社，2015.

102. 清·叶天士. 临证指南医案[M]. 北京：人民卫生出版社，2006.

103. 清·吴瑭. 吴鞠通医案[M]. 北京：中国医药科技出版社，2012.

104. 清·雷丰. 时病论[M]. 北京：中国医药科技出版社，2011.

105. 明·江瓘. 名医类案[M]. 北京：人民卫生出版社，2005.

106. 清·余震. 古今医案按[M]. 北京：人民卫生出版社，2007.

107. 宋·沈括，苏轼. 苏沈良方[M]. 北京：中国医药科技出版社，2012.

108. 清·王孟英. 温热经纬[M]. 北京：人民卫生出版社，2005.

109. 张锋利，陈锦宇，施展. 子午流注干支的简便推算法[J]. 中国民间疗法，2008（7）：3-4.

110. 元·滑寿. 难经本义[M]. 南京：江苏科学技术出版社，2008.

111. 苏颖. 五运六气探微[M]. 北京：人民卫生出版社，2014.

112. 孙武. 孙子兵法[M]. 北京: 北京工业大学出版社,2015.

113. 春秋繁露[M]. 北京: 中华书局,2012.

114. 清·孔广森. 大戴礼记补注[M]. 北京: 中华书局,2013.

115. 清·王聘珍. 大戴礼记训诂[M]. 北京: 中华书局,1983

116. 罗新慧. 曾子研究[M]. 北京: 商务印书馆,2013.

117. 明·韩懋. 韩氏医通[M]. 南京: 江苏科学技术出版社. 1985.

118.《国语》[M]. 上海: 上海古籍出版社,2015.

119. 刘杰,袁俊. 中国八卦医学[M]. 青岛: 青岛出版社,2002.

120. 清·费启泰. 救偏锁言. 续修四库全书(第1011册)[M]. 上海: 上海古籍出版社,2001.

121. 黄自立. 中医百家医论荟萃[M]. 重庆: 重庆出版社,1988.

122. 杨威. 五运六气理论的起始时刻辨析[J]. 中国中医基础医学杂志,2014(7): 865-867.

123. 孙国中. 洛书河图解析[M]. 北京: 学苑出版社,1990.

124. 孙光荣. 孙光荣释译中藏经[M]. 北京: 中国中医药出版社,2014.

125. 灵枢经[M]. 张秀琴,校注,北京: 中国医药科技出版社,2011.

53检